多血小板血漿(PRP)の口腔への応用

多血小板血漿(PRP)の
口腔への応用

Robert E. Marx, DDS
マイアミ大学医学部
口腔顎顔面外科教授

Arun K. Garg, DMD
マイアミ大学医学部
口腔顎顔面外科教授
同学歯科インプラントセンター所長

クインテッセンス出版株式会社　2006

Tokyo, Berlin, Chicago, London, Paris, Barcelona, Istanbul, Milano, São Paulo, Moscow, Prague, Warsaw, New Delhi, and Beijing

qb
quintessence
books

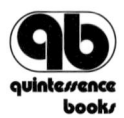

© 2005 Quintessence Publishing Co, Inc

Quintessence Publishing Co, Inc
551 Kimberly Drive
Carol Stream, Illinois 60188
www.quintpub.com

All rights reserved. This book or any part thereof may not be reproduced, stored in a retrieval system, or transmitted in any form or by any means, electronic, mechanical, photocopying, or otherwise, without prior written permission of the publisher.

This Japanese edition is published in 2006
by Quintessence Publishing, Tokyo

献呈の辞

　この本は、Marshall A. UristとThomas K. Huntというふたりの臨床外科医と研究者にささげる。彼らは、組織の再生と治癒に対しての障害物をただ単に取り除くのではなく、現代の研究者に組織の再生と治癒を促進させるようにパラダイムシフトをした。

　Marshall A. Uristが生きている骨や死んだ骨質の中に存在する特殊なタンパク質を発見したのは1965年であり、そのタンパク質は宿主の細胞に働いて新生骨を作り、増殖因子の存在とその組織を再生させるという能力を初めて明らかにした。骨形成タンパク質（BMP）として知られているこの物質の発見とその後の開拓者としての研究は時間の試練を受けたのみならず、組織工学の分野を生み出し、多血小板血漿（PRP）はその分野の一部にしかすぎない。

　2002年の彼の逝去は、偉大な科学者であり外科医であった彼を知る人々を悲しませたが、彼の手本は、われわれに彼が先鞭をつけたことを続けさせる刺激となった。

　1993年、Thomas Huntが多数の増殖因子を苦労して取り出したことによって、さらに、創傷治癒についての現在の理解の基礎を作った、膜表面のレセプターが感じる酸素勾配に反応してマクロファージが創傷に移動するということによりマクロファージが創傷治癒を制御するというメカニズムを明らかにした。彼の労作である正確な研究は、科学的な方法のモデルである。創傷治癒の機構に関する彼の論文は模範的な論文であり、『Soft and Hard Tissue Repair』という教科書は必読の書である。Huntは時間の試練に耐えて、組織工学の分野を生み出した。われわれすべてに対して、幸運にも、今日まで彼の働きと貢献は続いている。

目次

序文　ix

SECTION 1　多血小板血漿(PRP)の科学

第1章　血小板の生物学と多血小板血漿(PRP)のメカニズム　3
歴史的展望　3
血小板　4
増殖因子に関連したPRPのメカニズム　6
血小板に含まれる増殖因子の特徴　8
PRPとは何か　8
骨再生(bone regeneration)時の血小板とPRPの作用機序　9
骨再生時に及ぼすPRPの臨床的効果　14
軟組織の治癒に及ぼすPRPの効果　18
オッセオインテグレーションに及ぼすPRPの臨床的効果　22
骨代用物を用いた骨再生に及ぼすPRPの効果　26

第2章　多血小板血漿(PRP)の製造と臨床上の重要性　31
初期のPRP　31
血小板の分離と濃縮の原理　33
PRPの保存と活性化　38
どのPRP装置が最良か　43

SECTION 2　PRPの歯科への応用

第3章　歯科手術における骨再生の促進　51
上顎洞底骨移植　51
歯槽堤増大骨移植　64
第三大臼歯の抜歯窩　71
歯周組織欠損の治療　74
歯槽堤の保存　78

第4章　歯科治療時の軟組織再生　87
インプラント手術での軟組織の弁　89
遊離歯肉移植　91
結合組織移植　93
歯根被覆のための歯冠側移動弁と同種真皮　97

SECTION 3　PRPの頭蓋顔面への応用

第5章　大きな腫瘍と外傷に関連した欠損の再建　103
下顎骨の再建　103
上顎と顔面中央部の再建　106
唇顎口蓋裂の顎裂部骨移植　110
高度に吸収した下顎の再建　117

第6章　軟組織、頭蓋側面への応用　125
しわ取り術　125
眼瞼形成術　130
皮下脂肪移植　133

付録　静脈注射法とPRP製造のための同意書　139

索引　149

序文

　本稿執筆時点において、増殖因子の基礎医学的機序についてのわれわれの理解は依然揺籃期を脱していない。1965年の骨形成タンパク質の発見により一応の確立をみて以来、増殖因子技術分野は、何年にもわたって臨床応用例ゼロが続く中で、輝かしい進歩を遂げた。しかしながら、1998年から今日まで、増殖因子の臨床例からの基礎医学的知見は幾何級数的な増大をみせた、それは主に、多血小板血漿（PRP）として知られる増殖因子集合体を用いての研究の成果である。1998年から現在までの7年間に優れた臨床研究が徐々に増えたことで、PRPは、創傷治癒における適切な手段であることが明らかにされ、臨床外科医が直接利用できるものとしては事実上初の自己由来ヒト増殖因子セットとして認知されたのである。PRPは、大きな再建外科手術ではもとより、ルーティンの場合でも、手術が成功するか否かの触媒的役割を果たしており、合併症を伴った創傷の治癒においては不可欠のものとなっている。しかし、PRPは所詮治癒過程では補助剤に過ぎず、減菌、血液供給、創傷組織の慎重な手当てという基本方針に取って代わるものではない。

　本書は、いくつかの歯科口腔外科領域におけるPRP使用に当たっての、基礎医学、技術および臨床応用例を述べるものである。PRPの最大の効用を引き出すのに必要な技術についてはもとより、その有用性の顕著な症例をとおして科学的な証明を示したい。本書はまた、論争の的となっている何点かについて、データとわれわれの経験的知見をもって答え、読者に、PRPを使ったうえで増殖因子を採用してもまったく安全であることを確信してもらおうとするものでもある。そして、PRPの臨床応用には欠かすことのできないものなのだが、自家血の採血についての合意と静脈穿刺術を首尾よく進めるための実践的情報についても触れる。

　著者としては、今から増殖因子技術分野に進もうとする人々にとっても、経験豊かな臨床医でPRP適用の幅を拡げたいと望んでいる人々にとっても、本書が参照すべき一冊となると同時に、得難い蘊蓄の在り処としての役割を果たしてくれることを切に願っている。

　最後に、PRPの価値を認識し、その臨床についての本の必要性を認めてくれたQuintessence Publishing社に謝意を表したい。また、私たちの御しがたさに耐え、さまざまな文献資料・視覚資料を収集したうえで、整った1冊にまとめる努力を惜しまなかった編集部の全スタッフ諸氏に感謝する。本書の草稿を作成し、数々の適切な修正をしてくれたマイアミ大学歯科口腔外科部門の主席秘書であるMaria　Ruizさんにも、心からの感謝の念をここに記すものである。

翻訳にあたって

　私が本書を翻訳す動機となったのは、クインテッセンス出版の佐々木社長からのおすすめであった。それまでにもＰＲＰの有用性に関する論文は読んではいたが、特に熱心に文献を探したり、精読はしていなかった。また、臨床においてはたまたま両側の上顎洞底骨移植を行う症例があった際、大学病院の輸血部が提供してくれるＰＲＰを片側の上顎洞底骨移植部に使い、反対側はＰＲＰを使わないで対象とし、術後に経過を観察したが、ＰＲＰを使った側が骨の形成が早いというＸ線写真よる結果は得られなかった。

　必要に迫られて本書を読んでいくうちに、ＰＲＰには優れた特性があることがわかってきた。遠心分離機を使うことが問題で、かつては取り扱いにくかったようであるが、最新の機械は操作が簡単になり、そのために汚染の危険性なく、高濃度のＰＲＰを作れるようになった。近年、プリオンによる狂牛病の危険性からトロンビン製剤が使用が難しくなったが、少量の自己の血液から自己トロンビンを分離する装置が開発された。このように自己トロンビンが使えるようになって、狂牛病感染の危険性もなくなり、患者からのインフォームドコンセントを得やすくなった。ＰＲＰにはいくつかの増殖因子がたくさん含まれているため、骨再生のための生理活性物質を提供する。骨形成に必要な基質、細胞を準備すれば、迅速な骨形成がもたらされると期待できる。インプラント手術あるいは骨移植において、軟組織の治癒が促進されればこれらの手術が成功する率も高められるため、ＰＲＰは臨床上有効な一つの手段となるであろう。

　それにしても、本書でもふれられていたように、静脈注射ないし静脈血の採血ができない歯科医が多いのは、大きな問題である。歯科治療中の偶発事故に対処するためにも静脈注射は必須な処置と言える。この機会にＰＲＰを応用するための静脈血採取を通じて、静脈確保ができる歯科医が増えることは、高齢化が進む社会にとっても好ましいことだと考える。

　最後に、翻訳にとりかかってからは寸暇を惜しんで日本語に直していたが、私の走り書きの原稿をワープロで清書してくれた妻の早苗に感謝するとともに、翻訳の機会を与えていただいたクインテッセンス出版・佐々木一高社長他関係者に深謝する。

2005年8月15日　　香月　武

SECTION I

多血小板血漿(PRP)の科学

第1章

血小板の生物学と多血小板血漿（PRP）のメカニズム

〝外科医が組織を治すのではない、
自然が治せるようにするだけである。〟

歴史的展望

　外科の限界は、治癒を保証するのでもなく、それを促進することでさえない。外科医はたかだか感染、不安定性、異物など、治癒への明らかな障害を取り除くだけである。創傷治癒に関する文献を調査してみると、1950年代のホットトピックは創縁切除と一次閉鎖であった。実際、露出した骨、外傷による創傷、壊死組織と異物の適切な除去にともなう外科的欠損を軟組織で被覆することは、創傷治癒において大きな進歩をもたらし、今日でさえ治療の基本とされている。1960年代には、創傷治癒への興味の焦点は抗生物質にあてられた。ペニシリンやサルファ剤を補うものとしてセファロスポリン、リンコマイシン、クリンダマイシンタイプの抗生物質が出現するとともに、外科医は「細菌」という治癒に対する大きな障害物を克服することができた。1970年代になって、外科医は創の安定の利益を実感した。ラグスクリュー、強固なプレート、固定装置が新しくできつつある毛細血管を障害して、治癒に必要な細胞の増殖を阻害する微小な動きを制限することによって、血管の増殖と細胞の増殖を助けることが見いだされた。

　1980年代にはKnighton[1,2]、Hunt[3]、Marxら[4,5]による3グループの研究は、すべての創傷治癒において酸素が担っている重要な役割を確認した。増殖因子が治癒を促進す

るということを認めながら、これらの研究は酸素勾配に対するマクロファージの反応が、分泌している創傷調節の増殖因子の1つである[3]ということを確認した最初の研究である。この発見は、治癒に対する障害を単に取り除くのではなく、積極的に治癒を促進させることへ注意を集めることとなり、規準の転換を明白にした。この基本的な科学的発見によって、遊離血管移植[6]、有茎弁[7]、高圧酸素が今日の治療の標準になった。

1990年代の初めから本書に至る今日まで、（そしておそらく次の時代まで）、増殖因子は創傷治癒のHoly Grail（聖杯）として現れた。最初は、Knightonの血小板由来創傷治癒因子（PDWHF）[9]が臨床に導入され、次に局所用のレコンビナントのヒト血小板由来増殖因子bb（PDGFbb）、今日の多血小板血漿（PRP）というように、血小板がすべての人間の創傷治癒を開始する重要な細胞であることが発見された。

血小板

血小板は、骨髄内の骨髄巨細胞の細胞質の分解によって生じる。赤血球と同様に、血小板は無核の細胞として循環に入るので、生存期間は限られている。赤血球は約120日生存するが、血小板はわずかに7～10日生存するだけである。血小板は、特にその生存期間中、増殖因子を活発に合成し、凝血に反応して活発にそれを放出する。

血小板は、最大径が約2μmであり、赤血球は約8μm、リンパ球は約12～14μmである。血小板は、多数の偽足様突起と細胞膜の凹みと、内部の空泡（貯蔵顆粒）を持っている。その形態は自然の海綿（図1-1）、またはスイスチーズに似ている。空泡は3種類の顆粒、すなわちlysosomal顆粒、dense顆粒、alpha顆粒から成り立っている。lysosomal顆粒は消化酵素を貯蔵する機能を持っていると考えられている。dense顆粒はアデノシン2リン酸（ADP）を貯蔵し、また分泌し、他の血小板の有力な補充物であり、活性物質である。alpha顆粒は増殖因子の貯蔵顆粒である。これは不完全な状態の事先包装の増殖因子であるので、生物学的には不活性状態である（図1-2）。この顆粒の中に含まれていることが証明された増殖因子は、血小板由来増殖因子のPDGFaa、PDGFbb、PDGFabという3つの異性体（isomer）、トランスフォーミング増殖因子（transforming growth factor）、ベータの2つの異性体（TGFβ1とTGFβ2）、血管内皮増殖因子（VEGF）と上皮増殖因子（EGF）を含むことが証明されている。alpha顆粒は、また、細胞接着分子ビトロネクチン（vitronectin）を多く含み、これは骨伝導と骨誘導に必要とされる。血小板はインスリン様の増殖因子（ILG$_1$またはILG$_2$）や骨誘導因子（BMP）は含まない。

循環している血小板は、循環血液中の数に基づいて自然の創傷治癒に参加する。PRPの中での濃度の高さのために、血小板は創傷治癒をさらに促進させるように働く。この2つの場合、血小板による増殖因子の放出は凝固過程によって活発にされる。凝固過程の活性化は血小板の膜の構造変化と関連があり、alpha顆粒からの増殖因子の活発な放出が行われる。alpha顆粒は血小板表面の膜まで移動し、それに接着する（図

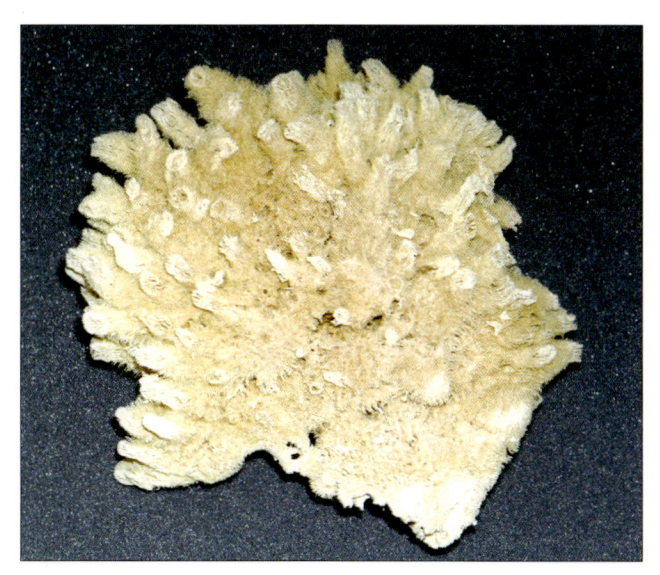

第1章 血小板の生物学と多血小板血漿（PRP）のメカニズム

図1-1 血小板内部の細胞膜の網目、表面の凹み、空胞は、海綿に似た外観を呈する。

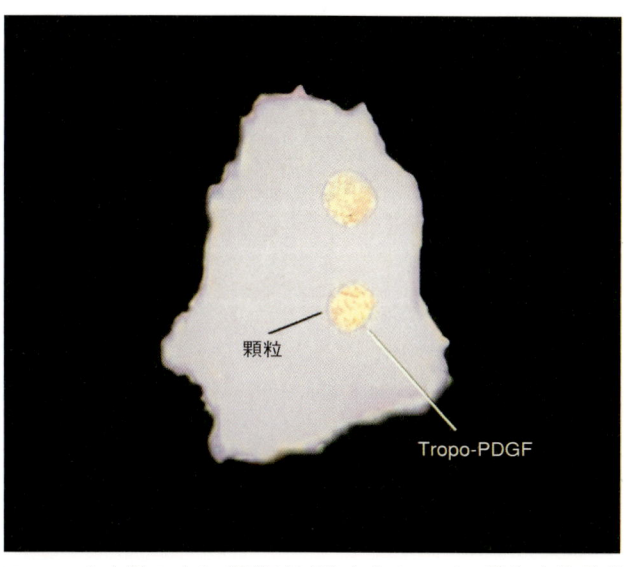

図1-2 血小板のalpha顆粒は不完全なタンパク質と生物学的不活性の増殖因子を含んでいる。

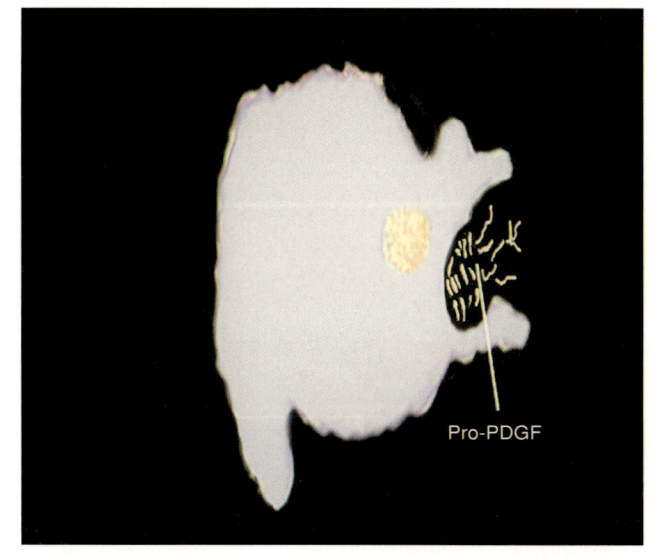

図1-3 凝固の過程は、alpha顆粒の細胞表面への移動で始まり、そこでalpha顆粒の膜が血小板表面の膜に接着する。

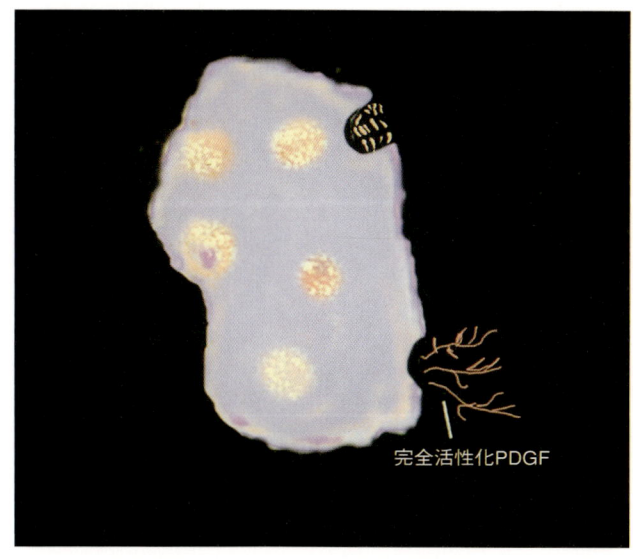

図1-4 血小板表面の膜は炭水化物の側鎖とヒストンを増殖因子に与えて、それを生物学的に活性化する。

1-3）。不完全な増殖因子タンパク質（すべての増殖因子はタンパク質であることに注意）は細胞膜によって作動される。ヒストンと炭水化物の側鎖（side chain）がこのタンパク質に加えられる。まさにその時点で増殖因子は生物学的に活性化される（図1-4）。

5

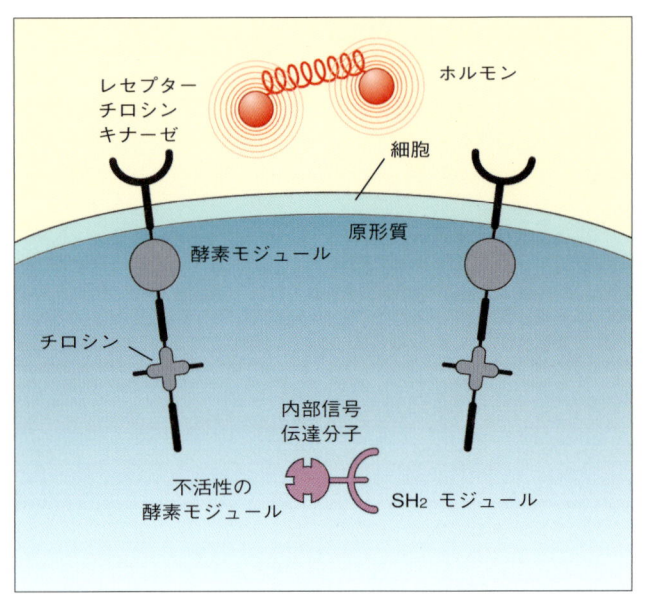

図1-5 標的細胞上の膜のレセプターに増殖因子は結合する。これらのレセプターは細胞質外と細胞質内の構成要素を持っているため、膜貫通レセプターという名称が与えられている。

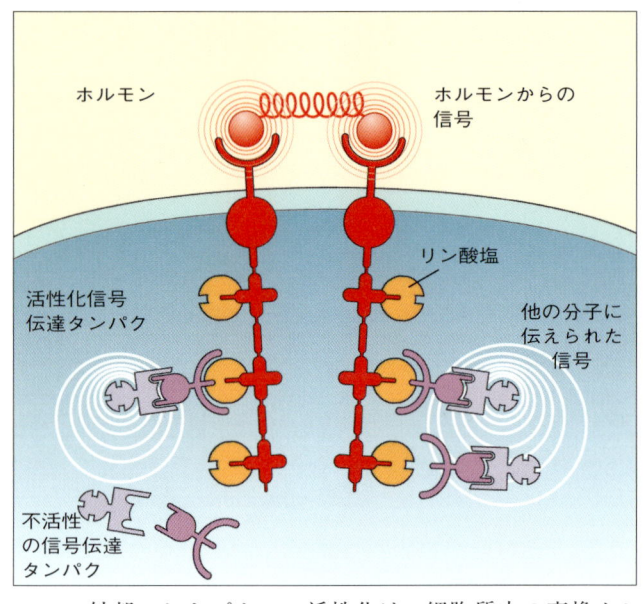

図1-6 外部のレセプターの活性化は、細胞質内の変換タンパクに高いエネルギーのリン酸結合活性化をおこす。

増殖因子に関連したPRPのメカニズム

　血小板から放出される増殖因子は、通常2つの活性部を持っているためダイマー（dimers）と呼ばれている。この増殖因子はそれを受け入れるレセプター（受容器）を持つ細胞にだけ付く。これらのレセプターは標的細胞の表面の膜に存在する。増殖因子は標的細胞の中には絶対に入らない。その代わりに細胞膜内にあって細胞質内部分を持つ膜貫通レセプターと呼ばれる膜のレセプターを活性化する（図1-5）。

　次に2つの隣接する膜貫通レセプターは、休止している細胞質内シグナル伝達タンパク質を活性化するために、互いに臨界の距離内に運ばれる（図1-6）。シグナルを伝達するタンパク質は、その後に、膜貫通レセプターから離れて、細胞質の中を浮遊し核に近づく（図1-7～図1-9）。核の中で伝達タンパク質は調節された細胞の機能のために特別の遺伝子配列、すなわち核分裂、コラーゲン合成類骨の形成などの制御を行う。この過程は、増殖因子を外部から応用した場合に過形成、良性／悪性腫瘍などの持続的な過剰反応をなぜおこさないかを明らかにする点で重要である。増殖因子は突然変異をおこさせるものではない。これらは、正常な遺伝子の調節と、正常な創傷治癒のフィードバック調節機構によって作動するからである[10]。

第1章　血小板の生物学と多血小板血漿（PRP）のメカニズム

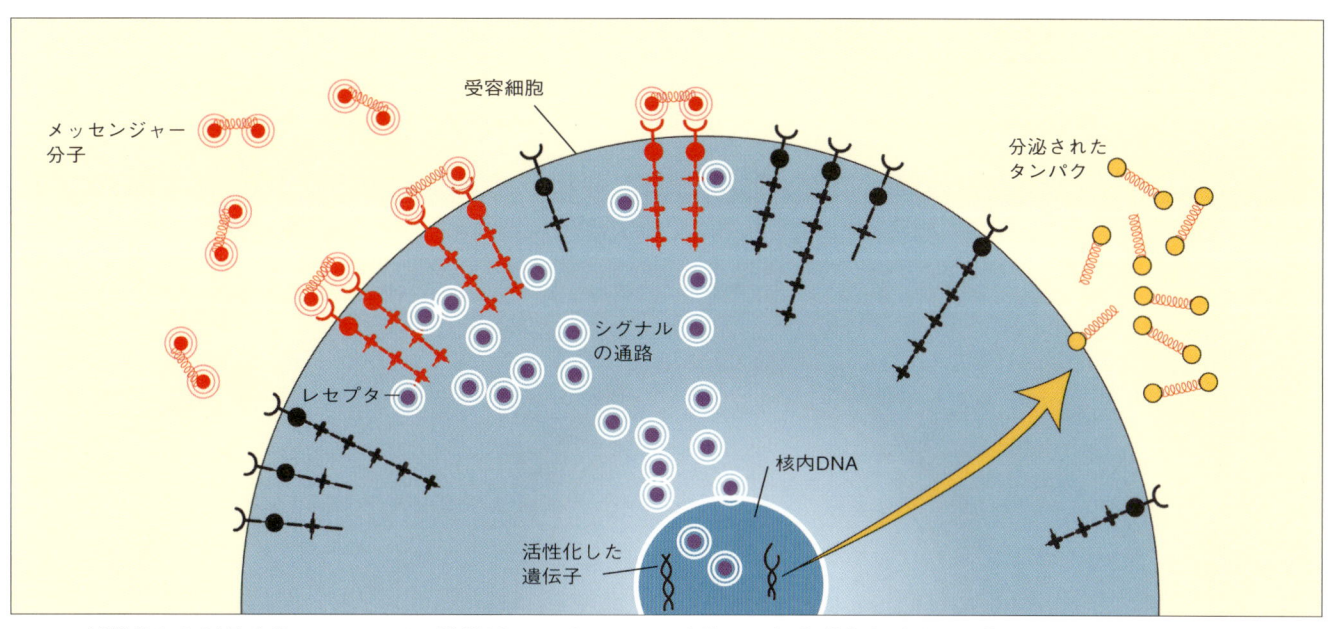

図1-7　活性化した信号変換タンパクは、膜貫通レセプターから分離して細胞質内を浮遊し、核の中に入って、正常な遺伝子の発現をおこさせる。

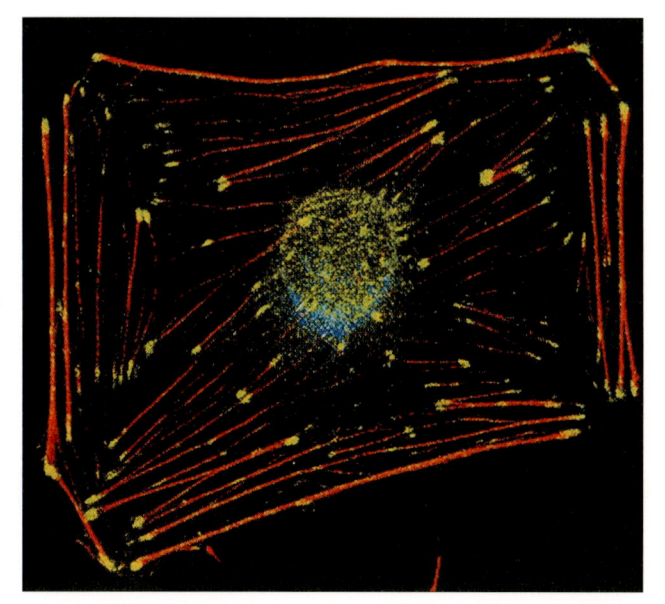

図1-8　増殖因子が膜のレセプターに結合する前の分離された標的細胞（写真提供：Lorene Langeberg、Vollum Instisute）。

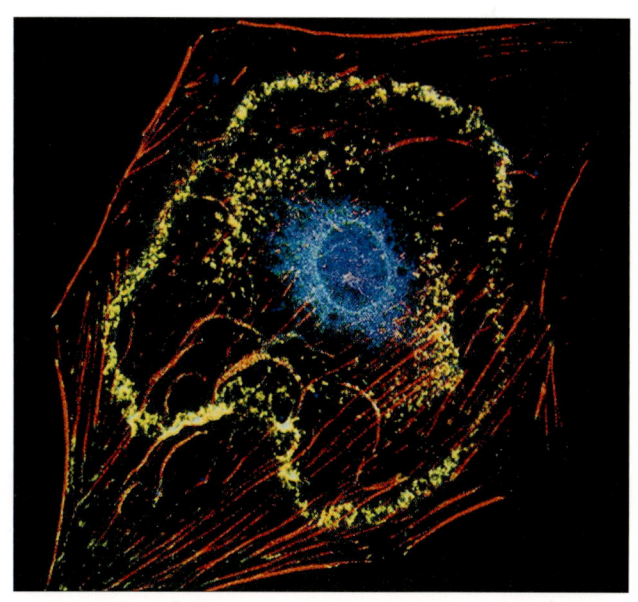

図1-9　増殖因子が膜のレセプターに結合した後の標的細胞は、核に向かって流れていく免疫蛍光を発する信号変換タンパクと核膜の拡張を示す（写真提供：Lorene Langeberg、Vollum Instisute）。

血小板に含まれる増殖因子の特徴

血小板由来増殖因子(platelet-derived growth factors)

3つのPDGFs(PDGFaa、PDGFbb、PDGFab)はそれぞれ約25,000dの1つのタンパク質の異性体(isomer)である。それぞれの異性体は少し違った作用を有し、これらの作用の多くは重複している。PDGFsは創傷治癒のもっとも一般的な増殖因子である。本来は細胞分裂因子で(mitogen)あり、これに対し選択的な細胞膜レセプターを有する。細胞の中で転写をおこさせる。これは間葉系の幹細胞の転写を促進し、骨芽細胞に転写をおこさせて類骨を作り、内皮細胞に転写をおこさせて新生血管のための基底膜を分泌し、線維芽細胞を転写させてコラーゲンを作らせる。

トランスフォーミング増殖因子(transforming growth factors)

TGFβ1とTGFβ2は少くとも47の増殖因子を含むTGFβのいわゆるスーパーファミリーの中の2つの増殖因子である(BMPもこのスーパーファミリーの中に含まれている)。TGFβ1とTGFβ2は、PDGFと同様に、細胞の転写を促すタンパク質である増殖因子であるが、基質の生産をも促進し、軟骨や骨への分化も導く。したがって、TGFβは、形態形成因子(morphogen)でもある。

血管内皮増殖因子(vascular endothelial growth factor)

VEGFは別のタンパクの増殖因子である。その作用は内皮細胞に限定され、基底膜の合成を促進し、新生血管の形成を助ける血管周囲細胞を供給することである。

上皮増殖因子(epithelial growth factor)

EGFもタンパクの増殖因子である。その作用は皮膚と粘膜の基底細胞に限定されている。これは生体の表面で転写と移動を促進させ、基底細胞が基底膜の特殊な要素を作ることを促す。

PRPとは何か

PRPとは、血小板を数多く含んだ、どちらかと言えば正常な自家血の血餅である。これは患者自身の血液であるので、伝染病はなく、過敏な反応もおこさない。PRPと認定される血餅の最小血小板数についての議論が多いが、百万μLまたは通常の血小板数(20万／μL)の4～7倍で臨床上効果があると言われている[1]。インプラントの

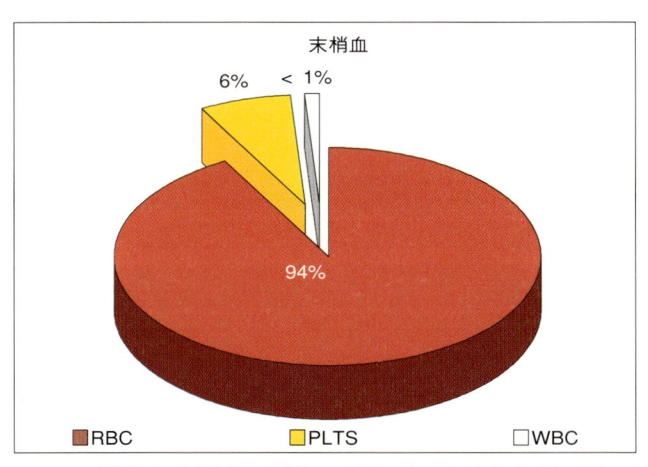

第1章　血小板の生物学と多血小板血漿(PRP)のメカニズム

図1-10　正常な血餅中の細胞の割合（RBCは赤血球、PLTSは血小板、WBCは白血球）。

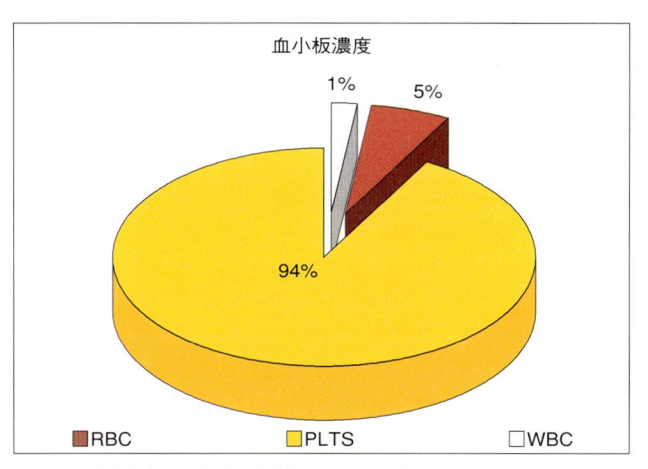

図1-11　PRP中の細胞の割合（RBCは赤血球、PLTSは血小板、WBCは白血球）。

ために開けた孔や抜歯窩、骨移植により生じた創の中の正常な血餅には、94％の赤血球、6％の血小板、1％以下の白血球が含まれている（図1-10）。それと対照的に、PRP血餅は94％が血小板で、わずか5％の赤血球と1％の白血球である（図1-11）。創傷内の血餅における、治癒を促進しない細胞（赤血球）と治癒の全過程に影響を及ぼす細胞（血小板）の比率が置き換わる。この変化が治癒を促進するのである。血小板の数を増すことによって、治癒と骨形成に及ぼす増殖因子の作用を強めるのがPRPの戦略であり、長所であると強調される。

骨再生（bone regeneration）時の血小板とPRPの作用機序

　正常な血餅にせよ、PRP凝血にせよ、血小板に含まれたalpha顆粒は凝固開始から10分以内に分解しはじめ、1時間以内に増殖因子前駆物質の90％以上を放出する。増殖因子は、ただちに骨原性細胞、内皮細胞、間葉幹細胞の膜貫通レセプターに結合する。血餅の細胞のない部分に含まれているフィブリン（fibrin）とフィブロネクチン（fibronectin）、および血小板のalpha顆粒から出たビトロネクチン（vitronectin）が、初期の基質の中に移植物を包み込む。PDGFの3つの異性体は骨芽細胞、内皮細胞、間葉幹細胞の増殖のためのマイトジェン（細胞分裂促進剤）として作用する。2つのTGFβ異性体は同様の細胞分裂と血管形成を行うが、さらに間葉幹細胞の骨芽細胞への分化を促進する。VEGFは特別に毛細血管の増殖を促す。上皮細胞がないのでEGFは機能しないようである（図1-12）。血小板の濃度が高いので、通常の血餅に比べてPRPは骨移植の場合、より強く、より早い初期の細胞反応をおこさせる。移植物を置いて3日後に、明らかな骨形成性細胞の分裂と毛細血管の芽が認められる（図1-13）。17〜21日まで移植物内への毛細血管の進入が終わり、骨形成性細胞の数が著しく増える（図1-14）。このようにして骨移植の治癒第1期は最初の3週間におこり、毛細血管の増殖

9

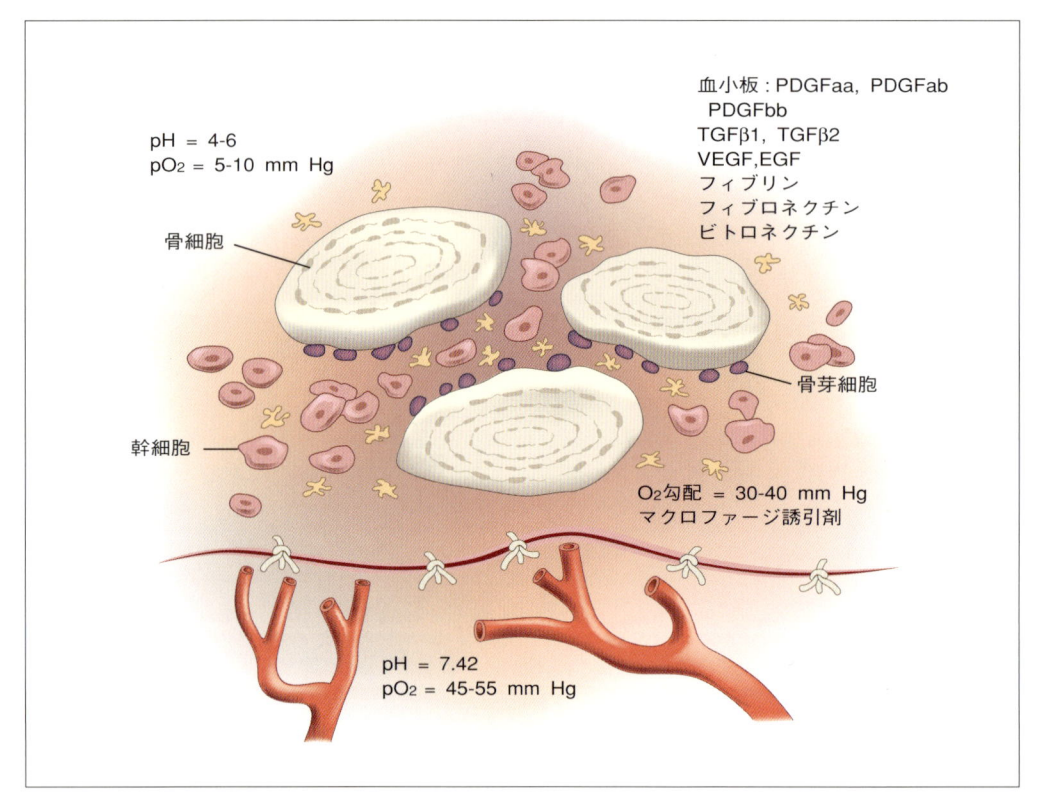

SECTION 1　多血小板血漿（PRP）の科学

図1-12　自家移植骨の生物化学的環境。

と急速な細胞の代謝、増殖、活性化によって特徴づけられている。移植物が感染と動揺にもっとも敏感なのはこの時期であり、それらがこの時期に行われている細かな細胞の働きを阻害し細胞分解する。このことを理解している臨床医は、この期間中、組織を感染や汚染なく保ち、絶対的な移植物の固定を保つ方法を実行する。

　血小板は7～10日以内に消費されてしまうが、移植骨の生着に対する血小板の効果への血小板の役割は確立している。この期間までに血小板は骨再生の速度と程度に直接影響する役目を完了している。循環しているマクロファージと単球は、創傷マクロファージになって、主に低酸素状態とわずかな乳酸塩としての酸性によって、創傷に集まる。マイクロファージは、低酸素濃度の部位を感知する膜レセプターを有している。骨移植の早期における固有の低酸素状態はマクロファージの好むところで、創傷に集まり、増殖因子を放出して骨の再生を調節し、再生を続けさせる。見逃してならないのは網状の血餅自体であり、これはフィブリン、フィブロネクチン、ビトロネクチンを含んでいる。これらの細胞接着分子は、この段階で行われている血管の増殖、細胞分裂、細胞の移動のための表面基質としての役目をする。この基質は、さらに類骨形成のための最初の足場として働き、次の段階への転換の信号を送る。

　3週間から6週間で骨原性細胞は十分な増殖と分化を行い、類骨を作る（図1-15a、図1-15b）。作られた類骨は移植物を硬化し、それに接する本来の骨に結合する（図1-16a、図1-16b）。これは骨再生の第2期とよばれる。この時期に完成した毛細血管の

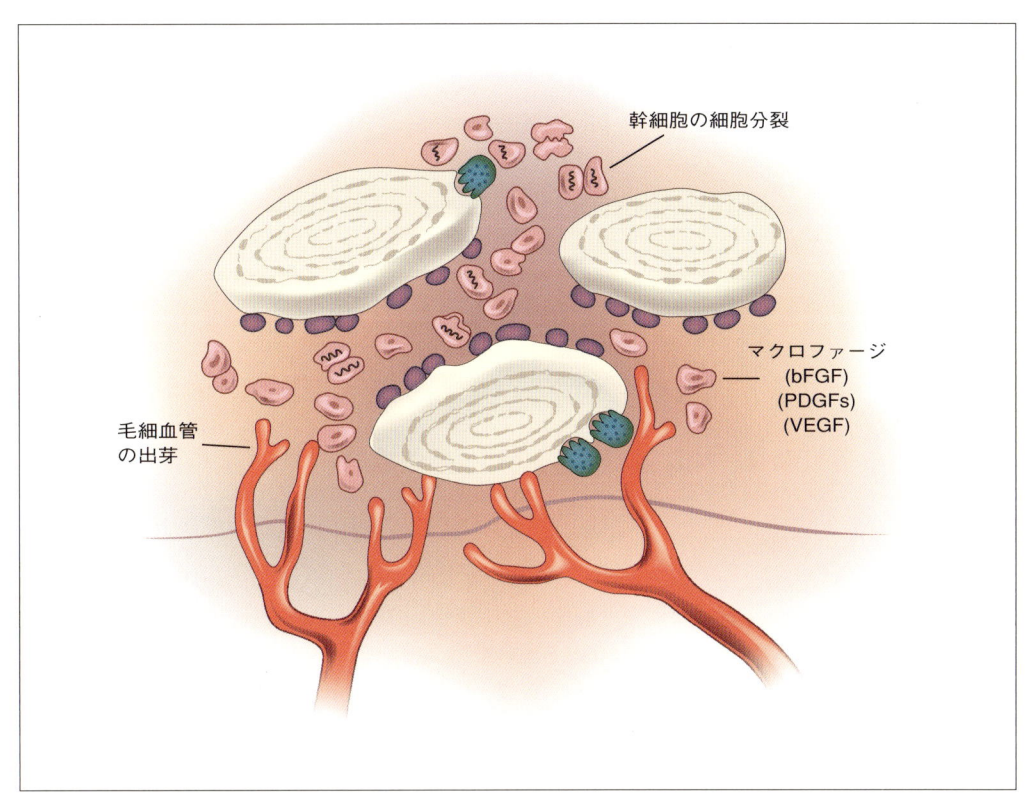

第1章　血小板の生物学と多血小板血漿（PRP）のメカニズム

図1-13　移植骨を置いて早くも3日目に、多数の細胞分裂と移植骨へ向かっての血管の侵入が見られる。

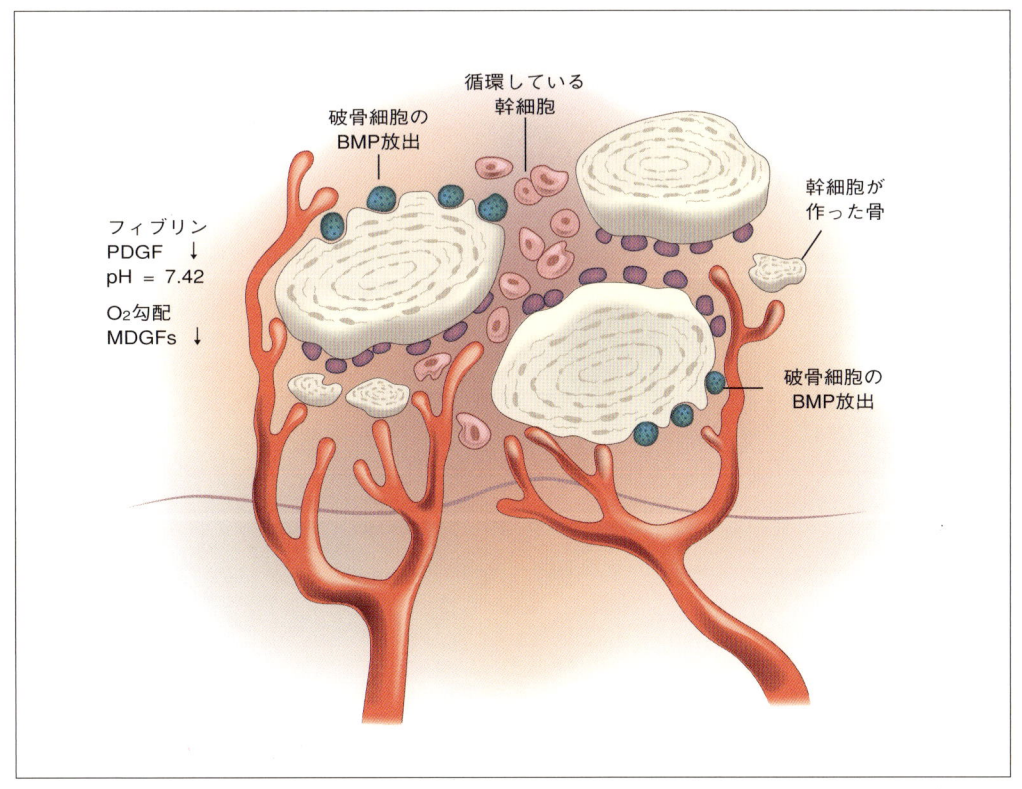

図1-14　17日から21日までに移植骨内への完全な毛細血管の侵入が終了し、類骨の形成が開始されている。

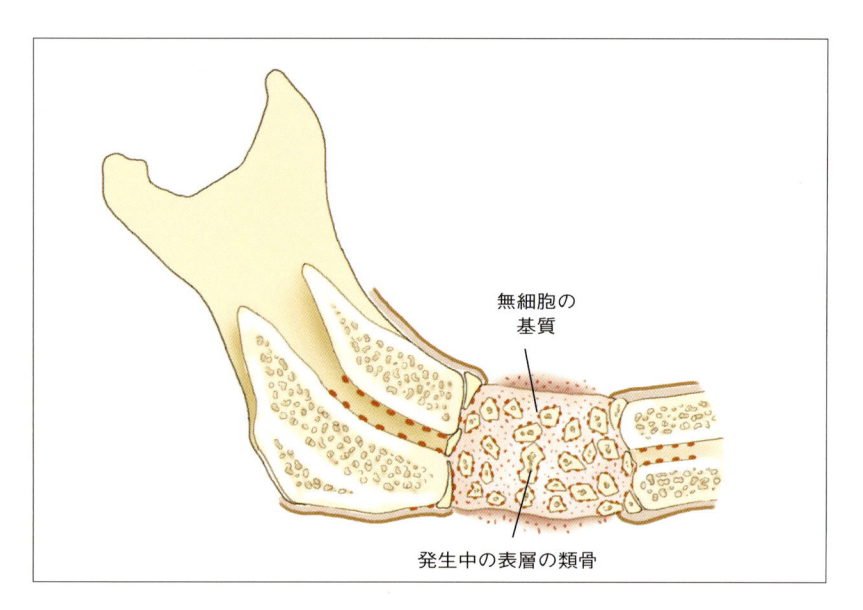

SECTION 1　多血小板血漿（PRP）の科学

図1-15a　移植後第3週目、無細胞基質および移植骨の内骨表面と移植母床の断端に形成されつつある類骨。

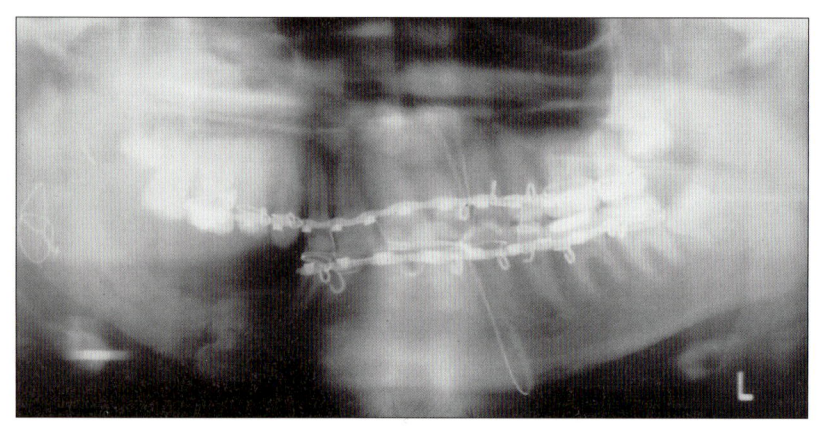

無細胞の基質

発生中の表層の類骨

図1-15b　類似の症例のX線写真。「ぼんやり」した像は化骨していない未石灰化移植骨である。移植骨と母床骨との間のX線透過像は骨膜の剥離による移植骨の吸収の結果である。

増殖は、血管のまわりに外膜の支持細胞を作ることによって成熟し、動揺（不安定性）や軽い機能に耐える能力が増す。これらの血管が移植物に供給する酸素は低酸素状態を逆に進めマクロファージの活動を抑制するので、創傷は過度に治癒して過形成にはならない。第6週の初めに、類骨は必然的に吸収‐リモデリングサイクルに入る（図1-17）。脆弱で弾力のある類骨は破骨細胞によって吸収され、BMPs、ILG_1、ILG_2、を放出し、さらに隣接する骨芽細胞と間葉幹細胞に働いて、類骨の中にはない層板状構造とハヴァース系を持ったより成熟した置換骨を作る（図1-18）。この骨再生の第3期には、移植物は他の骨格の正常な吸収‐リモデリング転換率に従うので1日に約0.7%が生きている限りずっと続く。これは臨床的にもX線上でも石灰化した密な骨の形成によって認められる（図1-19a、図1-19b）。このように血小板とPRPは3つの骨再生時期のうち、生化学的に早期の第1段階に働くが、その時、骨新生の速度と量を決定する重要な役割を持っている。

第1章 血小板の生物学と多血小板血漿(PRP)のメカニズム

図1-16a 移植した骨の破片が互いに癒合し、母床骨とも癒合することによって、6週までに移植骨は十分な類骨を作り強固になる。

無細胞基質の減少

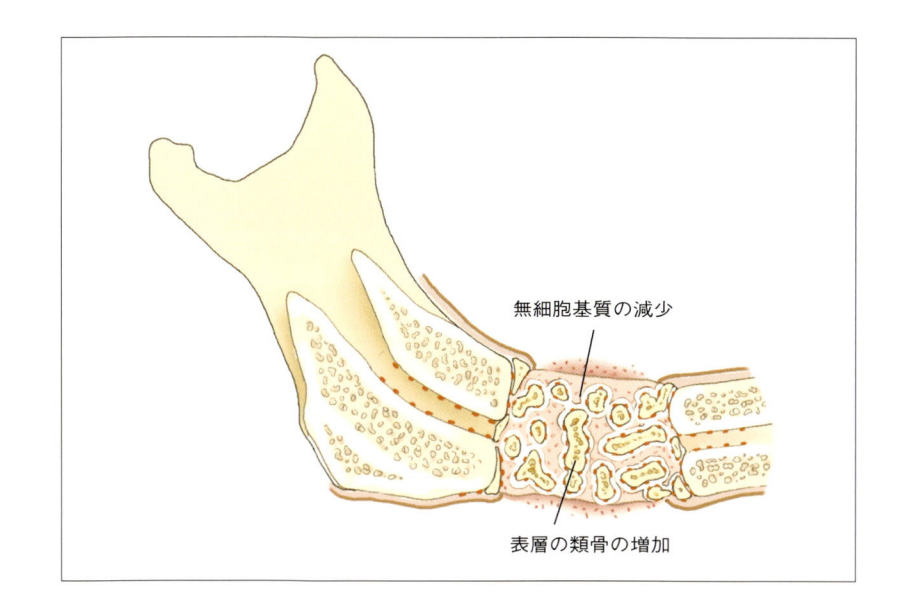

表層の類骨の増加

図1-16b 類似の症例のX線写真移植骨が「ぼんやり」見えるようになったのは化骨であり、類骨の形成と移植骨の器質化を示す。移植骨と母床骨の間のX線透過像は、移植骨と母床骨との間の骨伝導の結果、ほとんど見えなくなった。

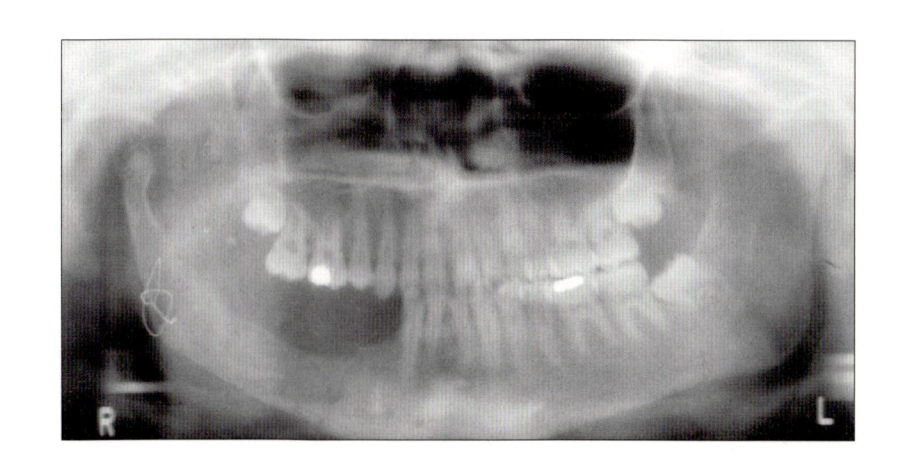

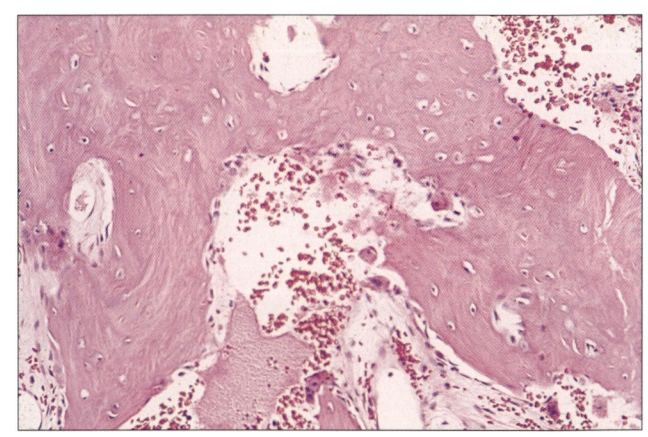

図1-17 6週目には、移植骨に活発な吸収とリモデリングサイクルがはじまる。すなわち、破骨細胞は器質化していない未熟な骨を吸収し、BMPとILGを放出する。その結果、機能中に成熟する新生骨を形成する。

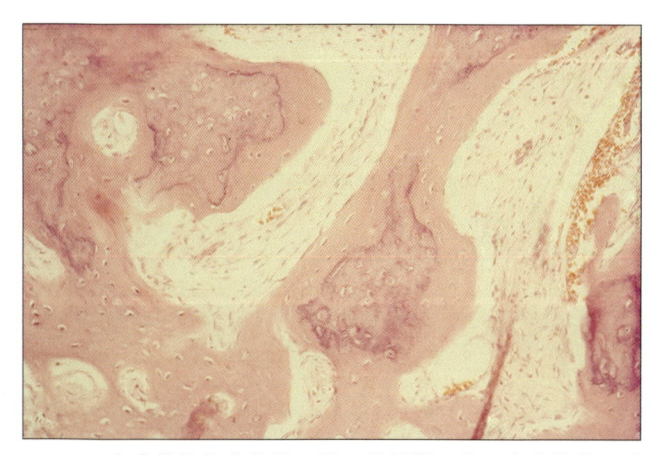

図1-18 未成熟骨と成熟骨の間の移行期の骨。未成熟骨は成熟した置換骨に比べて、細胞の数が多く、形が大きく、配列が不規則である。

13

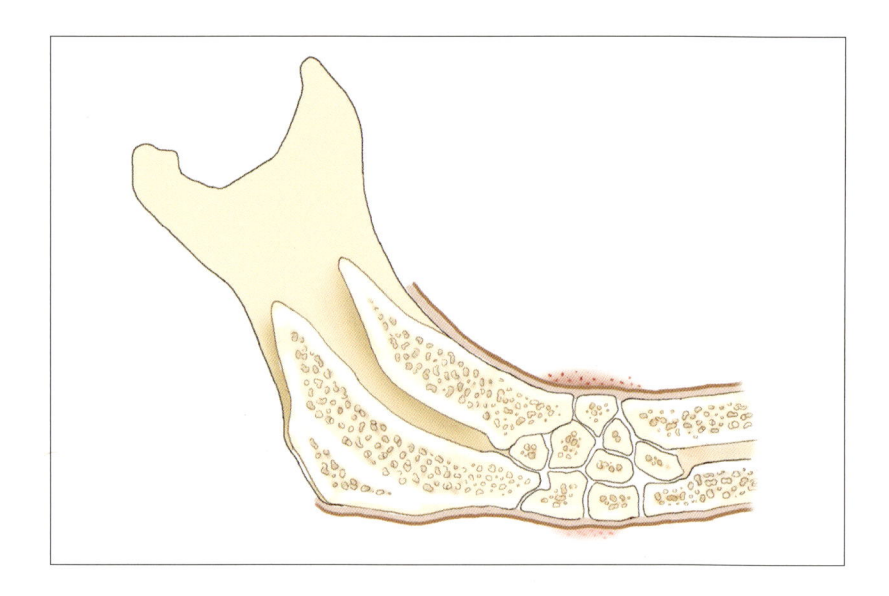

図1-19a　6週間後、移植骨は硬化し母床骨に癒合する。その後は他の骨と同様に、生涯を通しての吸収‐リモデリングサイクルに入る。

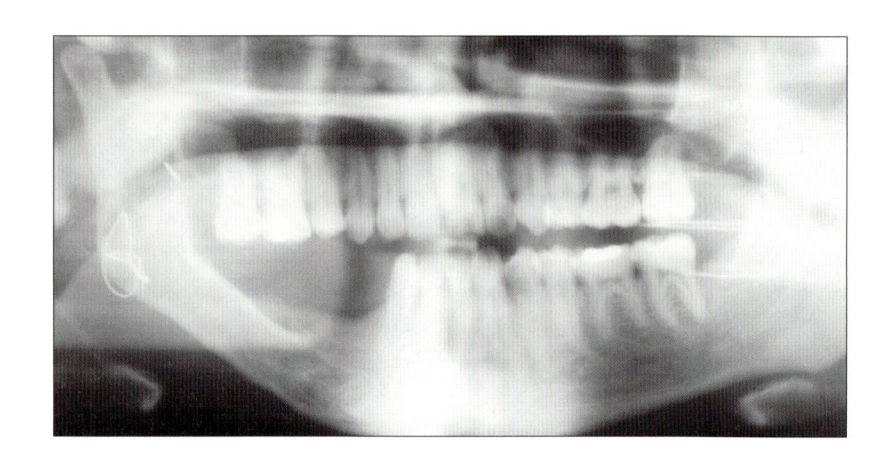

図1-19b　X線写真上では、骨の成熟化は、正常な海綿状の模様の形成とX線不透過度の増加によってわかる。この写真では、下顎骨の下縁の形成、外斜線、関節突起が機能下での骨のリモデリングを証明している。

骨再生時に及ぼすPRPの臨床的効果

　血小板の濃縮と骨移植治癒促進を確認した将来性のある研究が1998年にOral Surgery, Oral Medicine, Oral Pathology, Oral Radiology, Endodontics誌に発表され[11]、PRPは末梢血の血小板数の4倍〜7倍であると示された（図1-20a、図1-20b）。その後の研究によって、骨移植細胞は血小板内に含まれている増殖因子のほとんどすべてに対して膜レセプターを持っていることが明らかにされた（図1-21）。さらにX線写真とCT像で、PRPなしの移植に比べPRP使用の移植では、骨ミネラル密度が1.6倍〜2.2倍高いことが示された（図1-22a、図1-22b、表1-1）。この骨ミネラル密度の上昇は、臨床的にPRPによって刺激された骨移植物のより早い骨形成と、より早期の成熟を表している。組織学的な形態計測によって、PRPなしの場合の自家骨移植では海綿骨形

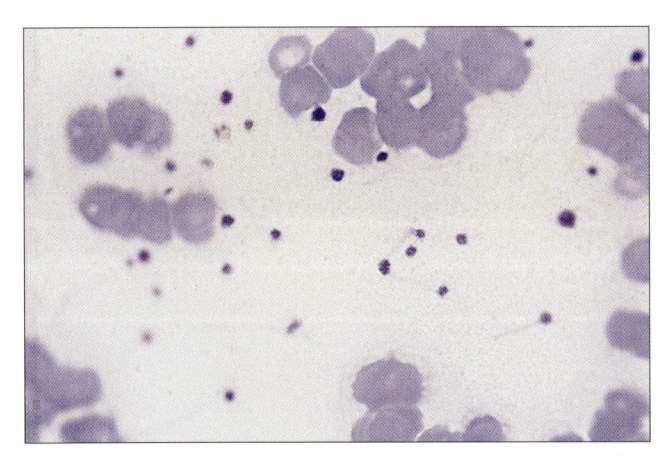

図1-20a 末梢血の塗沫標本上では、赤血球に交って少数の血小板が散在して見られる。

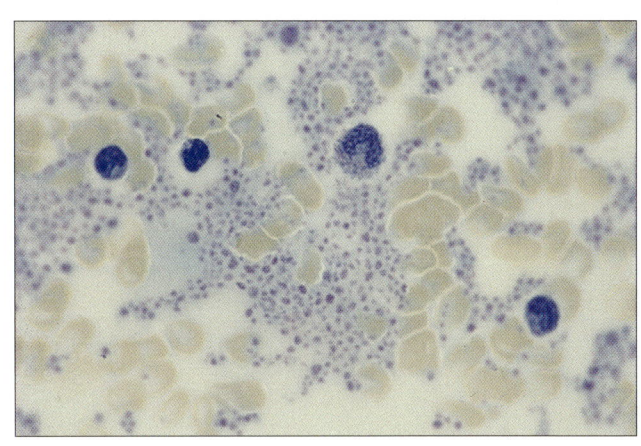

図1-20b 図1-20aと同じ血液から作ったPRPの塗沫標本では、赤血球や白血球に交って著しく増えた血小板が見られる。

図1-21 自家移植骨の免疫ペルオキシダーゼ染色は、褐色に染まった骨形成性細胞がTGFβ1に対する膜レセプターを持っていることを示している。骨芽細胞は骨原性細胞として残っているが、成熟な骨細胞は残っていない。また、もっと高い密度の骨原性細胞は、小静脈周囲の血管周囲細胞として見られる。

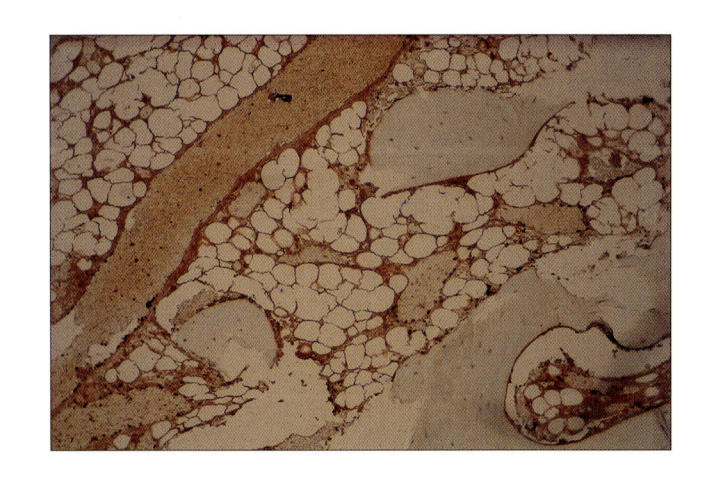

成は55％であったが（図1-23）（既存下顎骨の値は38％±6％、図1-24）、PRPを使った場合74％±11％であった（図1-25）。この数値はPRPによって骨密度が増加すると同時に成熟度も増すことを示している（表1-2）。

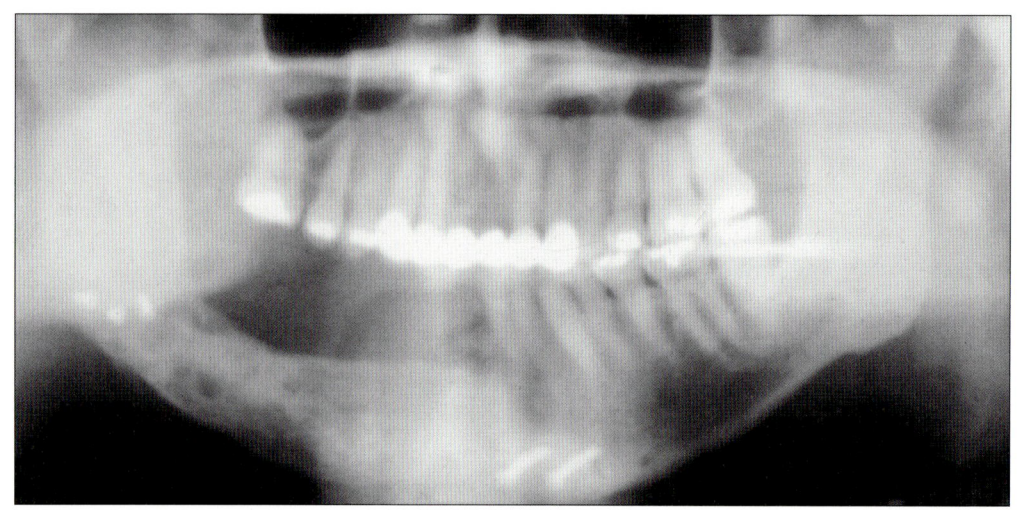

SECTION 1 多血小板血漿(PRP)の科学

図1-22a 片側に自家骨移植した患者の4カ月後のパノラマX線写真。未成熟部で中断されているが、優れた骨形成と連続性を示している。

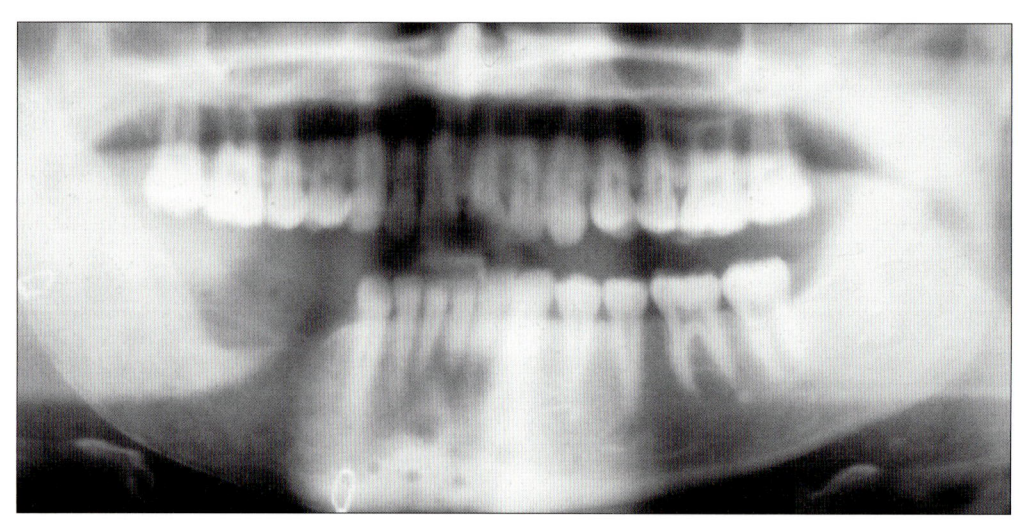

図1-22b 片側自家骨移植したPRPを使った症例で、大きさ、年齢、時期が同じパノラマX線写真。骨の成熟度が進んだことを示す。骨のX線不透過度が大きくなっている。

表1-1	移植骨の成熟度の指標			
		2カ月	4カ月	6カ月
PRP非使用の骨移植(44)		0.92	0.88	1.06
PRP使用の骨移植(44)		2.16	1.88	1.62
		(P = .001)	(P = .001)	(P = .001)

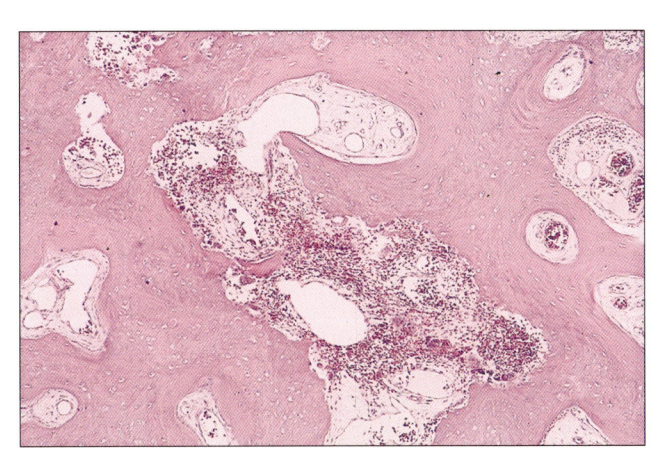

第1章　血小板の生物学と多血小板血漿（PRP）のメカニズム

図1-23　4カ月後のPRPなしの自家骨移植の組織形態。計測では、移植骨は60％の海綿骨の量であり、大部分は未成熟骨から成っていて、活発な吸収とリモデリングを行っている。

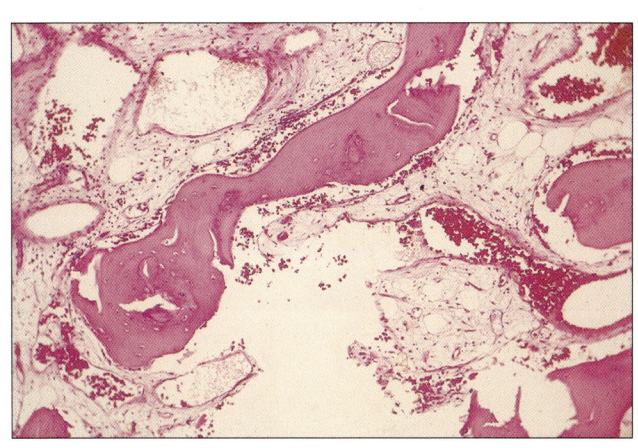

図1-24　本来の下顎後方部は組織形態計測の基準となる。線維と血管間質の中に、成熟骨から成る38％の海綿骨領域がある。

図1-25　4カ月後のPRP使用自家骨移植の組織形態計測では、移植骨は80％の骨密度があり、そのほとんどが層板状構造を持った成熟骨から成っていて、わずかな骨のリモデリングをともなう成熟したハバース系の特徴を持っている。

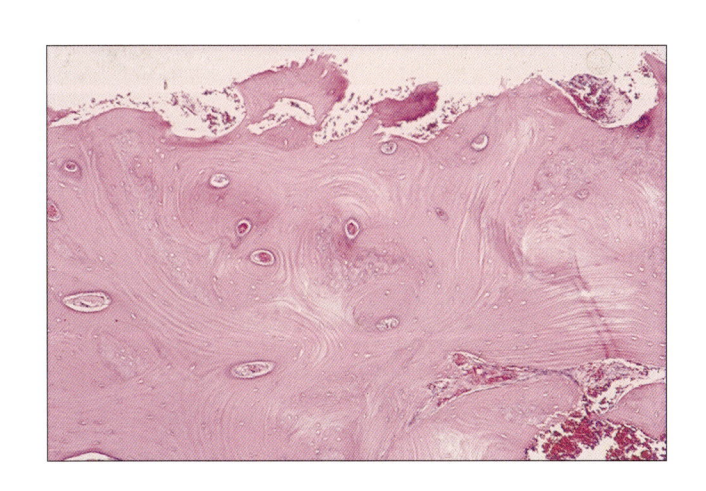

表1-2　6カ月時点での自家骨移植の組織形態計測

骨の種類	海綿骨領域
本来の下顎骨	38.9％ ± 6 ％
PRP非使用骨移植	55.0％ ± 8 ％（P = .005）
PRP使用骨移植	74.0％ ± 11％（P = .005）

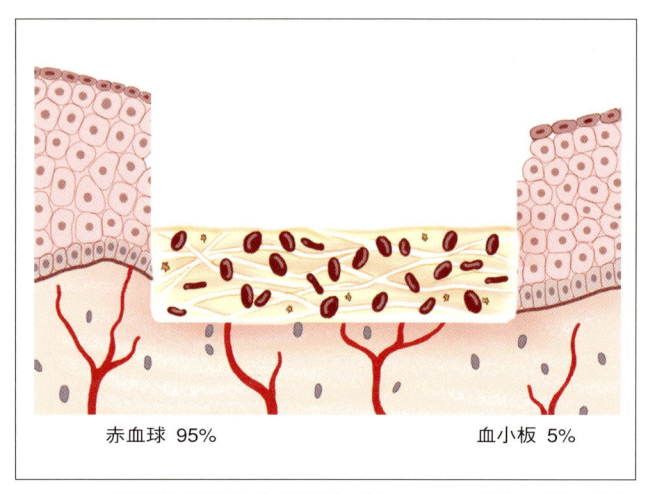

図1-26a　PRP非使用の分層植皮では、フィブリン網の中に5％の血小板と95％の赤血球を含む表層の凝血が生じる。

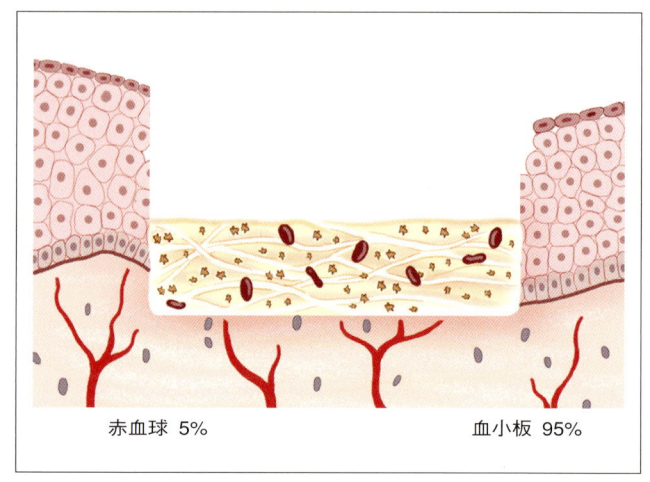

図1-26b　PRP使用の分層植皮では、フィブリン網の中に95％の血小板と5％赤血球を含む表層の凝血が生じる。

軟組織の治癒に及ぼすPRPの効果

　軟組織の治癒に及ぼすPRPの効果は、骨新生での効果と類似しているが、治癒の増強が観察しやすいので、骨よりもはるかに劇的なようである。PRPの軟組織治癒増強を示す最良のモデルは、分層植皮移植物採取部である[12]。隣り合う採取部で任意化した前向きの研究が行われ、標準的な大きさの4×7cmで標準的深さの0.42mmの創を作った。1つの創には、止血剤として局所にウシトロンビンを使い、別の創にはウシトロンビンで活性化したPRPを使った。PRPを使った部位は劇的な臨床的、組織学的な差を表し、PRPによって与えられた治癒の強化を示した。

　分層植皮の採取部は基底膜の下方まで切り取られた。したがって結合組織の基底部から毛細血管の増殖および毛細血管浸漬によって栄養補給に支えられた。大部分は皮膚創縁からと、一部は毛包の上皮からの上皮移動によって治癒する。皮膚移植物が取り去られると、結合組織の基底面に血餅が生じる（図1-26a）。血餅中の血小板が分解して7つの増殖因子を放出し、フィブリン、フィブロネクチン、ビトロネクチンという細胞接着分子が細胞の移動の基質として創の表面を覆う。VEGFと3つのPDGF異性体は急速な毛細血管の増殖をおこさせ、創内の栄養補給を行う。TGFβ異性体は創基底面での線維形成とコラーゲン合成を促進させる。しかしもっとも重要なのは、EGFが創縁の基底細胞（基底細胞は上皮の幹細胞である）に作用して、上皮の増殖を促進させることであり、その上皮は血餅中の細胞接着分子の表面上を栄養の豊富な肉芽組織の中に向かって移動する。

　この軟組織創内に生じた通常の血餅をPRP血餅に置換することは、その中で活動す

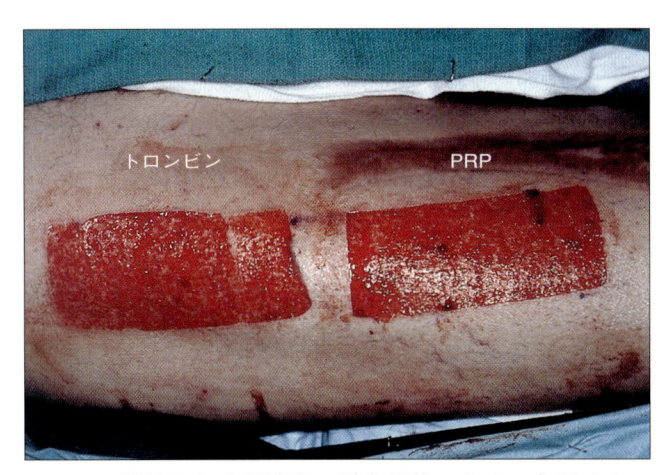

第1章 血小板の生物学と多血小板血漿（PRP）のメカニズム

図1-27a　隣接した分層植皮の採皮部位である。左側はトロンビンで活性化した凝血があり、右側はトロンビンで活性化したPRP凝血がある。PRP凝血の上方部には著しい瘢痕形成と収縮と色素沈着を示す古い採皮部があるのに注目されたい。

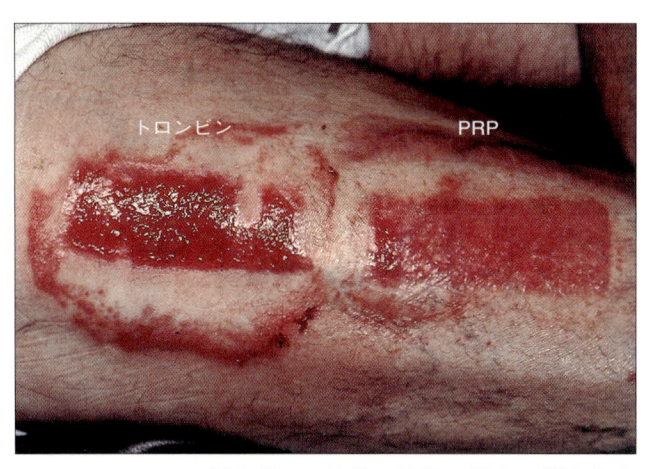

図1-27b　図1-27aの採皮部の6日後。普通の凝血で覆われた部位は周囲に発赤があり、肉芽組織が増殖し、上皮の増殖は少ない。PRPを使用した採皮部は周囲に発赤がなく、早いこの時期において、ほぼ完全な上皮の被覆が見られる。

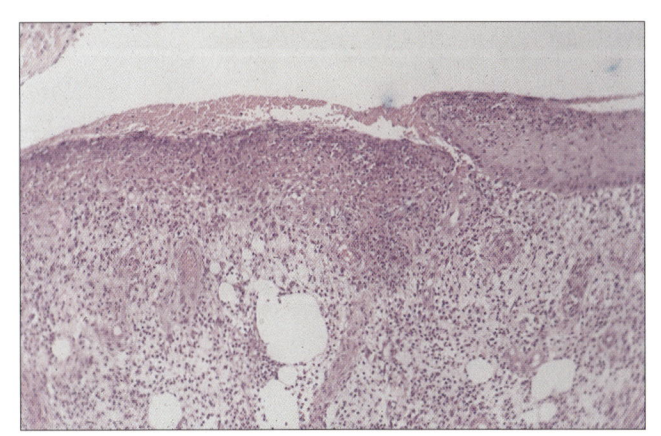

図1-28a　PRPを使用しない分層植皮採取部の6日目の組織像では上皮の発芽はなく、肉芽組織の基部内には多数の肥満した未成熟の線維芽細胞とマクロファージがある。

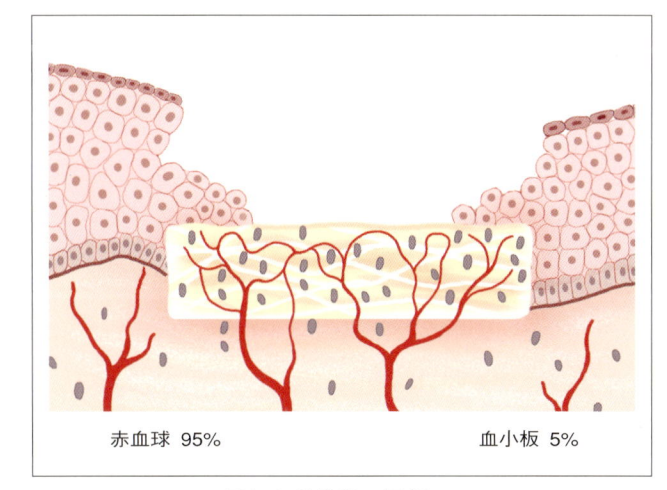

赤血球 95%　　　血小板 5%

図1-28b　図1-28aで示した組織像の図解。

　る増殖因子を増加させることになる（図1-26b）。前に述べた研究では、通常の血餅部位の6日目の臨床像では、PRPを使った部位では短期間にもかかわらず治癒過程の明らかな促進が認められた（図1-27a、図1-27b）。血餅部位は周辺の発赤が残り、周辺からの上皮移動が始まったばかりで、明らかに多量の肉芽組織で覆われている。PRP血餅部位には周辺の発赤はなく、置換された肉芽組織の残りだけが認められる。その表面の鈍い光沢は、全層面にわたって移動した薄い上皮を示し、病理組織学的標本にも示されている。

　通常の血餅部位には、未成熟の創に典型的に見られる多数の小さい毛細血管をともなって、大きくて若い線維芽細胞とマクロファージがある（図1-28a、図1-28b）。上皮の端は丸くなって、上皮細胞の移動した明らかな表面はない。反対にPRP血餅部位は、

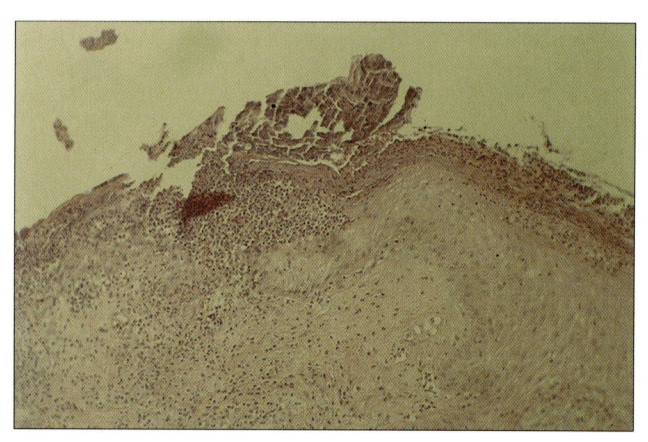

SECTION 1　多血小板血漿(PRP)の科学

図1-29a　PRPを使用した分層植皮採取部の6日目の組織像では明らかな上皮の発芽があり、紡錘型の線維芽細胞とコラーゲン束によってわかる成熟結合組織がある。

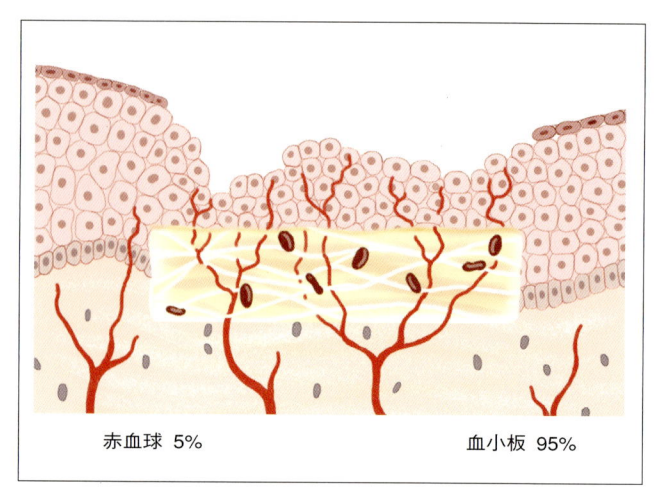

図1-29b　図1-29aで示した組織像の図解。

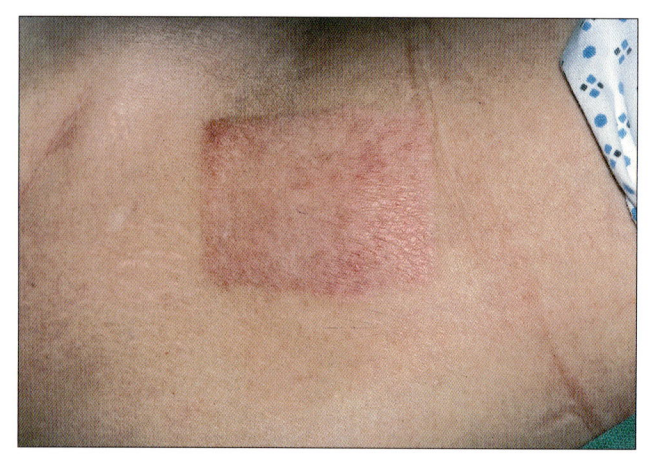

図1-30a　PRPを使用しない分層植皮採取部の45日目では、未成熟な治癒を示す血管の豊富な結合組織を被覆する薄い上皮層が特徴である。

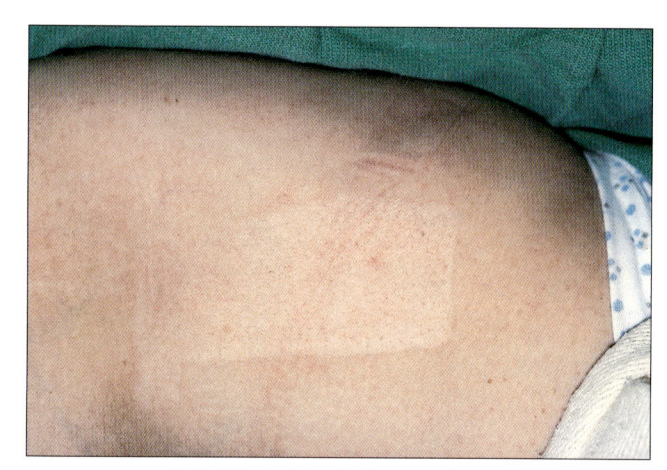

図1-30b　PRPを使用した同一個体の反対の脚の分層植皮採取部の45日目。より新鮮な色を示し、より厚い上皮の被覆があり、血管の数も少なくなって、創の成熟を表している。

　より紡錘形になった線維芽細胞とコラーゲンの束を持った成熟した真皮の上で、進行している上皮の明らかな表面が見られる(図1-29a、図1-29b)。

　PRP血餅部位は通常の血餅部位と比べると、治癒速度と成熟度において著しく進んでいる。採取部が成熟するにつれて、真皮は血管が少なくなり、線維芽細胞の数が少なくなり、ケラチンを持った正常な厚みの上皮となり、色素を生産するメラノサイトが出現する。臨床的には、採取部は豊富な血管を被覆する薄い上皮層を暗示するスミレ色を帯びた色調の時期を経る。2～6カ月すれば色が消えて、上皮が厚くなり治癒過程の豊富な血管が普通の状態に戻れば、さらに新鮮な色になる。同じ研究で45日目において、正常な血餅部位は赤味を保っており、表面の真下に多数の小さな血管が見える(図1-30a)。これと対照的に、PRP血餅部位は肉色で、たくさんあった血管は少

図1-31　図1-27aと図1-27bで示したPPP非使用とPRP使用の分層植皮採皮部の6カ月目、PRP非使用部（左側）で瘢痕形成が強く色素変性がある。

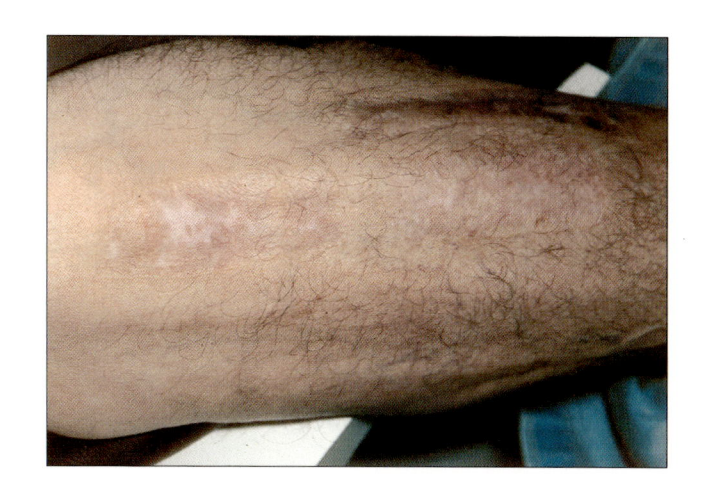

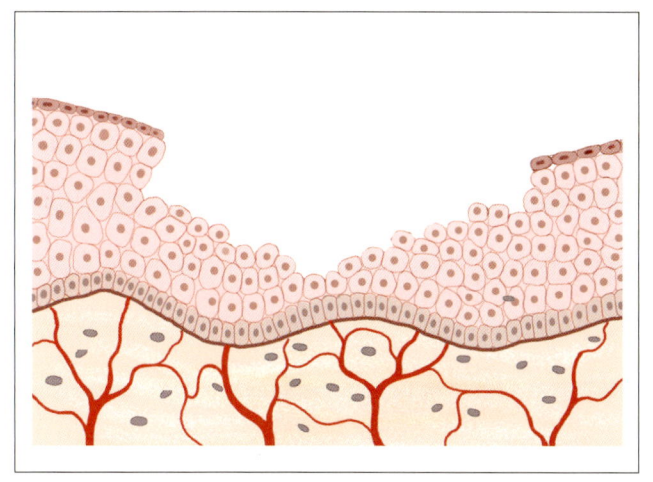

図1-32a　45日目のPPP非使用分層植皮採皮部の図解（図1-30a）。

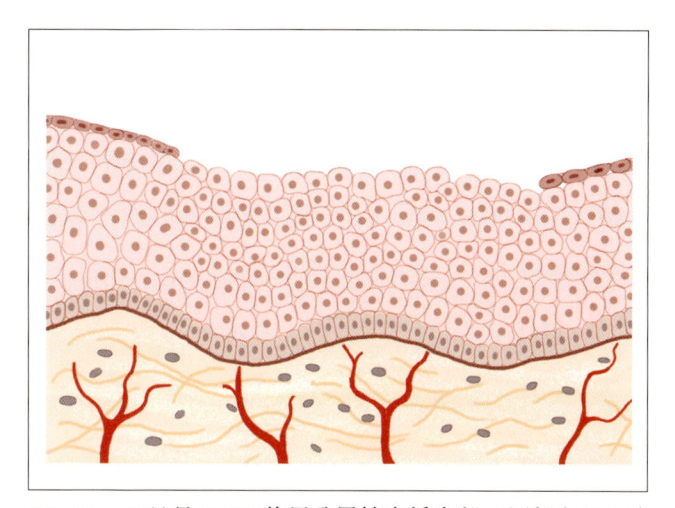

図1-32b　45日目のPRP使用分層植皮採皮部の図解（図1-30b）。

なくなり、成熟化が進んだことがわかる（図1-30b）。

　最終的に採取部は治癒し、あるレベルの成熟度のあるレベルに達する。PRPを使用する利点は何であろうか。それは第1週目の痛みの軽減と最終的な瘢痕（scar）形成の軽減である。正中線の両側で別々の採取部を比較において、PRP血餅部位では、痛みが40％減ったと患者が報告している[12]。6カ月目では隣接する通常の血餅部位に比べて、PRPを用いた採取部では、瘢痕形成と創傷収縮の明らかな減少と色素再生の改善があった（図1-31）。PRP血餅部位は、露出した結合組織の迅速な上皮被覆とメラノサイトの刺激と基底細胞の再生によって、瘢痕形成が少なく、より正常な皮膚の色に戻った（図1-32a、図1-32b）。

　今回は分層植皮術を用いて、この軟組織治癒のモデルを発展させ、通常の治癒とPRPを使用した治癒の比較を行った。しかしこの治療のメカニズムと、それをPRPが

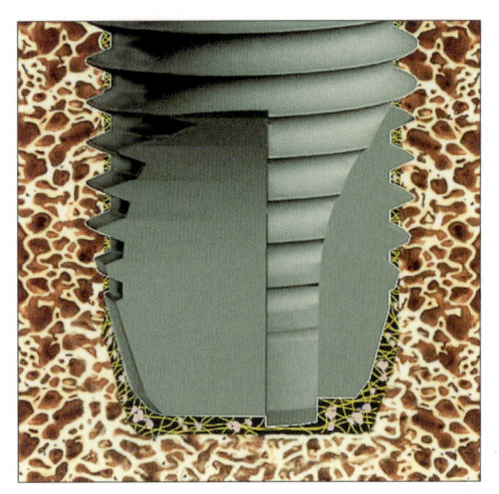

SECTION 1　多血小板血漿(PRP)の科学

図1-33　インプラントを埋入すると、骨と金属表面の間にはマイクロギャップがあり、その中に血餅ができる。しかし、顕微鏡で見れば骨と金属の直接的な接触である。

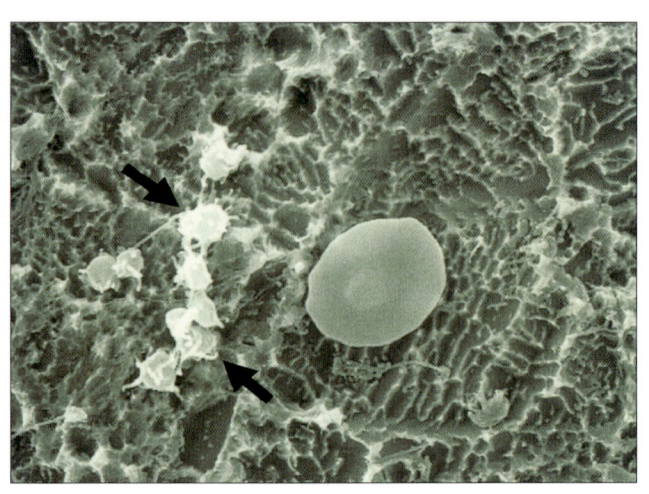

図1-34　歯科用インプラント周囲のマイクロギャップの電顕像では、フィブリン網の中へ偽足を伸ばしている多数の小血板(矢印)によって取り囲まれた赤血球が見られる。

どのように強めるかということは、他のどの軟組織の治癒にもあてはまる。この後の章では、粘膜弁、歯肉移植、口蓋の粘膜採取部、皮膚移植の移植部、真皮脂肪移植、顔面創傷治癒に際してのPRPの治癒促進作用について述べる。

オッセオインテグレーションに及ぼすPRPの臨床的効果

　歯科用インプラントのオッセオインテグレーションは、インプラント表面に沿った細胞の移動、分化、骨形成、骨のリモデリングによって行われる。そして、その各段階では、血小板と血餅に依存している。したがって、オッセオインテグレーションの達成が問題となる場合、たとえば、高齢者、骨粗鬆症、糖尿病、骨再生に障害がある患者や上顎臼歯部のオッセオインテグレーション強化のためにPRPが用いられる。

　インプラント埋入時、穿孔部の中に入れた血餅、またはPRPはインプラント表面と骨と金属表面のわずかな隙間(約25μm幅)を覆う(図1-33)。この小さい隙間には血小板、赤血球、白血球、細胞接着分子であるフィブリン、フィブロネクチン、ビトロネクチンが見られる(図1-34)。この時期、細胞接着分子はインプラント表面を覆い、インプラント表面と骨の間の小さい隙間を架橋するという大切な役目を担う(図1-35)。

　オッセオインテグレーションのモデルでは血小板が分解し、7つの増殖因子を放出する(図1-36)。穿孔部の骨壁に沿った骨芽細胞と骨髄幹細胞は、隙間に架橋したフィブリンとその他の細胞接着分子の索に沿って増殖し、移動する(図1-37a～図1-37d)。フィブリン索に沿って移動するにつれて、骨髄細胞はインプラント表面からフィブリン索を引っ張る(粗な表面を持つインプラントにフィブリンはより強く接着するので、粗面インプラントが平滑な機械研磨表面インプラントに比べ、より良いオッセオインテグレーションを得る)。骨髄細胞がフィブリン索に沿って移動するにつれて分化し、類骨

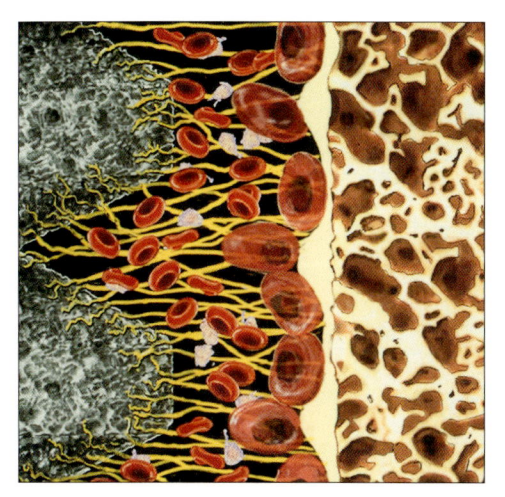

第1章 血小板の生物学と多血小板血漿（PRP）のメカニズム

図1-35 オッセオインテグレーションの模型では、インプラント表面、ミクロギャップ、ドリルで穿孔した部分の骨壁には骨とインプラント表面をつなぐフィブリンの帯があり、骨芽細胞は骨壁を覆い、血小板はマイクロギャップの中に存在する。

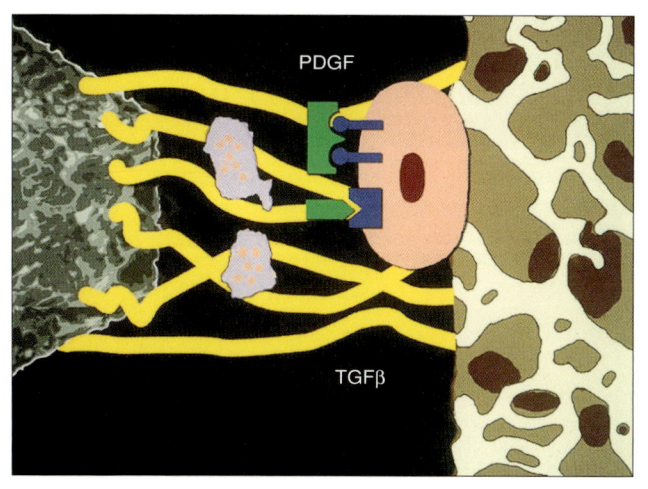

図1-36 オッセオインテグレーションの模型では血小板の分解、骨芽細胞表面膜に結合する増殖因子の放出により細胞分裂、遊走、類骨形成、骨成熟の促進をおこさせ、最後にインプラント表面と骨が結合することを示す。

を作ることがインプラントのオッセオインテグレーションについての組織学的研究で明らかにされている（図1-38）。この移動、分化、骨形成の順序はしばしば誤解されている。骨芽細胞がフィブリンの索を渡ってゆっくり進み、まるでカタツムリがぬるぬるした痕跡を残すように、その後に骨を残すという説明は正しくない。骨形成の真の姿は、鎖のような足し算的な増殖である。すなわち移動中の幹細胞は分裂し、骨芽細胞に分化し、移動を停止し、類骨を作り、骨芽細胞を閉じ込めて、骨細胞に変わるのである。

細胞分裂によって生じた娘細胞（daughter cell）はインプラント表面に向かって押し出され、そこでそれ自身がもう1つの娘細胞を作るために分裂し、その後、骨芽細胞に分化し、類骨を作って、別の骨細胞となる。この過程は、骨の支柱がインプラントに達するまで繰り返され、その後はインプラントの表面に沿って同じ過程が始まる。違いは、それが金属製インプラント表面で直接おこるのではなく、金属表面に付着したフィブリンの上でおこるということである（図1-39a、図1-39b）。この過程が、粗造な表面を持つインプラントによってより大きな骨とインプラントとの結合が得られることを説明する。なぜならば、そのような粗造な表面にフィブリンは接着しやすいし、オッセオインテグレーションの過程におけるフィブリンとその他の接着分子の重要性を高めるからである。

Daviesらの研究によれば、金属表面に直接接着するのは真の骨ではなく、von Ebnerの休止線または改造線によく見られる自然の骨接着物質である[13]。これは新生骨のリモデリング過程に似ている。ここでは骨細胞が新しい骨に接着し、分離を防ぐために成熟骨の表面に接着するための物質を作る（図1-40）。オッセオインテグレーショ

23

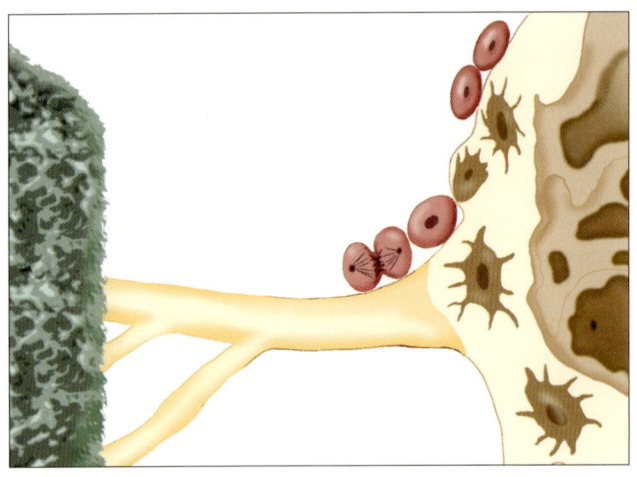

SECTION 1　多血小板血漿(PRP)の科学

図1-37a　骨芽細胞の増殖因子活性化はフィブリン糸表面に沿って細胞分裂をおこさせる。

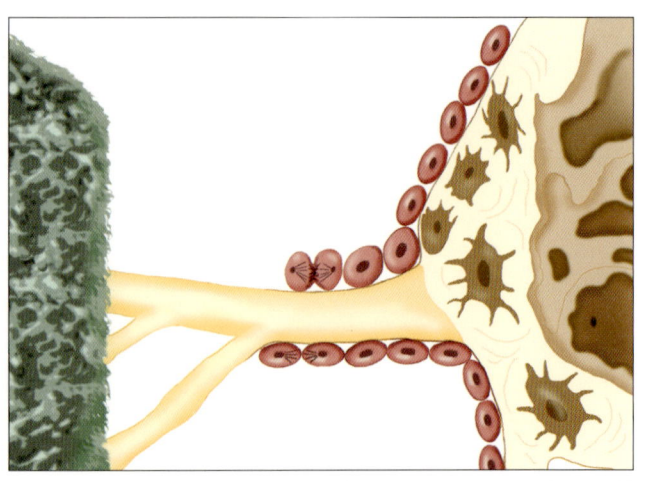

図1-37b　細胞がフィブリン糸に沿って分裂すれば先頭の娘細胞はインプラント表面に向かって進み、定着している娘細胞は骨芽細胞になり、さらに分化して類骨を分泌する。

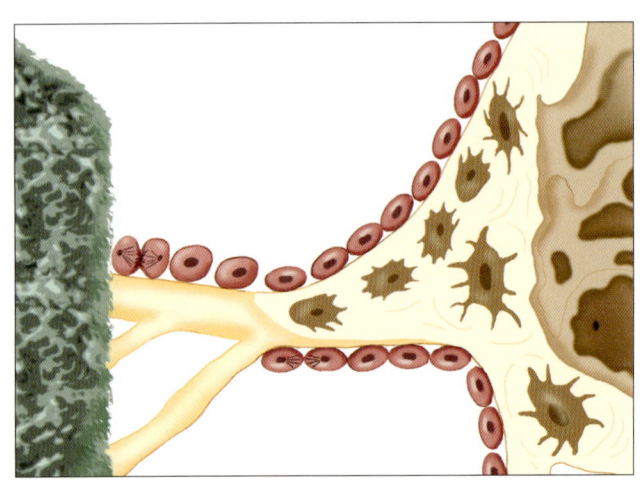

図1-37c　さらに分裂が進むと先頭の娘細胞はインプラントの表面に到達し、類骨を分泌している後続の娘細胞はミネラルの基質の中にとじ込められて、インプラント表面に向かって骨の橋が作られはじめると骨細胞になる。

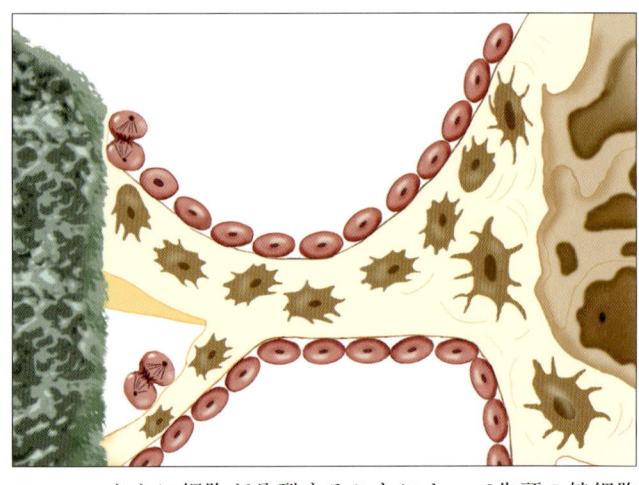

図1-37d　さらに細胞が分裂することによって先頭の娘細胞をインプラント表面に沿って押し進め、後続の細胞は骨細胞になり、マイクロギャップを横断するオッセオインテグレーションの骨架橋が形成されるとともに、インプラント表面にもオッセオインテグレーションがおこる。

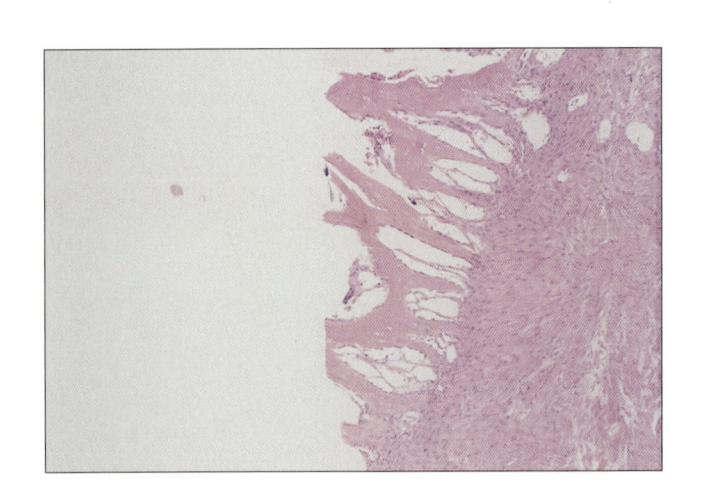

図1-38　オッセオインテグレーションの組織像は図1-37aから図1-37dまでの模型が正しいことを証明する。右側の幹細胞は左側のインプラント表面に向かって類骨の突起を伸ばしている。類骨の突起には骨芽細胞のふち取りがあり、骨芽細胞の骨細胞への封入がある。類骨の突起の間にはフィブリン糸の残存があるのに注目されたい。

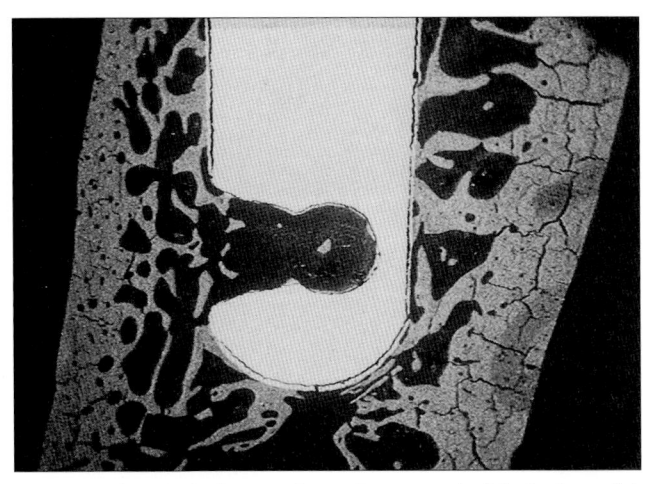

図1-39a　オッセオインテグレーションの完成したインプラントの電子顕微鏡写真。オッセオインテグレーションの模型が正しいことを証明し、下顎骨の皮質骨の骨内面とインプラント表面の間の骨性結合を示し、インプラント表面の骨形成をも示す。

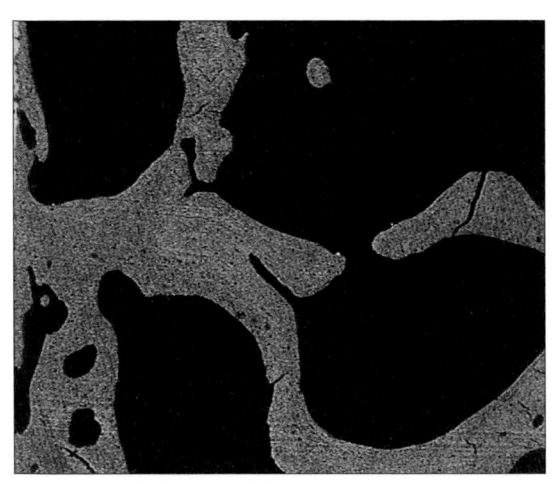

図1-39b　図1-39aの拡大像。インプラント表面およびインプラント表面と、真の骨の間の接着線に沿って骨の移動を示す。

ンにおいて、新生骨と金属のインプラント表面に接着する際にも、これと同じ接着物に依存している。真の骨は、カルシウムヒドロキシアパタイト結晶と少量のBMPとILGが散在するタイプⅠコラーゲンであり、接着物質はカルシウムハイポフォスフェート（calcium hypophosphate）と、結晶が散在したシアロプロテインと（sialoprotein）、オステオポンチン（osteopontin）である（図1-41）。生物学的な接着物質は、インプラント表面のアンダーカット、溝、谷に侵入する。これは歯磨剤のような密度があり、固まらない石膏のように働く。生物学的な接着物質が固まると、骨芽細胞はコラーゲン線維をセメント様物質の中と類骨の中に埋め込む。これらのコラーゲン線維は、建物強化用の棒のように新生骨をセメントに固定される（図1-42）。したがって、オッセオインテグレーションはインプラント表面に付着した5μmの厚みのセメントの帯であり、それに真の骨が結合する。最初の細胞の増殖、移動、分化、その後におこるセメントと類骨の分泌という一連の過程は、血小板に由来する増殖因子によって開始され、それに依存している。

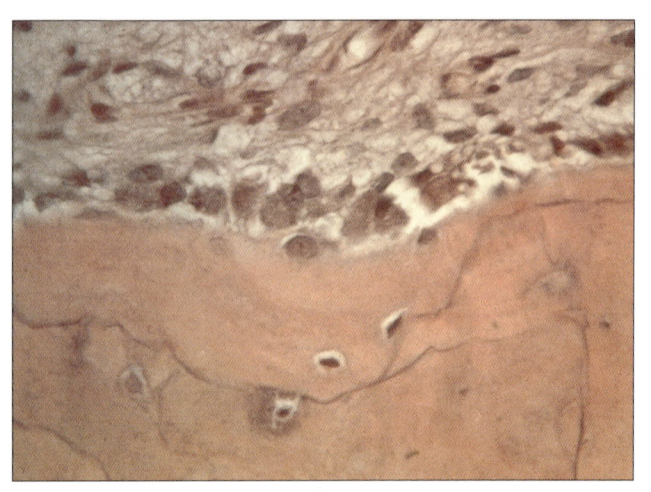

SECTION 1　多血小板血漿（PRP）の科学

図1-40　インプラント表面を骨に結合する接着線は、von Ebnerの休止線に一致する。これは正常な骨の組織につねに見られ、新しい骨と古い骨とを結合するという生理学的な作用を有し、両者が分離するのを防止している。

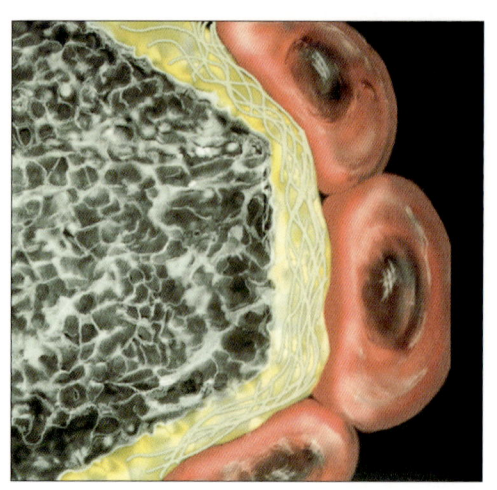

図1-41　金属表面に分泌される接着物質は真の骨ではなく、von Ebnerの改造線である。このセメント様物質はオステオポンチンとシアロプロテインから成り、カルシウムハイドロキシアパタイトではなく、ミネラルのカルシウムヒポフォスフェートの結晶を包含する。

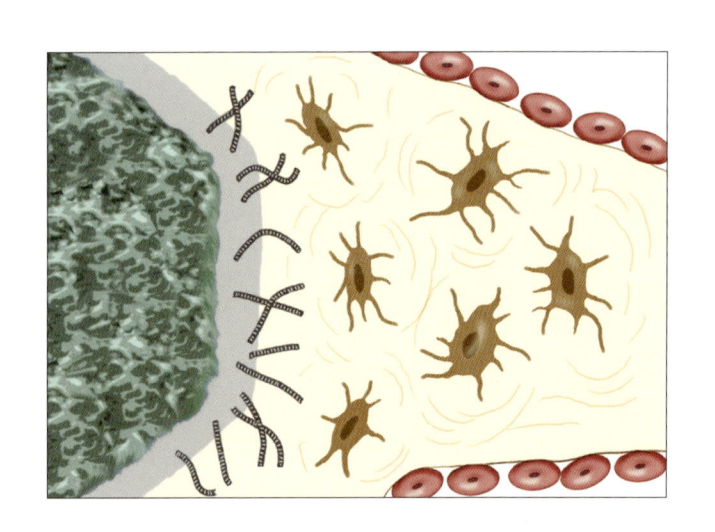

図1-42　オッセオインテグレーションは実際は5μmの厚さの接着物質によって骨と金属の表面がくっついている。言い換えれば、骨がセメント物質の中にコラーゲン線維を埋め込む時に真の骨は接着物質に固定される。このコラーゲン線維はハイウェーの建設中に使われる強化用の鋼鉄製の棒と同じ機能を営む。

骨代用物を用いた骨再生に及ぼすPRPの効果

　　PRPの導入時は、自家骨と軟組織の再生促進の実証を目指して研究が行われた。PRPによる利点は、自家骨からの細胞の存在によると考えられたので、PRPの応用は自家骨移植のみに限られていた。しかしPRPに関する最近の研究では、ほとんどすべての骨代用物にも同様の促進作用を示すことがわかった[14,15]。その理由は、自家骨からの細胞は、骨代用物を使った時にも骨形成を行うからである。細胞が移植される代わりに、顆粒の間と周囲の隙間を埋めようとして、骨代用物の中にオッセオインテグレーションで述べたものとまったく同じメカニズムで、自分の細胞が、言い換えれば、骨

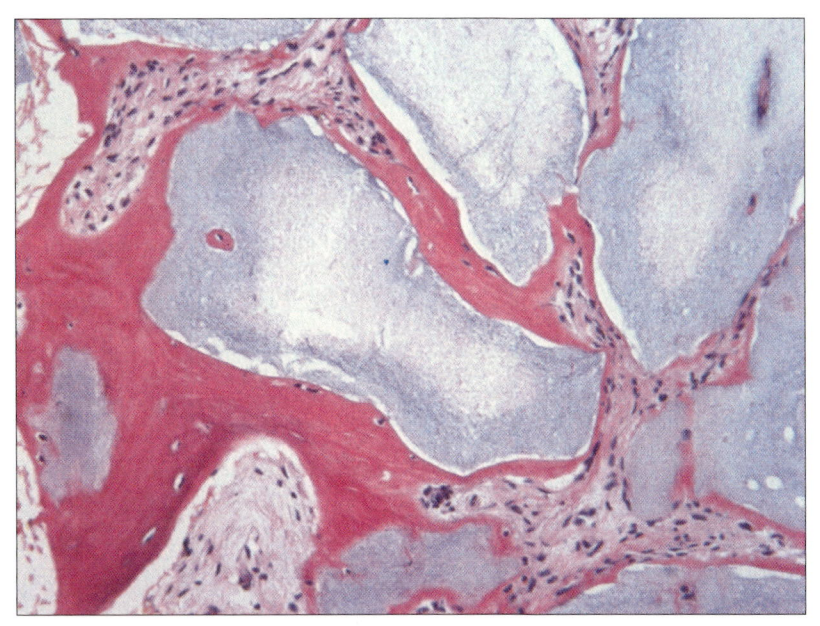

図1-43　骨の再生は、ここでは骨代用材顆粒であるPepGenn P-15（Dentsply Friadent CeraMed）の周囲に見られ、骨代用材料顆粒表面上に接着物質を分泌することによって骨と顆粒との直接の接触が作られるので、骨代用材料はオッセオインテグレーションの状態を得る（写真提供：Dr Paul Petrungano, Stillwater, Minnesota）。

　代用物は周りの骨原性細胞からの骨伝導によって新しい骨を作るが、自家骨は離れた場所からの骨原性細胞の移植によって新生骨を作る。明らかに、自家骨移植は移植部により多くの骨原性細胞を持ち込むし、臨床的にはゴールドスタンダード（最後基準）と考えられている。しかし適度な骨代用物の中でも、その材料がフィブリンを吸着するものであるならば、また顆粒を硬く詰めすぎないならば、そして、もしその表面または気孔が骨伝導に都合が良ければ、骨再生は起こる（図1-43）。自家骨に比べて人工骨を使った場合は骨原性細胞は少なく、また移植物の全体を満たすには多くの細胞移動が必要であるので、PRPによる骨原性細胞の活性化と骨伝導のための基質形成がより大切になる。

　反対説もあるが、代用人工骨や同種の代用骨にはヒトにおいて真の骨誘導能はない[16]。ミネラルを含んでいても、あるいは脱ミネラルであっても、同種骨はヒトにおいて新しい骨を作るための活性のある十分な濃度のBMPを含んでいない。したがって現在のすべての代用骨新生骨形成は移植床の骨原性細胞からの骨伝導に依存している。これがおこるメカニズムは、上顎洞底骨移植術についての代用骨の移植の中で示される。この状況では人工骨材料の顆粒は、通常、剥離挙上された洞粘膜の空間に入れられる。この顆粒はフィブリン、フィブロネクチン、ビトロネクチン、赤血球、白血球、血小板を含む血餅の網目に閉じ込められる（図1-44）。もしそれがPRPであれば血小板の数は4〜7倍高くなる。PRPが凝固する10分間に血小板は脱顆粒して、7つの増殖因子を放出する。この増殖因子のうちのいくつかは、骨壁の血管と洞粘膜の下面に作

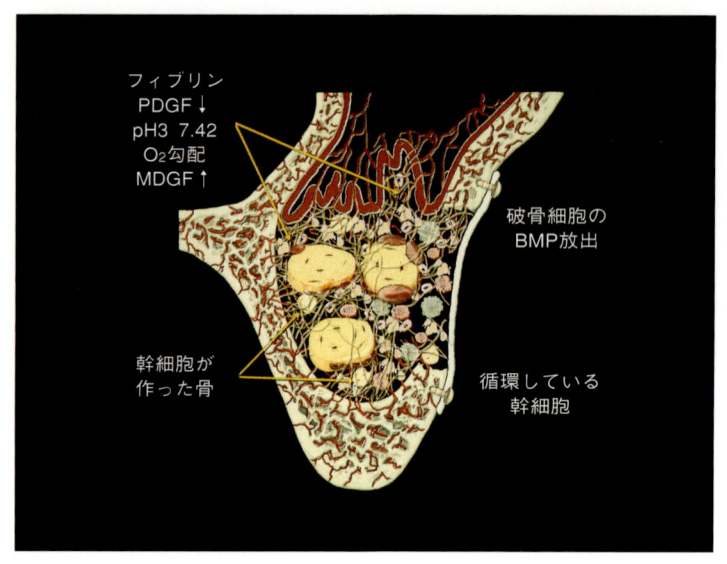

SECTION 1　多血小板血漿（PRP）の科学

図1-44　血餅の生物学的環境の中にある上顎洞底挙上術中の顆粒状骨代用移植材を示す。フィブリン、フィブロネクチン、ビトロネクチン、赤血球、血小板がある。

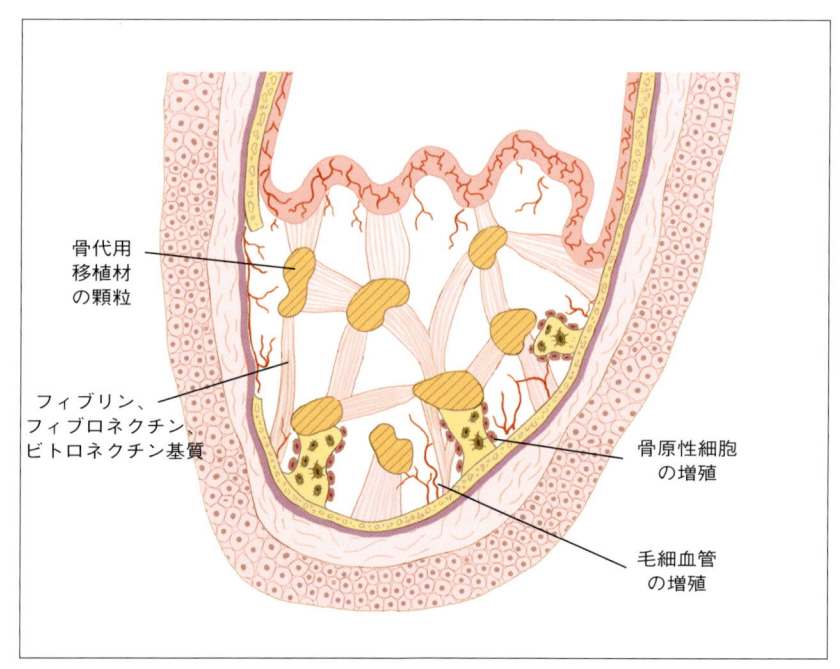

図1-45　上顎洞内に入れた骨代用移植材の中の骨再生には、移植材の大きな空隙内への毛細血管の増生、骨原性細胞の増殖と周囲骨壁からの移動を必要とし、その後に移植材の周囲に真の骨形成がおこる。

図1-46 骨代用材の移植は骨原性細胞の補充、その移動、そして最終的な骨の成熟を必要とするので、インプラントの初期固定が得られる硬さの安定した骨を作るには長い期間を必要とする。そのため、PRPに関連した増殖因子が重要な役目を果たす。

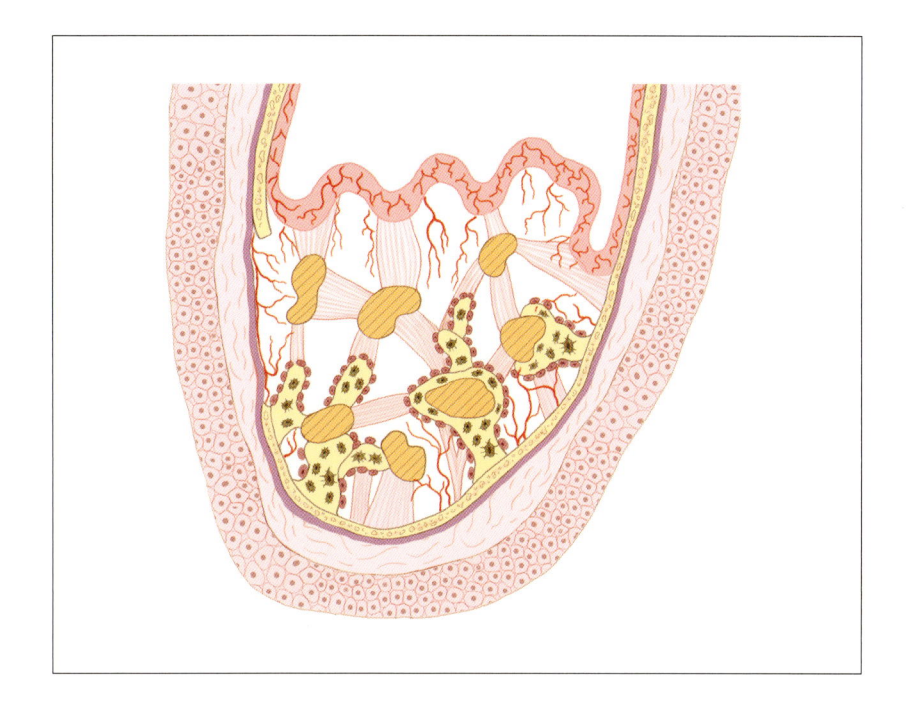

用して、移植物の空隙に毛細血管の増殖を促し、他の因子は内側と外側と洞底の骨壁に作用して、オッセオインテグレーションの項ですでに説明したように、細胞の移動、分化、骨形成の過程を開始させる（図1-45）。オッセオインテグレーションの模型で示したように、骨原性細胞は骨と骨代用物の顆粒の間、および骨代用物相互間の隙間を架橋するフィブリン網に沿って移動する（図1-43に参照）。フィブリンは骨代用物顆粒に接着する。そしてフィブリン表面の骨原性細胞は移動して、接着物質を作り、骨を作る。

このようにして、ある種のデンタルインプラント表面のヒドロキシアパタイトコーティングのように、骨代用物は実際にオッセオインテグレーションを獲得する。骨の網目が顆粒の周りに形成され、少なくとも1つの本来の骨壁に結合する結果、移植物は安定化する（図1-46）。骨形成がおこる段階は、骨が実際に作られる前に、増殖因子の補充、細胞の刺激、細胞の移動と分化する段階を含んでいるので（多くの、すでに分化した細胞が存在する自家移植に比べて）、骨代用物中での骨形成は、骨の場合より長い時間がかかり、完成度の低い骨を作る。PRPは、骨代用物とともに用いるとより短い時間に、より多い骨形成を促す能力を持っている。

参考文献

1. Knighton DR, Silver IA, Hunt TK. Regulation of wound-healing angiogenesis: Effect of oxygen gradients and inspired oxygen concentration. Surgery 1981;90:262-270.

2. Knighton DR, Hunt TK, Scheuenstuhl H, Halliday BJ, Werb Z, Banda MJ. Oxygen tension regulates the expression of angiogenesis factor by macrophages. Science 1983;221:1283-1285.

3. Hunt TK. The physiology of wound healing. Ann Emerg Med 1988;17:1265-1273

4. Marx RE, Johnson RP. Studies in the radiobiology of osteoradionecrosis and their clinical significance. Oral Surg Oral Med Oral Pathol 1982;64:379-390.

5. Marx RE, Ehler WJ, Tayapongsak PT, Pierce LW. Relationship of oxygen dose to angiogenesis induction in irradiated tissue. Am J Surg 1990;160:519-524.

6. Cordeiro PG, Disa JJ, Hidalgo DA, Hu QY. Reconstruction of the mandible with osseous free flaps: A 10-year experience with 150 consecutive patients. Plast Reconstr Surg 1999;104:1314-1320.

7. Marx RE, Smith BR. An improved technique for development of the pectoralis major myocutaneous flap. J Oral Maxillofac Surg 1990;48:1168-1180.

8. Davis JC, Hunt TK(eds). Problem Wounds—The Role of Oxygen. New York: Elsevier, 1988.

9. Knighton DR, Hunt TK, Thakeral KK, Goodsen WH III. Role of platelets and fibrin in the healing sequence: An in vivo study of angiogenesis and collagen synthesis. Ann Surg 1982;196:379-388.

10. Caplan AI. Mesenchymal stem cells and gene therapy. Clin Orthop 2000;379 (suppl): S67-S70.

11. Marx RE, Carlson ER, Eichstaedt RM, Schimmele SR, Strauss JE, Georgeff KR. Platelet rich plasma: Growth factor enhancement for bone grafts. Oral Surg Oral Med Oral Pathol Oral Radiol Endod 1998;85:638-646.

12. Marx RE. Platelet-rich plasma: Evidence to support its use. J Oral Maxillofac Surg 2004;62:489-496.

13. Davies JE, Lowenberg B, Shiga A. The bone-titanium interface in vitro. J Biomed Mater Res 1990;24:1289-1306.

14. Kassolis JD, Rosen PS, Reynolds MA. Alveolar ridge and sinus augmentation utilizing platelet-rich plasma in combination with freeze-dried bone allograft: Case series. J Periodontol 2000;71:1654-1661.

15. Camargo PM, Lekovic V, Weinlaender M, Vasilic N, Madzarevic M, Kenney EB. Platelet-rich plasma and bovine porous bone mineral combined with guided tissue regeneration in the treatment of intrabony defects in humans. J Periodontal Res 2002;37:300-306.

16. Garg AK. Grafting materials in repair and restoration. In: Lynch SE, Genco RJ, Marx RE (eds). Tissue Engineering: Applications in Maxillofacial Surgery and Periodontics. Chicago: Quintessence, 1999:83-101.

第 2 章

多血小板血漿(PRP)の製造と臨床上の重要性

　すべての多血小板血漿(PRP)は同じではない。前章で読者は、血小板の生物学を完全に理解し、効果的なPRPは生きている生物学的な活性のある血小板の濃縮であるべきで、増殖因子の放出は凝固過程に依存していることを学んだ。

　本章では読者がPRPを有効に使うために、自分の臨床で、あるいは特別な手術のための最良のPRP製造装置の選び方と、PRPを臨床的にどのようにして作るのかについて重点的に述べる。

初期のPRP

　PRPは10年近くにわたって使われてきた。1990年代の初めには、PRPは血液成分分離装置またはプラスマフェレーシス装置(plasmapheresis machine)によって作られた(図2-1)。この装置は台所のレンジのように大きく、高価(1996年時、4万ドル)で、運用費が高かった(ディスポーザブルの容器が約300ドル)。しかし、自己血を3つの基本的な成分、すなわち赤血球、白血球と血小板の混合物(buffy coatとして知られている)、血漿に分離するのに、この装置は有効であった(図2-2)。その当時、450mLの血液を採取しなければならなかったし、それは通常、中心静脈から採取された。したがって、PRPの応用の初期では、手術室、主として大きな手術に限られていた。PRPへの要求が大きくなって、当初、歯科の専門医[1-3]、最近では顔面美容外科医[4,5]、および創傷

31

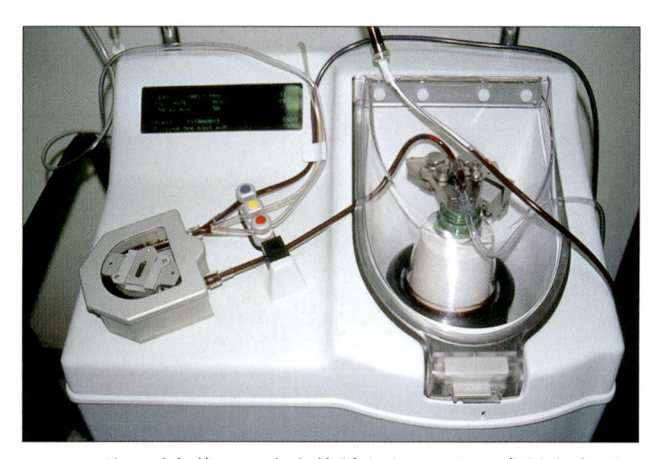

SECTION 1　多血小板血漿(PRP)の科学

図2-1　ポンプを使って中心静脈からの450mL自己血をプラスマフェレーシス(Plasmapheresis)血液成分分離装置の遠心分離用容器に入れる。

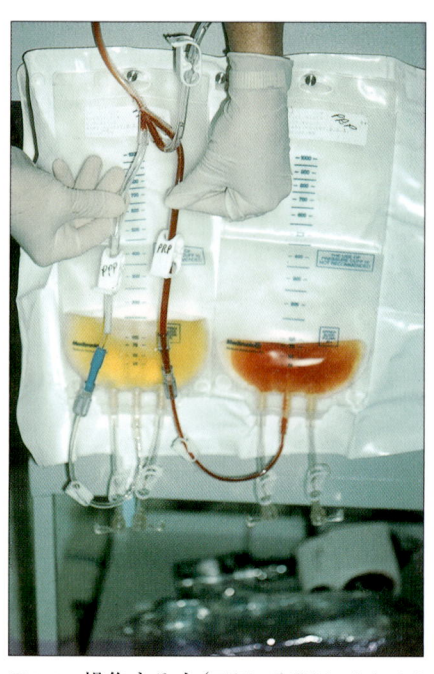

図2-2　操作する人(医師、看護師、または血液処理専門家)はPRP成分とPPP成分(少血小板血漿)の分離をする。赤血球は遠心器の容器の中に残っていて、体内に再注入できる。

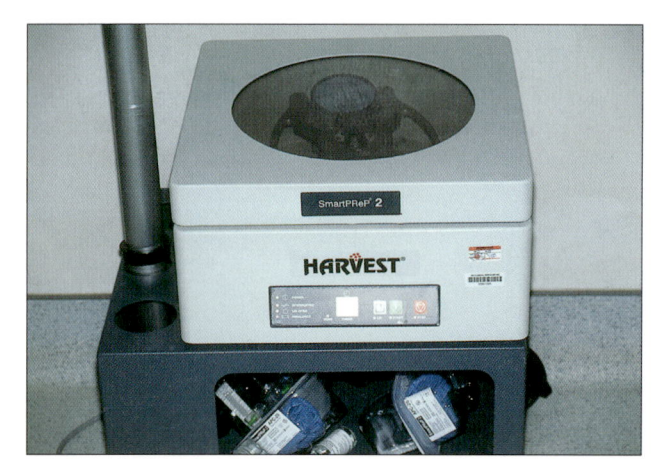

図2-3　入院施設のある病院で使える全自動式の装置はFDA(米食品医薬器局)の認可を得ている。120mL、60mL、20mLの自家血を処理する(Harvest Technologies社製)。

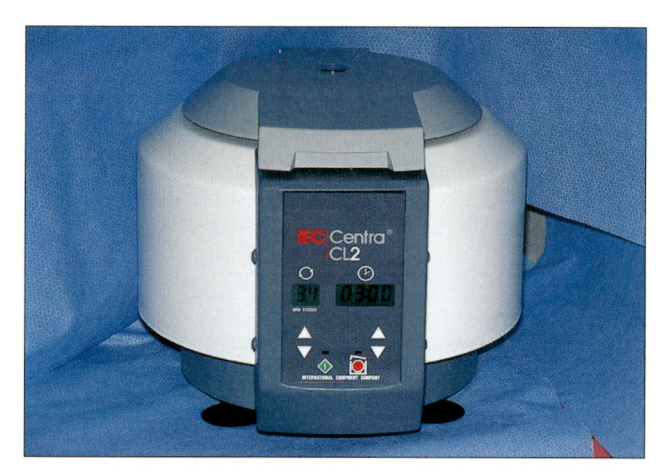

図2-4　60mLの自家血を処理するFDA認可の半自動装置(Implant Innovations社製)。

　　治療センター[6]が少量の血液を処理できる小型の、よりコンパクトな装置の開発を促した。これらの装置は外科手術の場で広く受け入れられ、手術室の中の多くの血液成分分離装置さえも置き換えたほどである(図2-3、図2-4)。

図2-5　橈側皮静脈の基部(矢印)はもっとも太く、手首の部分で静脈穿刺にもっとも適した静脈の1つである。

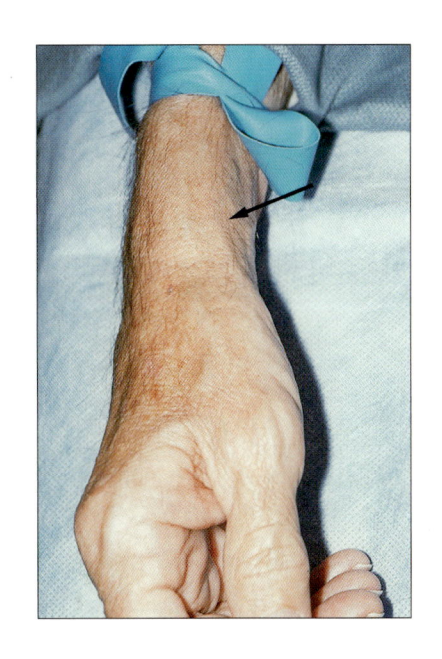

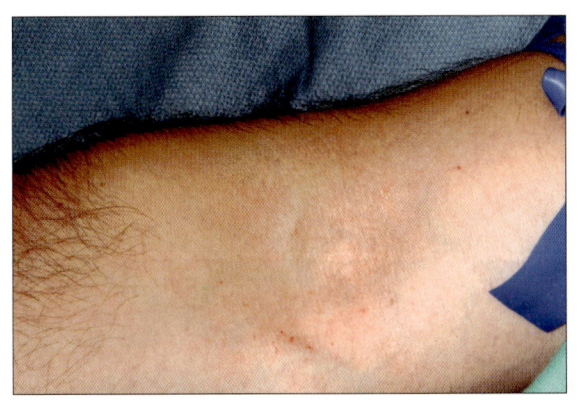

図2-6　前腕正中皮静脈は安定性と太いことから、静脈穿刺にもっとも多く用いられる。

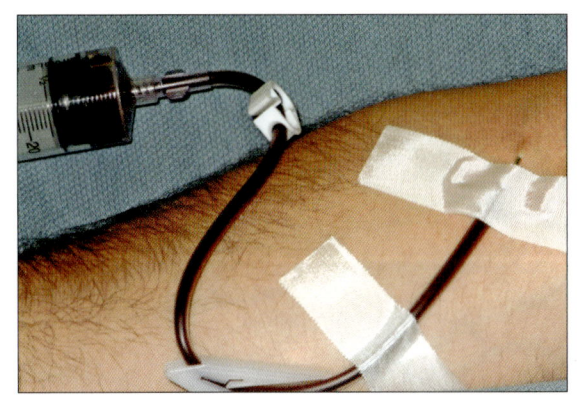

図2-7　血液を吸引する時には、凝固を防ぐためにシリンジ内にあらかじめ入れていた抗凝固剤のACD-Aと血液のカルシウムを結合させる。

血小板の分離と濃縮の原理

　血小板の分離と濃縮は、特別な装置のための少量の血液、通常は20〜60mLを採取のために、無菌的に最小の外傷のもとに採血することからはじまる。小さな針を使って、針の中で血小板の破壊と活性化を避けるために、小さな針19ゲージまたは、それより大きな針を使うべきである。橈骨の上の手首の静脈(橈側皮静脈の始まり)(図2-5)または前腕静脈(図2-6)など太い静脈を選ぶべきである。血液は急速に凝固するので、シリンジの中には抗凝固剤であるanticoagulant citrate dextrose A (ACD-A)を入れておかねばならない(図2-7)。検査室で使われているEDTAは血小板の膜を損傷するので、この目的には使えない。赤血球を保存するのに使うCPDはACD-Aのように血小板の代謝を助けないため、この目的には使えない。現在、血液銀行では、血小板輸

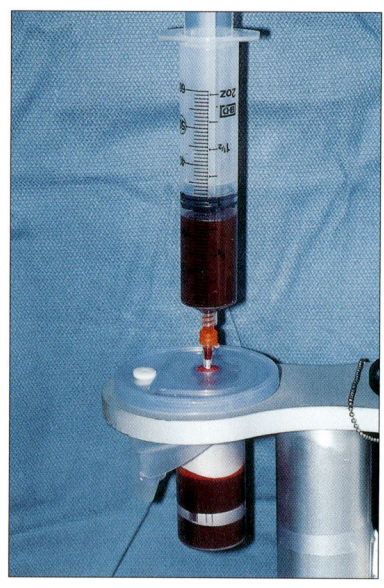

SECTION 1 多血小板血漿(PRP)の科学

図2-8 頭部に赤い印を付けた容器を遠心分離器に装着し、抗凝固剤を加えた血液を入れる。

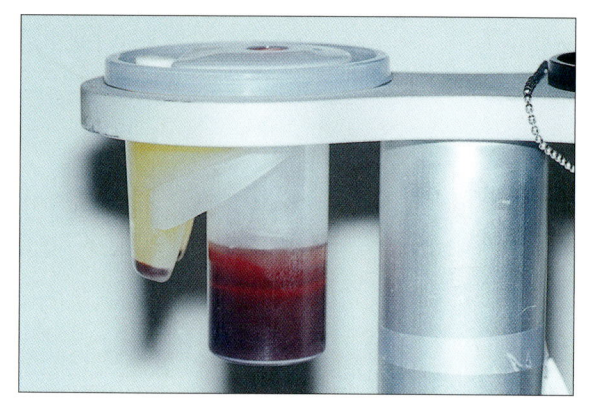

図2-9 PRPの分離後には、残った赤血球は右側の容器にあるが、左側の容器の底には「赤血球のボタン」があり、そのすぐ上には薄いbuffy coat層があり、透明な黄色の少血小板血漿がある。濃縮血小板は赤血球ボタンとbuffy coat層、そして血漿分画の最下層数mLに存在する。

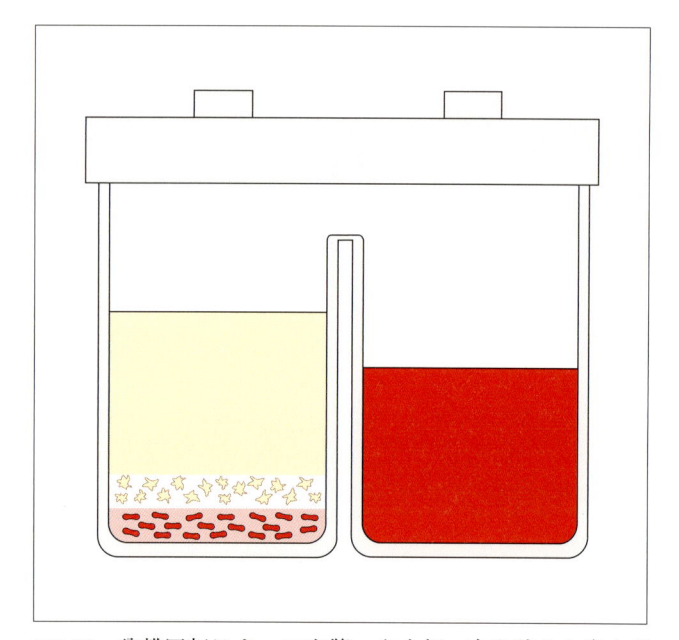

図2-10 分離回転によって血漿、血小板、白血球から赤血球がすでに分離している。濃縮回転によって血小板、白血球濃縮物は第2番目の容器の底で固められる。これは少量の赤血球の上の層であり、その上にはPPPがある。

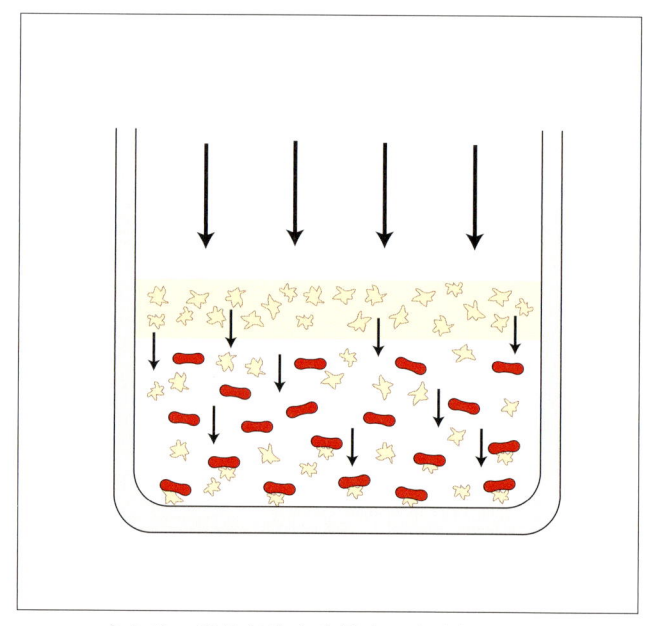

図2-11 赤血球の凹凸が遠心分離中に血小板を取り込む。単一スピン機と設計の悪いPRP装置が、濃縮が不良で治療に無効な増殖因子しか作れないのは主としてこの理由からである。

血のための血小板保存溶液としてはACD-Aだけが使われている。

20mLの自家血を使う時には、採血の前に2mLのACD-Aをシリンジの中に入れる。60mLの自家血を採取する時には7mLのACD-Aを入れる。Harvest Technologies社製の「Smart PReP」装置を使って、抗凝固剤を加えた自家血を容器に入れた後、それを装置の中に入れる（図2-8）。すべてのPRP製造装置は、遠心分離によって作動するが、常に高濃度の生物学的に活性化した血小板を作るのは2、3の装置のみである。有効な血小板の分離と濃縮は時間当たりの重力（g力〔forces〕）による産物であり、通常は分単位で測定される（g分、〔g minutes〕）。血小板を分離し、濃縮するために、装置には2つの別々のダブルスピンと呼ばれる遠心力が備えていなければならない。第1のスピンでは、全血を赤血球とその他（白血球、血小板、血漿）に分離する。赤血球の95％以上を分画として分離したのち、第2のスピンで血小板、白血球と残留赤血球を血漿から分離する（図2-9、図2-10）。

単一スピン機の場合は治療を行う水準まで血小板を分離し、濃縮することはできない。赤血球に凸凹があることと、血小板が小さいことから、大きな赤血球の凹みに血小板がはまり込んで、赤血球と一緒に濃縮される（図2-11）。

もっとも効果的にPRPを作るには、1,000gで4分（4,000g分）の分離スピンの後に約800gで8〜9分（6,400〜7,200g分）の濃縮スピンで、全体で1万1,000g分が良い。この力の大きさは、血小板膜が壊される数値（3万g分）の約3分の1である。

ある著者と製造業者は、特定の装置の毎分回転数を強くアピールして売り出している。しかし毎分回転数はPRP製造とは直接関係はない。毎分回転数の役割は容器の形態とともに、血小板にかかるg力を制御するものである。2回のスピンは一定した血小板の分離と濃縮を得るために正確に計らねばならない血小板分離を中断する手動操作がいらない完全自動装置によって、問題なく行われる。さらに装置の効果は患者のヘマトクリット値とはまったく関係しない。完全自動装置では、これは濃度に依存する浮動装置によって行われる。自動化の度合いが低い装置ではこれは丁寧に作業することによって行われるが、分離スピン後には、赤血球細胞分の同じような効果的な手動分離が得られる。

濃縮スピン後、わずかな残留赤血球とほとんどの白血球および血小板はPRP部分の底に濃縮され、その上には多量の血漿が認められる（図2-9）。これは黄色であるが、もっと透明な液体、つまり血漿の上の薄い白い線（いわゆるbuffy coat）で囲まれた赤血球の小さな層として見える。一般的には「赤血球のボタン」と呼ばれているが、装置から出てきた時のPRPの外観は、臨床医にとって品質を見分ける良い標識である。より多くの増殖因子を含んでいる若い血小板は大きいので、赤血球分画の上層に遠心分離される。赤血球のボタンは若くてより完全な血小板を含んでいることを表している。

血小板が分離され容器中で濃縮後、容器を装置からはずすが、この段階ではPRPはまだ完全にはできていない。血漿層のある部分を吸引して取り除くのであるが、これをPPPという（図2-12）。一方「SmartPReP」の場合には濃縮した血漿を再懸濁する際に残留したPPPを用いる。残っている血漿をストッパーリングのないシリンジに全部吸

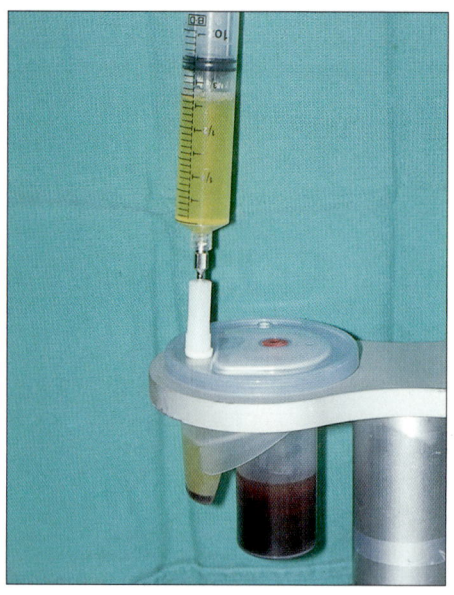

SECTION 1　多血小板血漿(PRP)の科学

図2-12　7〜10mLの血漿と血小板濃縮液を残して、PPPの一定量を吸引する。

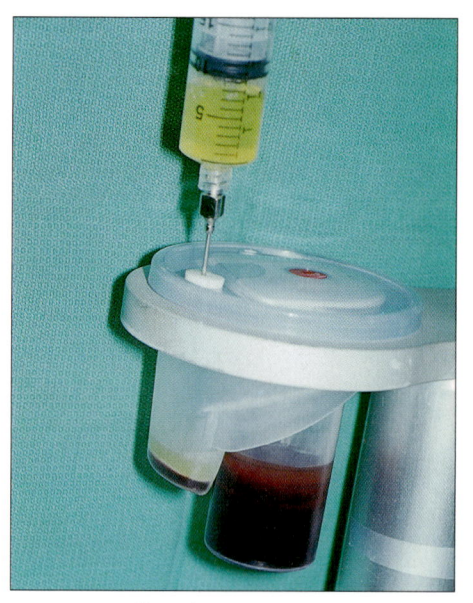

図2-13a　血漿の残量を吸引し、血小板濃縮液を懸濁させるために、容器の側壁と底面に沿って噴き戻す。この操作は3回繰り返す。これででき上がった懸濁液が真のPRPである。

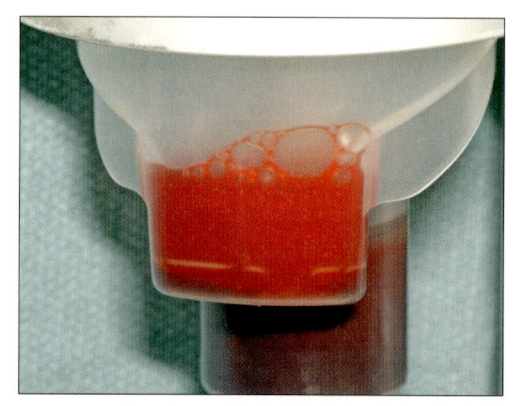

図2-13b　残ったPPPを容器の壁に3回噴き戻すことによって、濃縮血小板の(PRP)懸濁液が完成する。

い込ませ、次に3回にわたって、容器の側壁と底面に吹き戻す(図2-13a、図2-13b)。この操作の後にできる、少量の赤血球と白血球を血漿の中に含む通常薄い赤色の濃縮血小板懸濁液が完成したPRPである(図2-14)。

図2-14　吸引したPRPの懸濁液は活性化の準備が完了し、生きていて活性のある血小板を入れたままで、8時間まで無菌状態に保たれる。

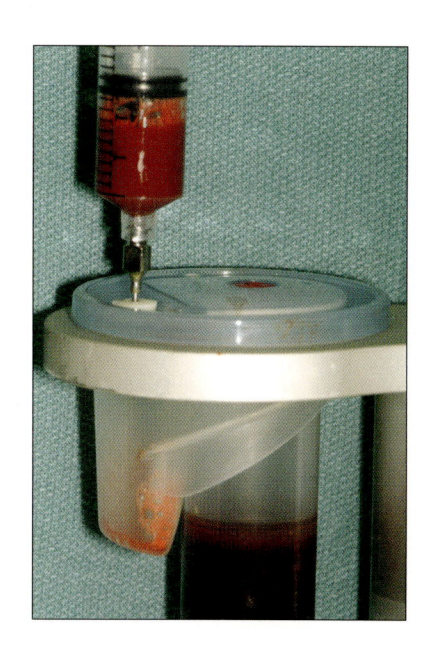

不必要な学術用語の混乱

　PRPは、文献ではさまざまな違った名前と略号で書かれている。自家小血板濃縮液（APCまたはAPC＋）、血小板濃縮液（PC）[7]、血小板ゲル（PG）[5]、多増殖因子血漿（PRGF）[8]（これは遅れているのではなく誤りである）、そしてまったくばかげたものは、増殖因子極々多血漿（PVVRGF）[8]である。

　前の章で明らかにしたように、血小板を最初に分離し、次に濃縮するので、「自家血小板濃縮液」、または単純に「血小板濃縮液」と呼ぶのが合理的と思われる。しかし使用可能な生物学的製品は、この血小板濃縮液を少量の血漿に再び浮遊させた時に初めて得られる。したがって、「多血小板血漿」(PRP)が実際の患者に使われる物を表すうえでもっとも正確な表現といえる。PRPはゲルではない。ゲルは化学的処置または熱処理されたタンパク質によって生じるコロイドであるが、PRPは凝血である。もちろん「多血漿増殖因子」も間違いである。なぜなら血小板の中に濃縮された血漿があるのではなく、少量の血漿の中に濃縮された血小板があり、これが増殖因子を放出するからである[8]。

　こういう用語は発表や文献では混乱して使われているため、われわれを混乱させる。さらに、このような人達は、生物学的にあるいは臨床的に同等でない血小板製剤を臨床的結果が証明されているものに偽装することであろう。

PRPの保存と活性化

　でき上がったPRPは凝固が停止しており、凝固過程が開始されるまではその状態を保っている。PRPを無菌状態を保持し、室温で保存した場合は、血小板は8時間生きていて、生物学的な活性を持っている[9]。したがって、組織に必要となるまでは、凝固しないように保つことを推奨する。PRPは8時間保存できるので、長時間の外科処置でも、また、外科処理が遅れた場合でさえも有効である。しかし8時間以上のPRPの保存は、調べられていないため、すすめられない。低温保存液なしで冷蔵や凍結をした場合には血小板の膜は破壊される。PRPを作るには、ほんの少量の血液を用いればよく、しかも、全行程は15分またはそれ以下で終わる。そのため8時間後に使われなかったPRPは捨てて、再びPRPを作る方が良い。

　PRPを作る時に使う抗凝固剤ACD-Aはカルシウムと結合することによって、凝固を阻害する。したがってPRPの活性化は、カルシウムの置換と血液凝固のカスケード（cascade）の開始が条件である。これは5,000単位のウシのトロンビンに5 mLの10％塩化カルシウム溶液を加えることによって完成する（図2-15）。ごく少量を使った時には、PRPは「スマートな凝血」と呼ばれる固まりを生じる。臨床でPRPを使う際には、抗凝固剤を入れたPRPを10mLシリンジに入れ、塩化カルシウム-トロンビン溶液は1 mLシリンジの中に入れる（ツベルクリン用シリンジ）。水鉄砲のような2つのシリンジを、2つの溶液を混合するノズルがついた注入器に装着する（図2-16）。注入器のレバーを押すと、10：1の割合で溶液が押し出され、PRPを注入し6～10秒後に凝固がはじまる。これとは別に、PRPをカップに入れ、2滴の塩化カルシウム-トロンビン溶液を加え、活性化したPRP凝血を組織に入れる方法がある（図2-17a、図2-17b）。さらに別の方法として、抗凝固剤入りのPRPをシリンジに入れ、2滴の塩化カルシウム-トロンビン溶液をシリンジに入れ、同時に少量の空気を混合用の気泡として入れる。6～10秒以内に活性化したPRPを組織の上に絞り出す（図2-18）。2滴を超えて塩化カルシウム-トロンビン溶液を使うことは逆効果である。この溶液は過量になると凝固過程を促進のではなく、凝固形成の速度制限因子であるフィブリノゲン（fibrinogen）濃度を低めて凝固を遅延させるか阻害する。

PRP産物

　いくつかのPRP産物が臨床外科医によって使用されている。もっともよく使われている産物の1つは、移植物にPRPを加えて作られるが、これは骨代用物、顆粒状の同種骨、または自家海綿骨骨髄顆粒を取り扱いやすい複合体に固めたものである（図2-19～図2-21）。もう1つ推奨される用途は、骨移植の上に凝血したPRPを一層または数層をかぶせることである（図2-17b）。すなわち、上顎洞底骨移植の開窓部（図2-22）、または膜にPRPを置く。血餅からの増殖因子が移植骨やそれを包む軟組織にしみこみ、

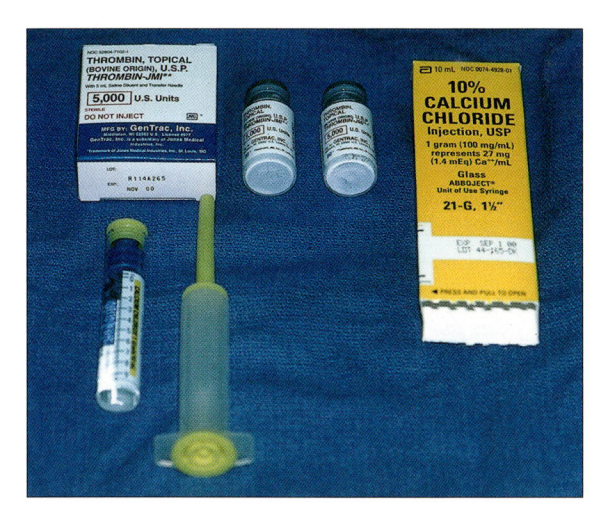

第2章 多血小板血漿（PRP）の製造と臨床上の重要性

図2-15 PRPは、凝固過程によって活性化しなければならない。そのために、理想的な凝固開始剤として10％塩化カルシウム液5 mLを5,000単位の凍結乾燥ウシトロンビンに加える。

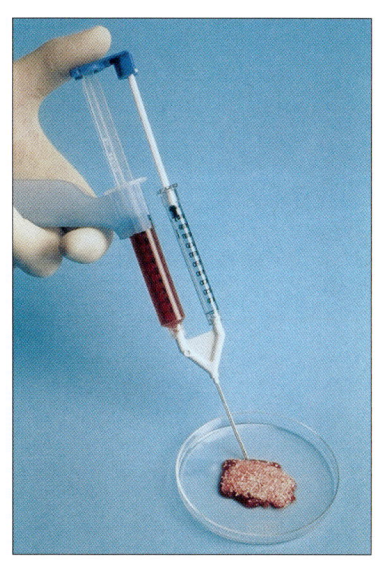

図2-16 注入器はPRPと塩化カルシウム - トロンビン溶液を10：1で混合するので、6秒以内に凝固が始まる。

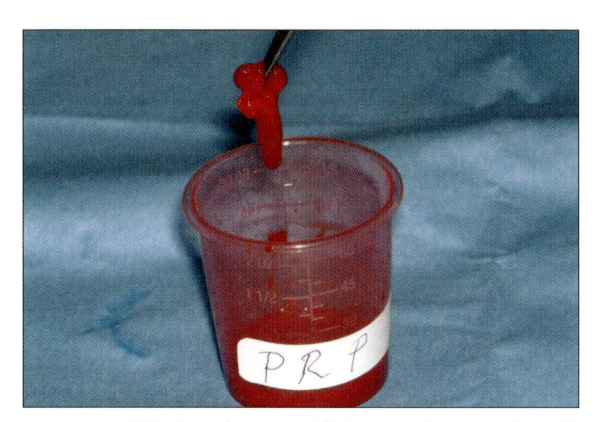

図2-17a 活性化したPRPの凝血は、ピンセットで把持して使用部位に運ぶに十分な硬さである。

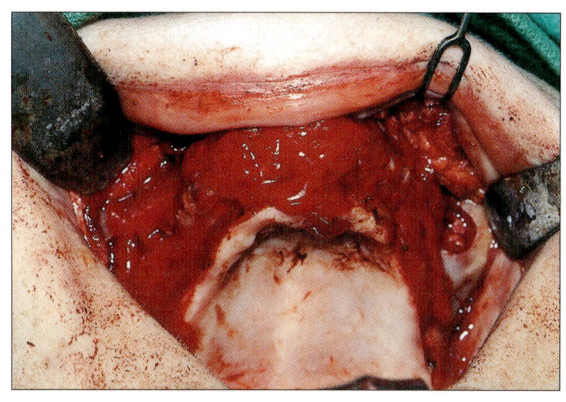

図2-17b 骨移植部に置き、活性化したPRPを、増殖因子を移植骨の中と、それを覆う骨膜や粘膜に放出する。

図2-18 PRPはシリンジ内で活性化して、使用する部位に直接注入することもできる。

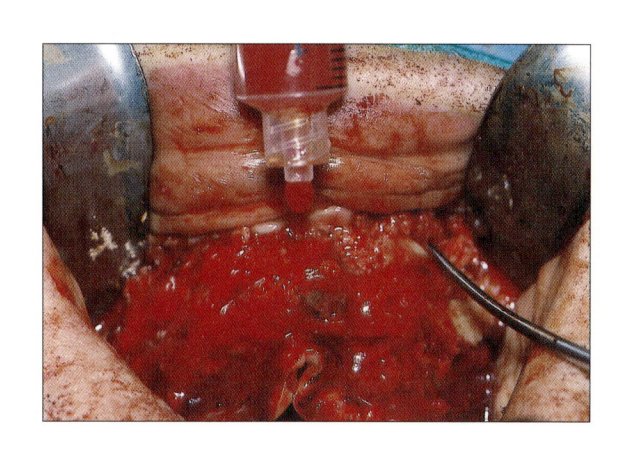

治癒を促進させる。PRPのもう1つの形は、PRPの膜であり、これは平滑な表面に1～3 mLのPRPを絞り出すことによって作られる（図2-23）。PRPが凝固して（6～10秒）成熟する（1分）と、スパチュラ様の器具に乗せることができるので、短期間の膜（たとえば5～7日間有効なコラーゲン膜）と同様に使える（図2-24，図2-25）。他の応用法としては、数分間抗凝固処理したPRPの中に骨と軟組織移植物を入れる方法[10]や結乾燥他家骨[6]真皮（AlloDerm[LifeCell]）の再加水処理（rehydration）を使う方法がある。これらの移植物は、その後手術部位に使用する直前にPRPを活性化するために塩化カルシウム-トロンビン溶液をかける。

ウシトロンビンに関する不必要な心配

PRPは自分の血液から作るので、HIV、肝炎、西ナイル熱、クロイツフェルトヤコブ病（CJD、すなわち狂牛病として知られている）[11]などのヒトの伝染病はまったくない。したがってPRPはすべての患者に受け入れられるものである。狂牛病に関しては、凝固の開始薬としてのウシトロンビンの使用が心配されている。狂牛病の伝染媒体は、プリオン（小さな自己増殖タンパク）であり、今日、ウシ、ヒツジ、ネコ、ヒトなどの中枢神経の神経組織にのみ見られるが、ウシトロンビンは血液のみから作られ、純化のために熱処理されている。さらに世界中の1千万以上のいろいろな手術で使われているが、狂牛病はまったく報告されていない。今日多くの手術で標準的に使われ、PRP製造のための安全な凝固開始因子である。

より合理的で臨床的な心配は、整形外科、神経外科、心臓血管外科でウシトロンビンを使い、後で出血がおこるまれな症例である[12,13]。20例ぐらいの報告があり、完全に調査されている。この患者での二次的な出血は、ウシまたはヒトトロンビンに対する抗体によるのではなく、ウシのVa因子によるもので、これはウシトロンビンの市販品の中の汚染物質である[14,15]。この抗体は、ヒトのVa因子と交叉反応して凝固障害とまれな出血をおこす。1997年以後、GenTrac（Jones Medical Industries社）はウシVa因子によるウシトロンビンの汚染を事実上なくした。1997年以前はウシVa因子の濃度は、50 mg/mLであったが、今日では、0.2 mg/mLで、この製剤に関係した事故は報告されていない[11,12]。さらに症例報告に使われたウシトロンビン製剤は高濃度（1万単位以上）で、間違いなく全身的な循環の中への吸収がおこる開放創に直接使われた。PRPに使うウシトロンビンは少量（200単位以下）で局所使用のため、全身的な循環に入らず、人間の組織に接する時には凝固している。よって全身的に吸収されることなく、後で凝血自身も消化するマクロファージによって食べられて、消化される。

今日、凍結乾燥したウシトロンビンに10%塩化カルシウム-溶液5 mLを加えることによってウシトロンビンを作ることは、PRPの凝固を開始させ、血小板を活性化するための標準的な方法である。これより急速な凝固がおこり（6～10秒後）、普通に取り扱えるように顆粒状の移植物をくっつけるための交叉結合した凝固物ができる。

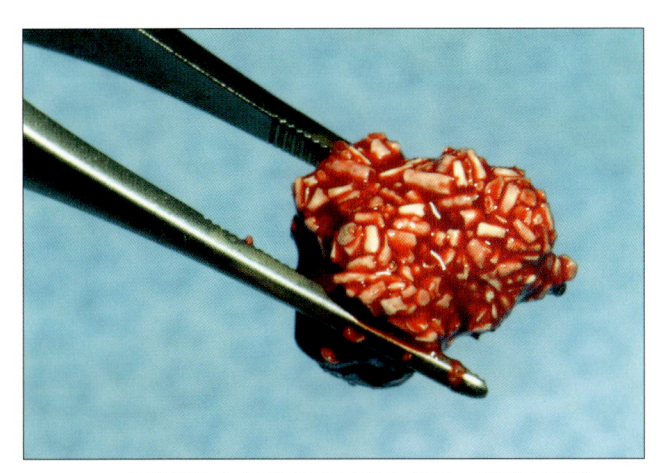

第 2 章　多血小板血漿(PRP)の製造と臨床上の重要性

図2-19a　骨代用物と活性化PRP複合体は、増殖因子とフィブリン・フィブロネクチン・ビトロネクチンマトリックスを含んでいる。

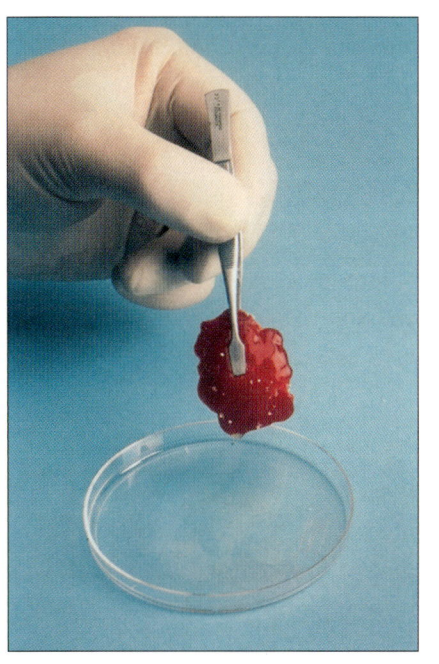

図2-19b　活性化したPRPは、骨代用物の顆粒と自家骨と同種骨を固めるので、取り扱いが容易になる。

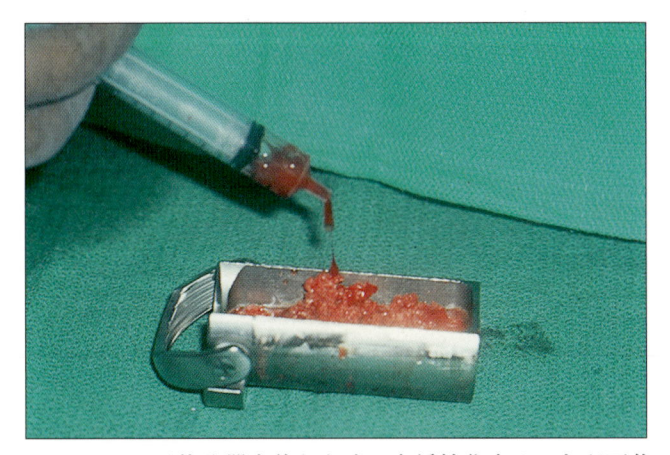

図2-20　PRPは注入器を使わなくても活性化することが可能である。PRPを5mLシリンジに吸引し、その後に0.25mLの塩化カルシウム・トロンビン溶液を吸引して、シリンジを回転させて混ぜ合わせる。

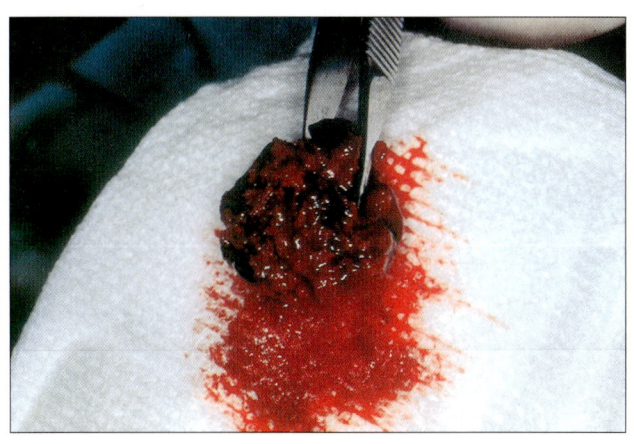

図2-21　自家骨にPRPを加えると移植材が取り扱いやすくなる。

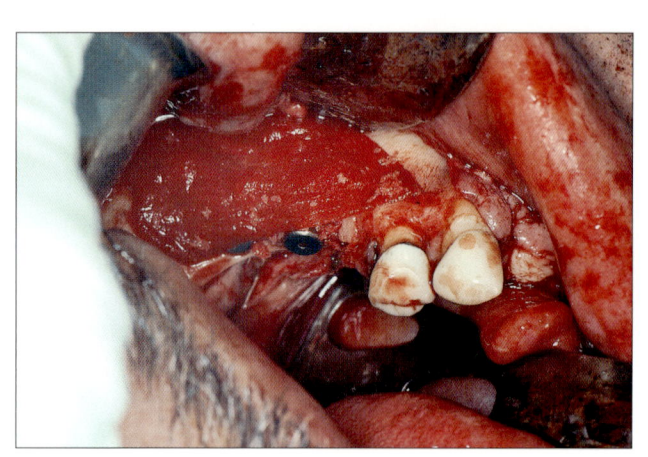

SECTION 1 多血小板血漿（PRP）の科学

図2-22 活性化したPRPを上顎洞底骨移植術のための開窓部に使う。

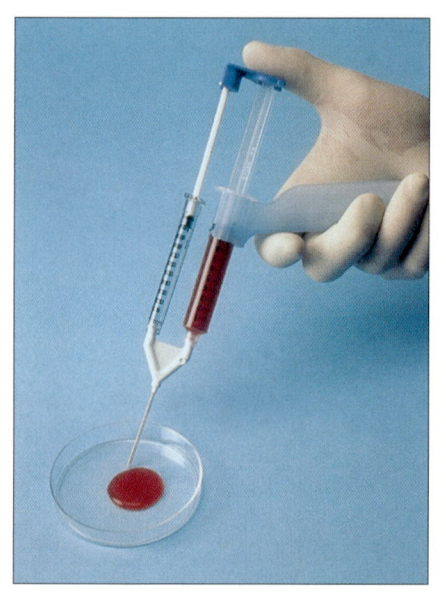

図2-23 滅菌した平滑な表面に3cmの直径になるようにPRPを吹き出し、活性化してPRP膜を作る。

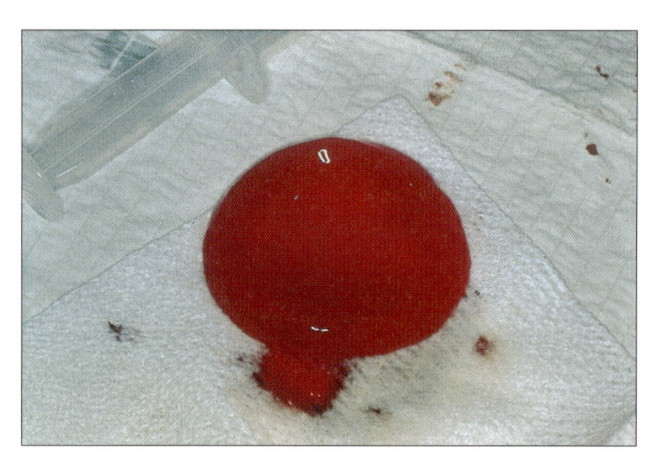

図2-24 60秒後にはPRP膜となる。

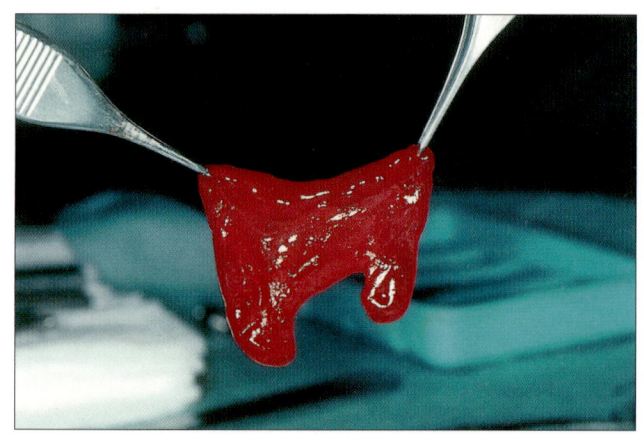

図2-25 完成したPRP膜は、吸収の早いコラーゲン膜と同様に使うことができる。しかし、これは自家フィブリン膜であり、血小板からの7つの増殖因子と細胞接着因子のビトロネクチンとフィブロネクチンを含んでいる。

PRPは感染を防ぐか

　PRPは感染を促進させるという経験的な意見は、PRPは血餅であり血液寒天は微生物の研究室で細菌を培養するために使われている、という不完全な論理に基づいている。PRPはあらゆる創傷中でできる血餅と基質は同じであり、他の血餅以上に細菌増殖を助長することはできない。PRPはpH6.5〜6.7であるが、成熟した血餅はpH7.0〜7.2であり、他の酸性溶液と同様に細菌の増殖をむしろ阻止する。したがって、低いpHのために、PRPが細菌の発育を実際に阻止するという逆の意見がある。この疑問に明確に答える研究も資料もない。PRP使用と非使用の場合の同じタイプの骨移植と皮膚の創傷を比較したわれわれの研究によれば、感染症の合併症を促進させるか、あるいは阻止するかについては差がなかった。それは2.0％〜3.5％であった。しかしPRPの製造は無菌操作で行う必要があるということに留意すべきである。FDA（米食品医薬品局）の認可のないいくつかのPRP製造装置は、完全に無菌、病原菌なしのディスポーザブル材料を使っていないし、しばしば標準的な実験室の遠心分離器を使っていて、滅菌したバリア（barrier）を穿刺する必要が数多くあるため、操作する人によって汚染の危険性を高める。

どのPRP装置が最良か

　本章では、遠心分離によって常に多くの血小板数を得るための原理と技術をわかりやすく提示してきた。しかし、PRP製造器を選ぶにあたっては、個人の外科医は、g分（g-minute）というパラメータや血小板の生存能力試験の結果やその器機が単一スピンか、ダブルスピンの器機であるかをわかっていないようである。

　以下に有効なPRP製造器を特徴づける鍵をあげる。

1．FDA認可

　医療用のすべての生物製剤と装置の安全性と有効性の審査の責任はFDAが負っている。外科医自身の保険と法医学上の防衛のためにもFDA認可の装置の使用を強くすすめたい。FDAによって認可されているのは以下のPRP装置である。

- 「GPS Platelet Seperation Kit」Biomet社製
- 「PCCS Graft Delivery System」Implant Innovations Incorporated（3i）社製
- 「Secquire Cell Separator」Perfusion Partners社製
- 「AutoloGel Process Centrifuge」Cytomedix社製
- 「CATS Continuous Autotransfusion System」Fresenius HemoCare社製
- 「Access Sequestration System」Interpore Cross社製
- 「Magellan Autologous Platelet Seperator」Medtronic社製
- 「SmartPReP Platelet Concentrate System」Harvest Technologies社製

2．完全な自動化、またはほぼ完全な自動化（表2-1）

表2-1	装置の性能

装置名	血液量(mL)	滅菌部接触回数	製造過程数	操作時間(分)	製造時間(分)	総時間(分)
SmartPRep (n = 25)	60	5	4	2	13	15
PCCS (n = 25)	60	5	24	15	17	32
Secquire (n = 5)	50	6	12	10	12	22
CATS (n = 5)	450	4	16	10	10	20
Access (n = 5)	60	3	15	10	15	25
GPS (n = 6)	60	7	23	15	12	27
Magellan (n = 11)	60	2	23	7	16	23

3. 6mL当たり、基準値が4～6倍の一定した血小板濃度(約百万血小板/mL)

　PRP製造装置によってより多くの血小板が得られれば、それに含まれるより多い増殖因子が治癒を促進させると考えられる。そのため、このことは装置選択の決め手となっている。増殖因子PDGFabと血小板数の関係を表したグラフ(図2-26)でも放出される増殖因子と血小板数の間の一次的な関係は明瞭である。このことはHaynesworthら[16]によるセミナーでも発表され、異なる血小板濃度を使っていくつかの血小板を含まない溶液を対照として、間葉幹細胞の増加を調べた。図2-27に示すように、対照群では間葉幹細胞の増殖はなかった。しかし、血小板濃度の増加に対する反応は、基準的な血小板数の3倍にはじまり、基準値の4～5倍で著明になる指数函数的細胞数の増加を示した。現在入手可能な装置では得ることができないほど高い基準値より10倍という値はさらに大きな間葉幹細胞増殖を示しており、今日の装置には最大の濃度をもつ血小板が製造できるよう改善する余地が将来的にはさらなる治癒の増強が望めるであろう。

4. 製造後の血小板の生存能力と活性の維持

　血小板の生存能力はP-selectin試験によって測定される。P-selectinは血小板のalpha顆粒の膜の中で発見されたタンパク質である。試験は、アデノシン2リン酸(ADP)を使った活性化の前と後でのP-selectinの測定によって行われる。血小板の活性化と血小板が活性化してalpha顆粒が血小板細胞膜表面に融合するとP-selectinが検出され、脱顆粒可能な活性化した血小板の指標となる。作られたばかりのPRPのP-selectin値は約10～20%でありADPによる活性化後には、40～60%に増加する。ADPを加えてもP-selectinが増加しなければ、血小板は機能を失っていることになる(表2-2)。

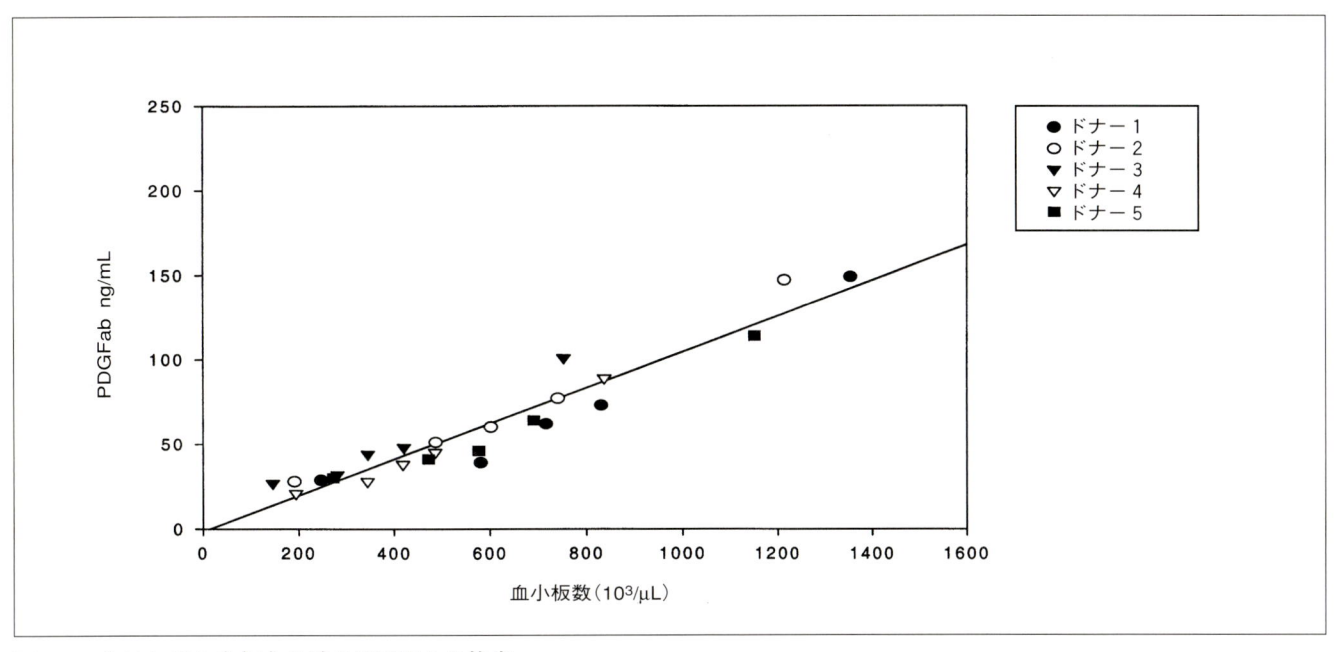

図2-26　トロンビンを加えた時のPDGFabの放出。

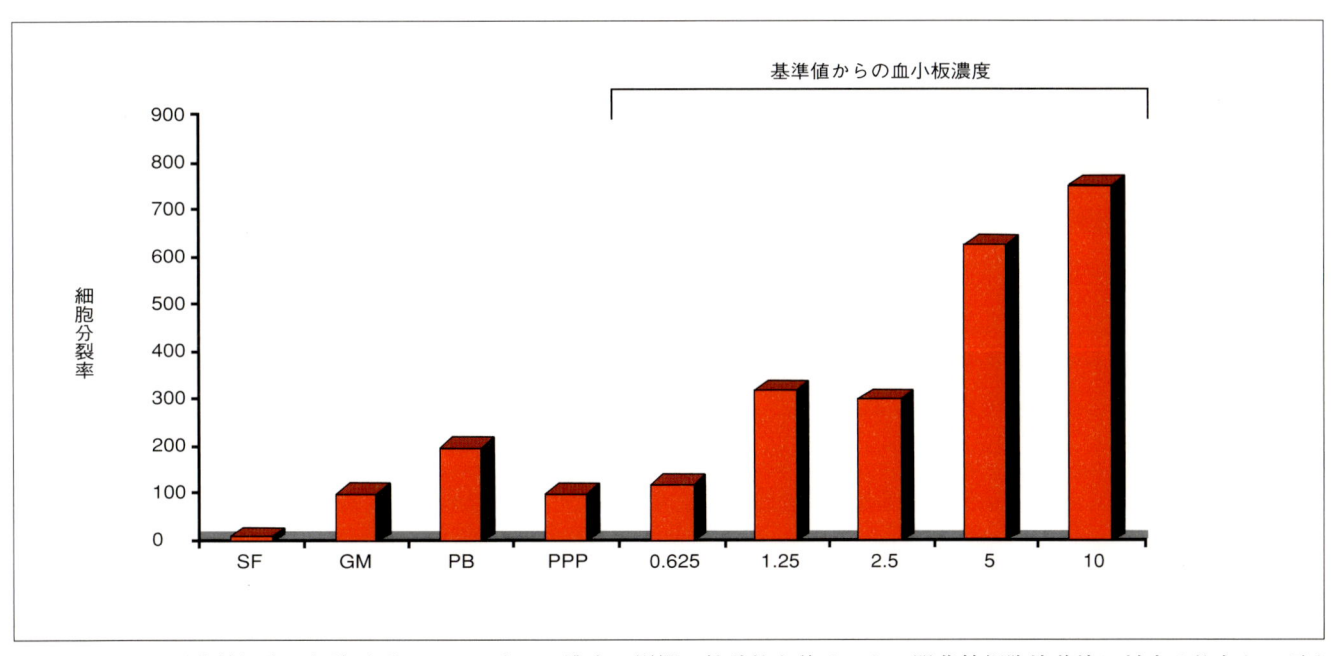

図2-27　ヒトの間葉幹細胞の細胞分裂におよぼすPRP濃度の影響。統計的な差はヒトの間葉幹細胞培養液に対する比として示されている（P＞.005）（SF血清なし、GM培養液、PBリン酸緩衝液）（Haynesworthら[16]の許可を得て転載）。

表2-2　血小板生存力についての試験管内での指標

	P-selectin（%） （正常10-20）		凝集（%） （正常81±12）
装置名	ADPなし	ADPあり	コラーゲン入り
SmartPReP	13±8	36±12	80±9
PCCS	16±10	37±9	78±7
CATS	9±3	31±2	82±9
Access	43±27	42±14	17±21

ADP = adenosine diphosphate

　血小板の生存能力と活性を測定する別の方法は、血小板の凝集を刺激するために200mg/mLのコラーゲン溶液を用いて行う。光学的な凝集計は凝集する血小板のパーセントを数値で表示され、これが血小板の生存活性を表す。この方法で測定した正常な血小板の生存と活性は81%±12%である。60%以下は不活性の分泌能力のない血小板である（表2-2）。

5. 自家血液必要量（120mLまたはそれ以下）

　小児病院血液研究室Sherwin V. Kevy博士とMay S. Jacobson氏によってもっともよく使われている装置を用い、ボランティアの血液から作られたPRPのデータは、PRPを作るのに必要な時間、血液量、得られる血小板と血小板の生存能力に関する有益な比較を示すものである（表2-1、表2-2、表2-3）。

　表2-1で、450mLの血液の採取を必要とする1つしかない装置が示されているが、これらは診察室または外来手術では使いにくい。2つの装置を除く、他のすべての装置は処理に15段階が必要であり、各段階でヒューマンエラーや汚染を引きおこす可能性があることが明らかになった。もっとも少ない段階数と処理でPRPができる装置が好ましいことは明らかである。また、2つの装置だけが10分未満の処理時間であることもわかる。これは看護師または補助者が医者を補助している時間ではなく、患者のために準備している時間である。最短の操作時間で済む装置は、手術自体に術者が専念することができ手術を遅らせることがない。PRP作製に要する時間には装置の処理サイクルも含まれるが、この時術者や介補者は直接患者の処置にあたっているので特に問題にはならない。表2-1中には著しく操作時間の長い装置も1つある。概して処理能力の点では「SmartPReP」と「Magellan」がもっとも優れているといえる。

　表2-2はPRPになった後の血小板の生存と活性を比較したものである。血小板が生

| 表2-3 | 血小板産物の比較 |

装置名	基本血小板数 ×10³／μL	血小板濃縮容積 （mL）	血小板濃縮数 ×10³／μL	血小板生産額 （％）	変動率 （％）
SmartPReP	251±55	9.3±1.8	1016±389	72±10	13
PCCS	268±59	8.2±1.2	1036±446	58±22	38
Secquire	220±13	9.0±0.5	348±194	31±15	48
CATS	239±46	29.0±0.6	992±162	31±5	16
Access	582±128	23.0±0.6	356±233	27±22	81

存しておらず、増殖因子を放出する能力がなければ、血小板は生物学的にも臨床的にも価値がないため、この数値は重要である。表によれば「Access」を除いてすべての装置は良好な血小板の生存と活性を有していることがわかる。血小板は遠心力に反応しにくい。ある装置が高水準の血小板数と濃度を作るならば、創傷治癒を促進させることができる生物学的に活性のある増殖因子の製造が期待される。「Access」の血小板生存と活性が低いのは、処理中の血小板の機械的な崩壊と熱が加わることによるものであろう。

　表2-3は血小板濃度、血小板回収率（recovery rate）（取り出された使用可能な血小板全体の割合）、血小板回収率の再現性と均一性（変動率）を示す。この表によれば「SmartPReP」と「PCCS」は血小板濃度と血小板回収率では明らかに優れている。この2つの装置は60mLの標準的量で百万/μLを超える数を作る。この値は創傷治癒促進のための臨床的基準であり、55％以上の血小板の回収をしていることを示している。「CATS」は、血小板数百万/μLのわずか下で合理的な血小板濃度を作り出している。「SmartPReP」と「CATS」は、13％と16％以下という変動率を示すように一定した均一の産物を生み出している。しかし「CATS」は高い血小板回収率については非能率的で（わずかに31％）その血小板濃度はこの装置に必要な大量の血液（450mL）を使った時のみ得られる。したがって、「SmartPReP」と「PCCS」が、診療室内や外来の口腔外科治療には最適と考えられる。

　この3つの表の複雑なデータからHarvest Technologies社製の「SmartPReP」と「PCCS」が診療所、外来、口腔外科センター、創傷センターでの治療にもっとも効果的で実用的な装置であることが明らかである。

参考文献

1. Tozum TF, Demiralp B. Platelet-rich plasma: A promising innovation in dentistry. J Can Dent Assoc 2003;69:664.

2. Carlson NE, Roach RB Jr. Platelet-rich plasma: Clinical applications in dentistry. J Am Dent Assoc 2002;133:1383-1386.

3. John V, Gossweiler M. Implant treatment and the role of platelet-rich plasma. J Indiana Dent Assoc 2003;82(2):8-13.

4. Adler SC, Kent KJ. Enhancing healing with growth factors. Facial Plast Surg Clin North Am 2002;10:129-146.

5. Man D, Plosker H, Winland-Brown JE, Saltz R. The use of autologous platelet-rich plasma (platelet gel) and autologous platelet-poor plasma (fibrin glue) in cosmetic surgery. Plast Reconstr Surg 2001;107:229-237.

6. Crovetti G, Martinelli G, Issi M, et al. Platelet gel for healing cutaneous chronic wounds. Transfus Apheresis Sci 2004;30:145-151.

7. Liu Y, Kalen A, Risto O, Wahlstrom O. Fibroblast proliferation due to exposure to a platelet concentrate in vitro in pH dependent. Wound Repair Regen 2002;10:336-340.

8. Anitua E. The use of plasma-rich growth factors (PRGF) in oral surgery. Pract Proced Aesthet Dent 2001;13:487-493.

9. Kevy S, Jacobson M. Preparation of growth factor enriched autologous platelet gel. Presented at the SVG Biomaterials 27th Annual Meeting, Minneapolis, MN, April 2001.

10. Kassolis JD, Rosen PS, Reynolds MA. Alveolar ridge and sinus augmentation utilizing platelet-rich plasma in combination with freeze-dried bone allograft. Case series. J Periodontol 2000;71:1654-1661.

11. Marx RE. Platelet-rich plasma: Evidence to support its use. J Oral Maxillofac Surg 2004; 62:489-496.

12. Christie RJ, Carrington L, Alving B. Postoperative bleeding induced by topical bovine thrombin: Report of two cases. Surgery 1997;121:708-710.

13. Zehnder JL, Leung LLK. Development of antibodies to thrombin and factor V with recurrent bleeding in a patient exposed to topical bovine thrombin. Blood 1990;76:2011-2016.

14. Rapaport SI, Zivelin A, Minow RA, Hunter CS, Donnelly K. Clinical significance of antibodies to bovine and human thrombin and factor V after surgical use of bovine thrombin. Am J Clin Pathol 1992;97:84-91.

15. Nichols WL, Daniels TM, Fisher PK, et al. Antibodies to bovine thrombin and coagulation factor V associated with surgical use of topical bovine thrombin or fibrin glue: A frequent finding [abstract]. Blood 1993;82:59.

16. Haynesworth SE, Kodiyala SM, Lang LN, Thomas T, Bruder SP. Mitogenic stimulation of human mesenchymal stem cells by platelet releaseate suggests a mechanism for enhancement of bone repair by platelet concentrates. The 48th Meeting of the Orthopedic Research Society, Dallas, TX, March 2002.

SECTION II

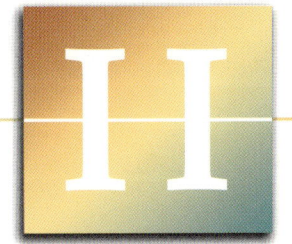

PRPの歯科への応用

第3章

歯科手術における骨再生の促進

　骨の治癒と骨移植はどちらも、細胞の増殖と類骨の形成(骨形成 osteogenesis)、欠損部、移植部への細胞の移動(骨伝導 osteoconduction)、および機能的な成熟骨へ変化する吸収とリモデリングに依存している(骨誘導 osteoinduction)。第1章で述べたように、増殖因子の関与は骨形成に不可欠であり、多血小板血漿PRPとともに増殖因子のレベルを高めることによって強められ、骨伝導にはPRPに含まれている3個の細胞接着分子を必要とする。自分の骨の再生であれ、自家骨移植、同種骨移植、代用骨移植、複合材移植であれ、PRPは新しい骨の形成を促進し強める。本章では古典的な上顎洞底骨移植、歯槽堤増大、抜歯窩の保存、歯周組織の欠損、第3大臼歯の抜歯窩、抜歯直後インプラント埋入へのPRPの直接の臨床応用について述べる。

上顎洞底骨移植

　上顎洞底骨移植は比較的新しい治療法で、1980年代の中頃に生まれたが、その頃は上顎骨への歯科インプラントが治療法として選択されるようになった時期である。その外科的目的は、インプラントを支持するため、上顎に十分な大きさの骨を作ることである。この治療法の目指すところは、歯槽頂から新しく高めた上顎洞底まで最小限8mm、最大限18mmの高さのインプラント埋入が可能な骨を作ることである。この治療のためには、自家骨が間違いなくゴールドスタンダードであり、いろいろな因子

表3-1　自家骨と同種骨または人工骨の比率のガイドラインと各種患者へのPRP使用の必要性

患者の種類		必要な自家骨の比率(%)	PRPの必要性
タイプ1a	40歳未満で全身的および局所的に問題なし	0～20	なし
タイプ1b	40歳未満で全身的または局所的に問題あり	20～50	なし
タイプ1c	40歳未満で全身的および局所的に問題あり	20～50	あり
タイプ2a	40～60歳で全身的および局所的に問題なし	20～50	なし
タイプ2b	40～60歳で全身的または局所的に問題あり	20～50	あり
タイプ2c	40～60歳で全身的および局所的に問題あり	50～80	あり
タイプ3a	60～75歳で全身的および局所的に問題なし	50～80	あり
タイプ3b	60～75歳で全身的または局所的に問題あり	50～80	あり
タイプ3c	60～75歳で全身的および局所的に問題あり	80～100	あり
タイプ4	75歳以上	80～100	あり

マイアミ大学の口腔顎面外科の作成による

　（年齢、全身の健康状態、局所の組織の質、喫煙、薬物の使用、上顎洞病変など治療に負の影響を与えるもの）によって影響を受けながら、40％～60％の骨密度の骨を作る。第1章で述べたように、PRPは骨再生を促進するのに重要な役目を演じるが、それはまた、年齢、全身的な合併症、質の悪い局所組織によって生じる負の影響を軽くする。

　この治療のための移植材料として自家骨が最良であることは真実であるが、多くの患者は自家骨採取の候補者ではない。そのうえ、多くの開業医、臨床医は100％自家骨で上顎洞底全体に移植する場合に必要とされる口腔外での骨採取技術の修練を受けていない。したがって、凍結乾燥同種骨（FDBA）[2]、脱灰凍結乾燥同種骨（DFDBA）[3]、無機質のウシ由来骨製品（たとえば「Bio-Oss」（Osteohealth社製）、「PepGen-P15」（Dentsply Friadent CeraMed社製）[4]、ヒドロキシアパタイト製品「C-graft」（The Clinicians Preference社製）[5]、「Interpore 2000」（Interpore社製）[6]やその他の骨代用品が用い

られ、良い結果であったと報告されている。しかし、それらの移植材料でできた骨密度は自家骨よりはるかに低く[7,8]、15％から30％の間であり、大きな上顎洞底骨移植や、高齢の患者の場合や、局所に合併症があれば実際の臨床成績はもっと低くなる。それゆえに、自家骨の代わりに代用骨が使われる時や、患者に合併症があった場合や、局所に合併症がある時だけ、PRPの使用に大きな関心を払わねばならない。高齢者、骨粗鬆症患者、局所に合併症のある患者、全身的に合併症のある患者に上顎洞底骨移植を行った多くの経験から、マイアミ大学の口腔顎顔面外科は、代用骨と自家骨とを併用した場合のPRPの適用についてガイドラインを作った(表3-1)。

上顎洞の解剖

　有歯顎の個体の平均的上顎洞容積は15mLであるのに対し、上顎洞底骨移植を必要とする無歯顎の個体では21mLである。上顎洞底骨移植は解剖学的な上顎洞の底の3分1を占めるので、7mLの移植材料が必要となる。上顎洞は上顎結節から2本の上顎小臼歯の間の境目の骨まで、そして歯槽骨から眼窩底までに広がっている(図3-1)。上顎洞の開口部は洞の後上方で内側に位置している(図3-2)。開口部がそのような位置にあるために、粘液その他の分泌物を規則的に動かし排出するには、洞粘膜の線毛に依存しなければならない(図3-3)。言い換えれば、上顎洞の排液は重力によるのではなく、もっぱら上顎洞粘膜の健康な、障害を受けていない機能に頼っている。上顎洞の独得な生理学的特徴は上顎洞底骨移植に対して重要な意義を有する。上顎洞粘膜の脆弱性、浮腫、液体がたまりやすいことが、上顎洞底骨移植術の成績に大きな負の影響を与える。この問題は、アレルギー、ウイルス性の上気道感染、慢性上顎洞炎、過去の上顎洞の手術に関連して発生する。したがって、前述の疾患歴のある患者や、パノラマX線写真で上顎洞内に軟組織の肥厚像がある患者では、CTスキャン検査の実施を強くすすめる(図3-4a、図3-4b)。それ以外の患者は術前に検査としてCTスキャン検査を必ずしも必要としない。

患者の選択

　上顎洞底骨移植を行う外科医にとっては上顎洞の穿孔は日常よく遭遇することであるが、正常な粘膜を穿孔することは、移植材料の消失または失敗に通じるものではない(図3-5)。しかし、移植材料の消失や骨再生の失敗のもっとも多い原因は、上顎洞の炎症である。その他の点では、正常な上顎洞は炎症のない上顎洞粘膜に穿孔しても、粘膜の結合組織の血管が豊富なことと、上皮の被覆が単層の細胞であることから、3日間で治癒する(図3-3)。しかし浮腫があって炎症をともなう上顎洞粘膜での穿孔は、よりおこりやすく、治癒しない。さらに移植物が病気をともなう上顎洞の病的環境にさらされると、血管の進入が阻害される。仮に慢性炎症のある洞粘膜に穿孔がおこらなくても、炎症性サイトカインと炎症性の分解酵素が骨再生を阻害し、結果として移植物は吸収される。どんな手術の技術も、抗生物質も、増殖因子も、PRPでさえも、炎症のある洞粘膜の有害環境を克服できない。そのような患者では、上顎洞骨移植を

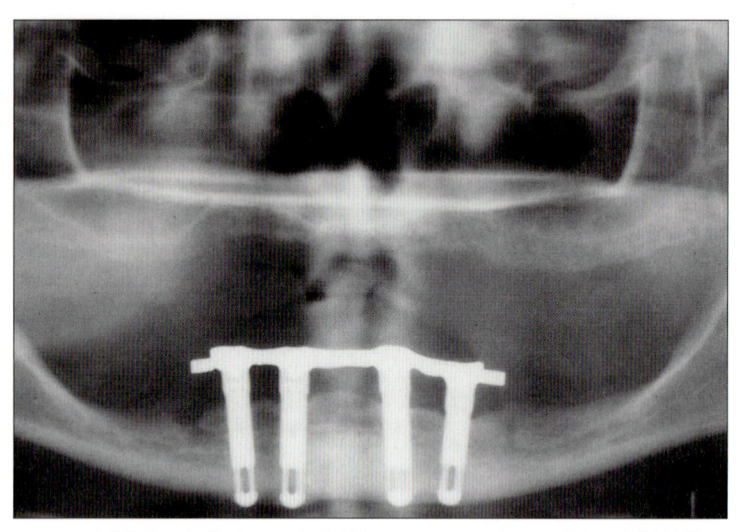

SECTION 2　PRPの歯科への応用

図3-1　上顎洞の容積はこの無歯顎では21mLである。洞は上顎結節から第一または第二小臼歯部まで歯槽頂から眼窩底までを占めている。

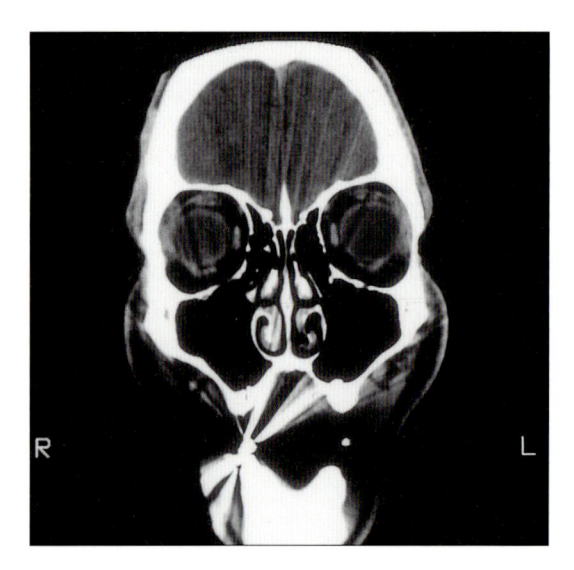

図3-2　上顎洞の開口部は鼻腔の中鼻道に通ずる。上顎洞の排液は重力によるのではなく、上顎洞粘膜の線毛上皮の活動を必要としている。

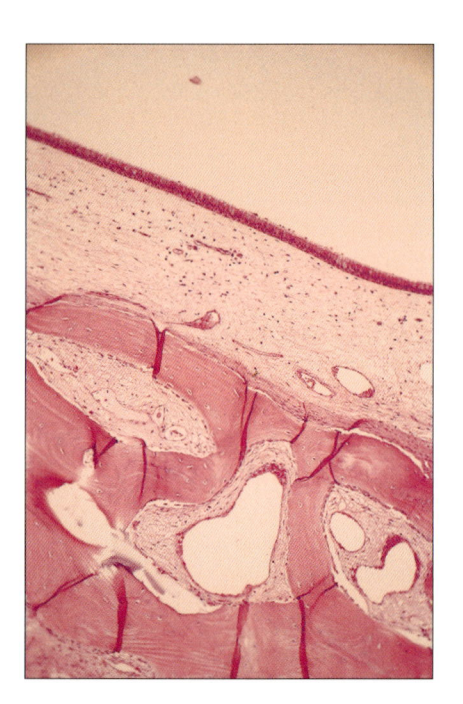

図3-3　健康な上顎洞粘膜は厚さ約0.30mmで、一層の扁平上皮様円柱上皮と血管の分布する結合組織からできている。

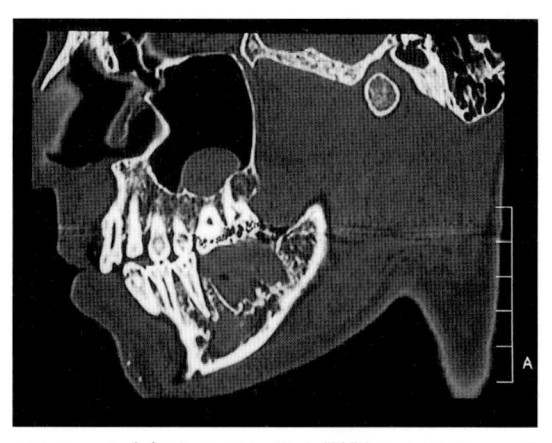

第3章 歯科手術における骨再生の促進

図3-4a よく知られている上顎洞のムコツェーレ（mucocele）は、上顎洞底骨移植術に負の影響を与える炎症であり、X線写真で確認できる。

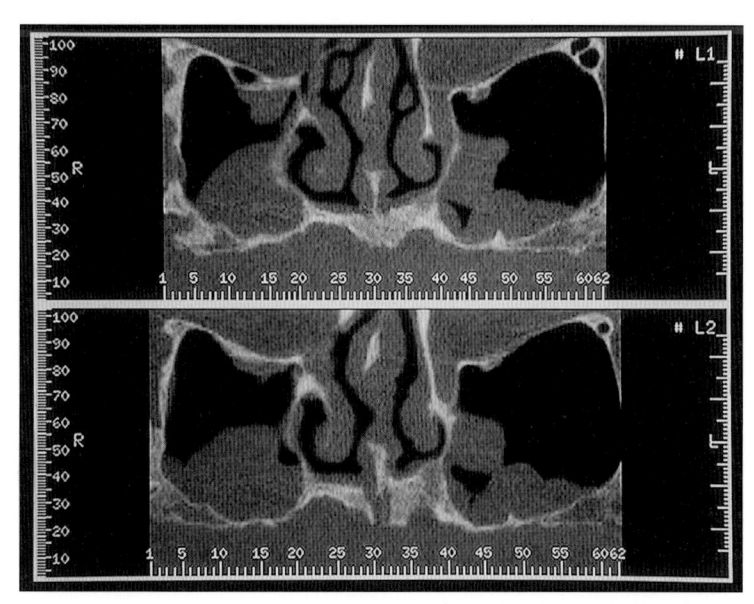

図3-4b 術前のCTスキャンで肥厚した上顎洞粘膜がある場合には、上顎洞底骨移植術は上顎洞の炎症の治療のために延期するのが最良である。場合によってはその代わりにオンレーグラフト法による骨移植を行うべきである。

する前に耳鼻咽喉科医に紹介すること、または正常なCTスキャン像になるような治療を行うことが必要である。もし慢性上顎洞炎が消失しなければ、上顎洞内に手を加える必要がない治療法、すなわち垂直または水平方向への歯槽堤増大術がすすめられる。

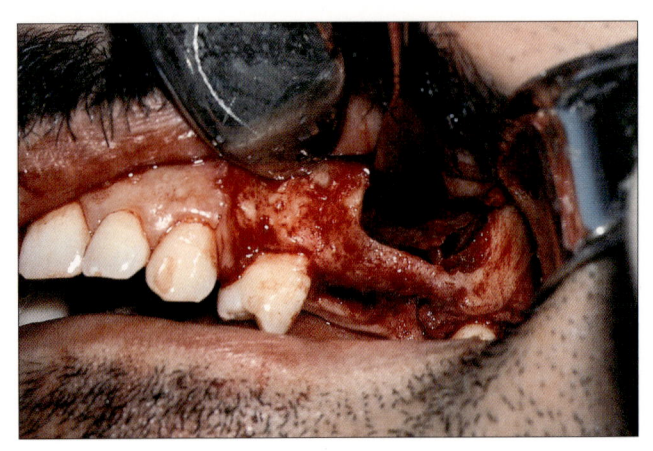

図3-5 このような健康な洞粘膜の穿孔は移植物の消失や失敗とならない。

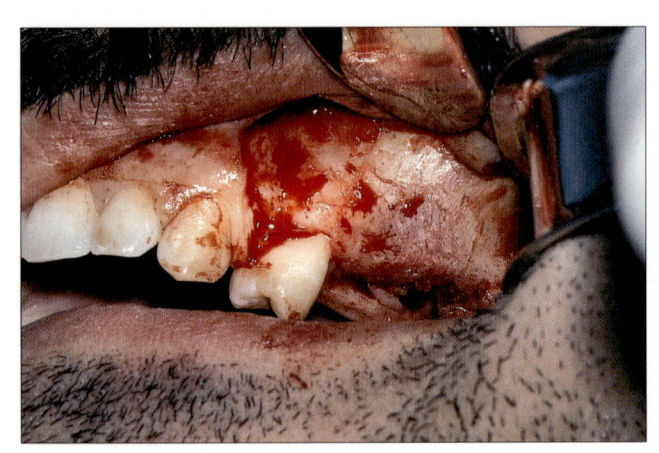

図3-6 補助切開を加えた十分な大きさの広い基底部を持った弁を作ることは、上顎骨移植時に上顎洞側壁をよく見えるようにするため不可欠である。

外科的術式

　上顎洞底骨移植をする場合には、術者は粘膜を完全に剥離した後に、補綴の計画に必要な最大幅径で最長のインプラントを入れるための十分な量の移植材料を置かねばならない。このことにより、後日再移植の必要性がなくなる。手術のためには静脈内鎮静法を行う場合と行われない場合があるが、完全な伝達麻酔(local anesthetic blocks)が必要である。上顎洞側壁を露出するために用いる全層粘膜骨膜弁は基部が広く、上顎結節から犬歯窩まで達し、この部位で補助切開を加える(図3-6)。弁は、洞の側壁が見えるように十分に剥離し、上方の眼窩下孔にまで達する。眼窩下孔は弁を正しく剥離したかどうかの指標となり、これが見えると、弁を破ったり断裂させたりしないで、洞に自由に到達できるようになるので、眼窩下孔の直視は必要である。そのうえ、これは盲目的に行った場合、眼窩下孔上に剥離子を当てて神経を傷害させることの防止にもなる。

　上顎洞の側壁に楕円形の「窓」を開けて上顎洞に進入するが、それにはいくつかの方法がある。われわれは、皮質骨を削り取るのに、大きな楕円形の仕上げ用バーまたはダイヤモンドバーを使う(図3-7a)。他の術者は、細い線で楕円形の外形を描き、その内側の骨を上顎洞に向かって開き戸のように折り込む(図3-7b)。どちらの方法の場合も、窓の大きさは上顎洞粘膜を直接剥離するのに十分な大きさでなければならない。完全無歯顎の上顎洞底骨移植の場合は、窓の大きさを上下方向に1.5cm、前後方向に2.5cmとすることをすすめる(図3-7a、図3-7b参照)。上顎骨の歯槽頂と窓の下縁の間には、3mmの側壁を無傷で残すべきである。

　上顎洞粘膜の剥離は、理想的には洞底から開始すべきである。この部分で小さい範囲の粘膜を剥離した後、開窓部の周囲の上顎洞粘膜をぐるりと剥離しつつ、剥離子を楕円形の窓にそって丸く動かす。そして最後に洞底の粘膜を剥離する。この方法で楕円形の窓の上方、前方、後方の縁の周りの癒着している部分を剥離することにより粘

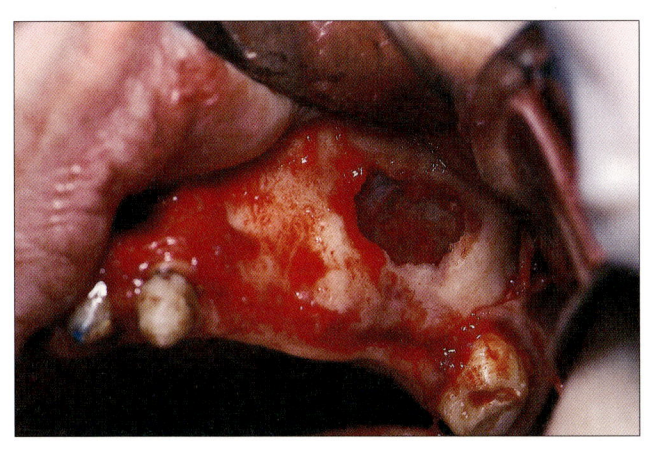

図3-7a　バーで1.5cm×2.5cmもの大きな楕円形窓を形成し、上顎洞粘膜を剥離する。

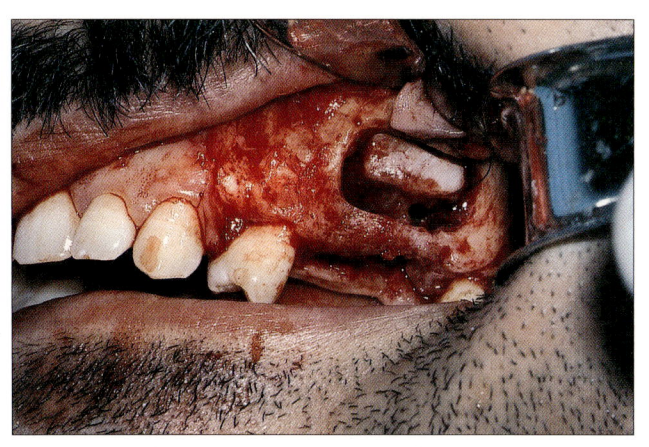

図3-7b　別の方法は、同じ大きさの窓形成後、その内側の骨に上顎洞を向かって開き戸のように折り込む。

膜の断裂を避けることができる。その後に上顎洞粘膜全体を剥離する。粘膜は、後方は上顎結節まで、洞底は内側壁に達するまで剥離すべきである。内側壁からの洞粘膜剥離が不十分なことは、よくおこる失敗であり、移植物の内側に空隙が生じ、結果として埋入されるインプラントの長さが短くなる（図3-8）。

　洞粘膜が完全に挙上されたなら、10万倍エピネフリン含有の伝達麻酔液か、4％コカイン溶液に浸したCottonoid（Codman Surgical Patties, Johnson & Johnson）を洞内に入れ、3分から5分保持することをすすめる（図3-9a）。このサージカルパッドにより完全な止血ができ、また洞粘膜を少し剥離できる。もっと重要なことは、この処置により術者により良い視野を与え、完全な粘膜の剥離を可能にし、結果的により多くの移植材料を入れることができることである（図3-9b、図3-9c）。

　もっとも熟練した外科医でも洞粘膜の穿孔をおこす。その頻度は10％から40％であり、平均値は約25％である[9]。前述のように、健康な洞粘膜は治癒して、洞粘膜の裂け目を閉鎖するし、PRPはこの過程を促進する。もし穿孔が小さければ（2mm以内）PRP膜で覆うことができる（図3-10）。PRP膜は成熟した血餅ができ上がるまで1.0〜1.5mLのPRPを1分間平坦な面に置いて、活性化することにより作られる。PRP血餅のフィブリン網が粘膜の治癒の足場となり、PRPの増殖因子が治癒過程を促進する。もし穿孔が中等度（2〜10mm）であれば、PRPで補強したコラーゲン膜が効果的である（図3-11）。追加したコラーゲン膜の構造が大きな穿孔部からの移植物顆粒の流失を防止し、その中のPRPがコラーゲン膜の網目上での上顎洞粘膜の伸長を促進する。もし穿孔が大きければ（10mm以上）、架橋結合したコラーゲン膜（「BioMend Extend」（Zimmer Dental社製）または「Bio‐Gide」（Geistlich Biomaterials社製）と活性化したPRPを併用することをすすめる（図3-12）。それは強固で、しかも吸収が遅いので、PRPによっ

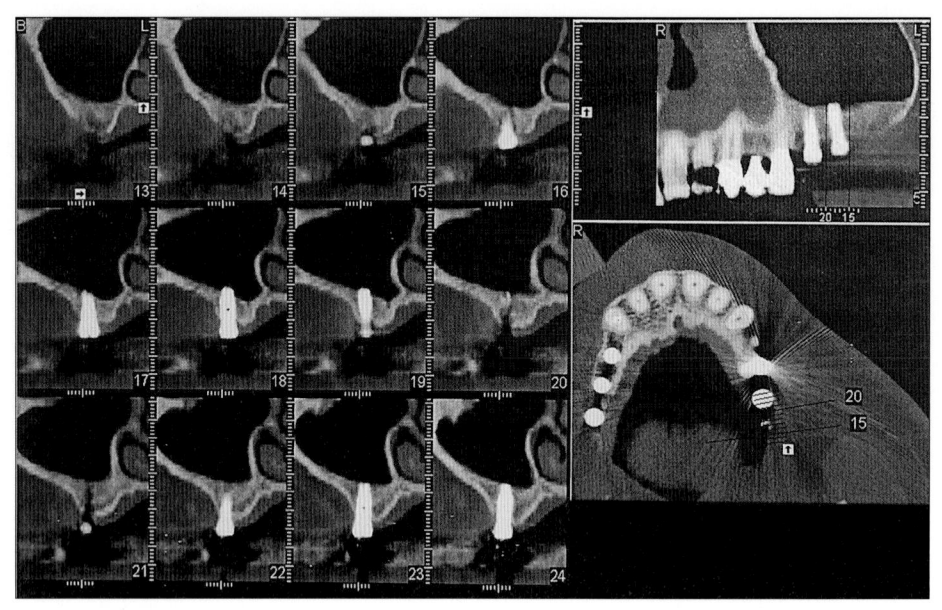

figure 3-8 上顎洞粘膜の剥離を十分に行わないと移植時に量的な不足が生じ、インプラント埋入に支障をきたす。

て促進された上顎洞粘膜が伸びてくるための足場として作用している間に、大きな穿孔部を通って細かい移植材料が洞内にこぼれるのを防ぐからである。

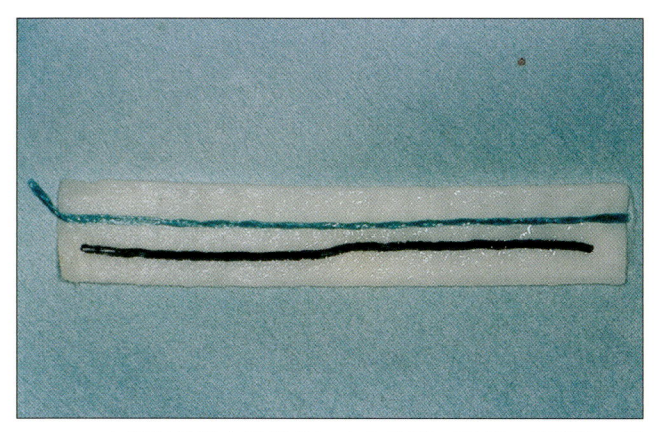

第3章 歯科手術における骨再生の促進

図3-9a　上顎洞粘膜を剥離後に止血粘膜の剥離、移植物の量を推定するために10万倍対のエピネフリン局部麻酔剤に浸した0.5×3インチのサージカルパッド（cottonoid）を上顎洞に入れてパックする。

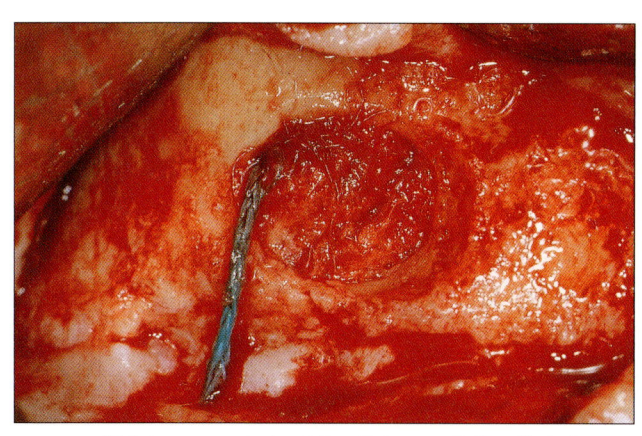

図3-9b　洞内にcottonoidを丁寧に入れて5分後に除去する。

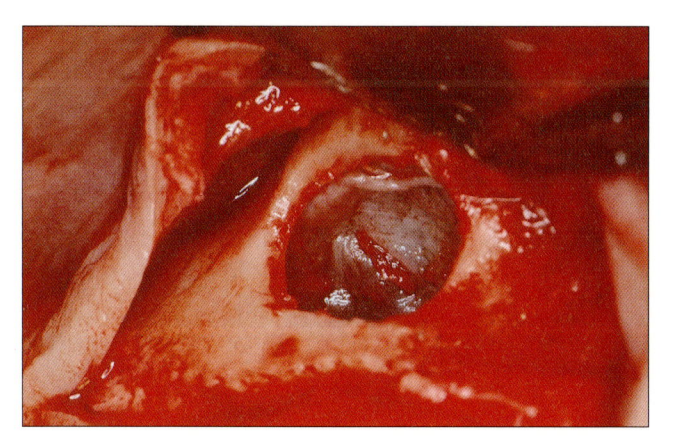

図3-9c　パッドを除去すると止血が確認される。必要があればこの処置は数回繰り返す。

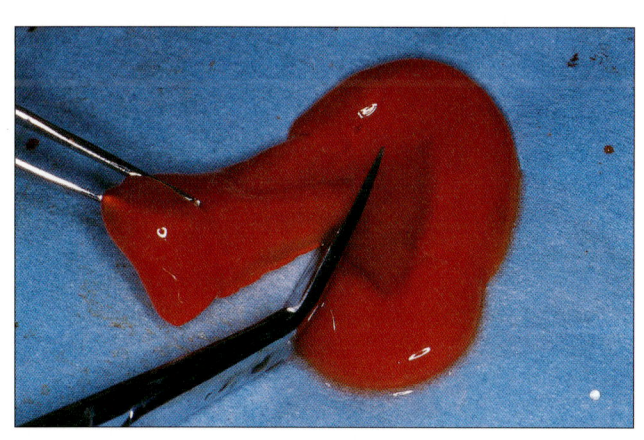

図3-10　小さい容器に小量のPRPを入れて凝固させると、PRP膜ができ上がる。次にその膜を適当な大きさに切断し生物学的なパッチとして小さい上顎洞粘膜の穿孔部を覆うように置く。

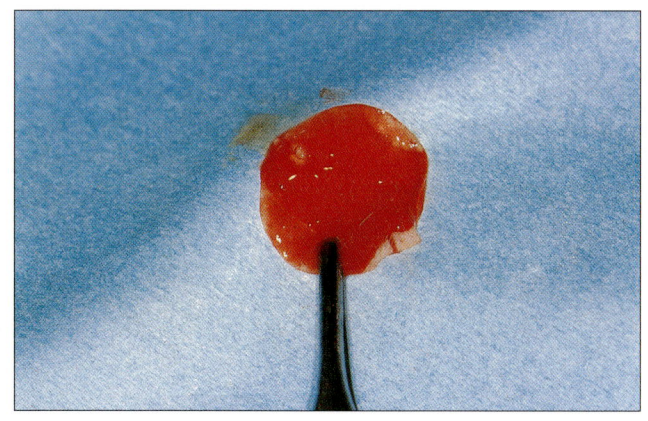

図3-11　中等度の大きさの上顎洞粘膜穿孔には「CollaTape」（Zimmer Dental社製）にPRPをしみこませパッチとして使用する。その代わりに穿孔部を覆って乾燥した「CallaTape」を置き、次にPRPをしみこませる方法もある。

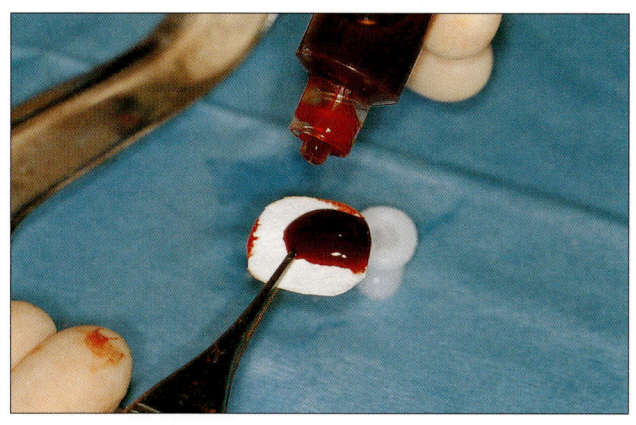

図3-12　吸収の遅い比較的強靭なコラーゲン膜である「Bio-Mend」は大きな断裂がある時に用いる。その膜は上顎洞内に入れる前にPRPをしみこませるか、乾燥したままで当ててその後PRPをしみこませる。

59

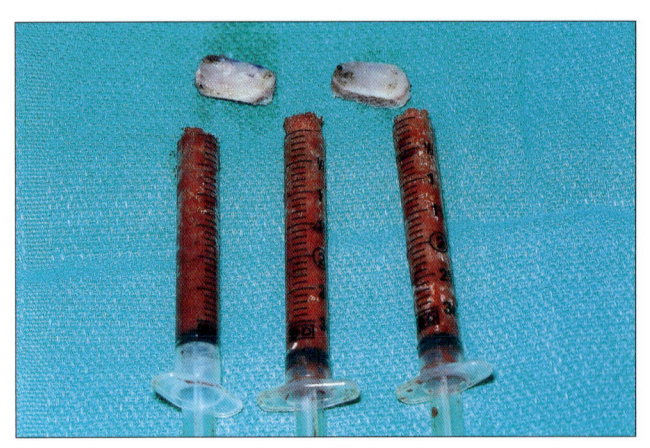

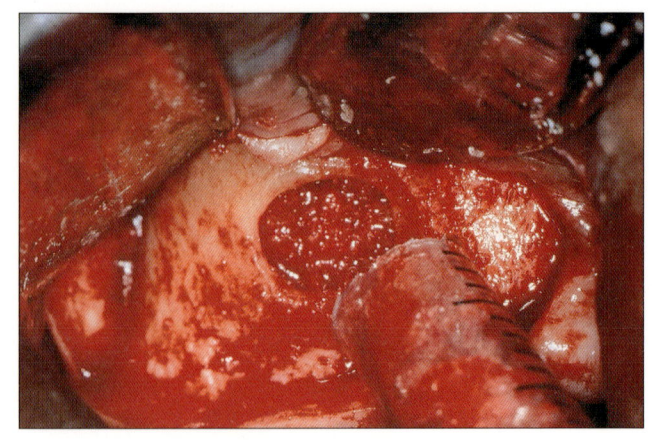

SECTION 2　PRPの歯科への応用

図3-13a、図3-13b　先端を切り落とした3mLのシリンジに入れて、PRPをしみこませた移植材料を剥離した上顎洞内の空洞に注入する。

上顎洞底移植材料の填入

100％自家骨の使用

　自家骨移植によって作られる骨の量は、移植された骨内の骨細胞と骨髄の幹細胞の数に左右される。その数は、機械的に欠損部に移植材料を密につめることと、骨を生物化学的にPRP中の細胞分裂性の増殖因子に接触させることの2つによって増加させることができる。3mLシリンジのピストン部分をいったん外し、自家海綿骨を筒内に詰め込み、ピストンを押して圧迫することによって、機械的に最適の状態になる。筒がいっぱいになったら、シリンジの先端を切り落とし、圧縮した移植骨を剥離した上顎の空隙内に押し出す（図3-13a、図3-13b）。アマルガム充填器または骨圧縮器で上顎洞の剥離した手術部に移植骨をさらに圧縮する。洞内で圧縮する前に自家骨は活性化したPRPでincubateされる。このことによって分泌された増殖因子が移植骨の細胞膜に結合し、フィブリン、フィブロネクチン、ビトロネクチン細胞接着分子が移植片を互いにつなぎ合わせるので、移植骨の操作性が同士する（図3-14a）。血小板がもっとも効果的に増殖因子の90％あるいはそれ以上を放出するためには、このincubationを1時間前に行わなければならない。1時間以内の待機時間では、その効果の一部は失われる。したがって最初に小量のPRPを洞内に入れ、その後に移植骨に残りのPRPを混ぜて入れることをすすめる。さらにPRPを移植骨を填入した後に被覆として使うことをすすめる（図3-14b）。この場合、増殖因子は被覆粘膜に接触し、移植骨を通って内部にしみこむ。このために軟組織の治癒が促進され、結果的に創の哆開と移植骨の露出の危険が少なくなる。結果として、長くて太い歯科インプラントが入れられる十分な高さと幅がある上顎洞内の骨の急速な再生をもたらす（図3-14c）。

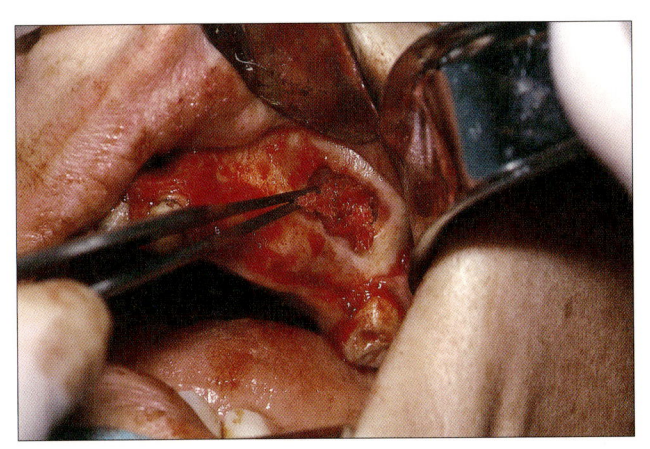

第3章 歯科手術における骨再生の促進

図3-14a 活性化したPRPの中で保存した顆粒状の移植物は塊となるので、挙上された空洞の中にピンセットで入れ、その場所でもう一度圧縮する。

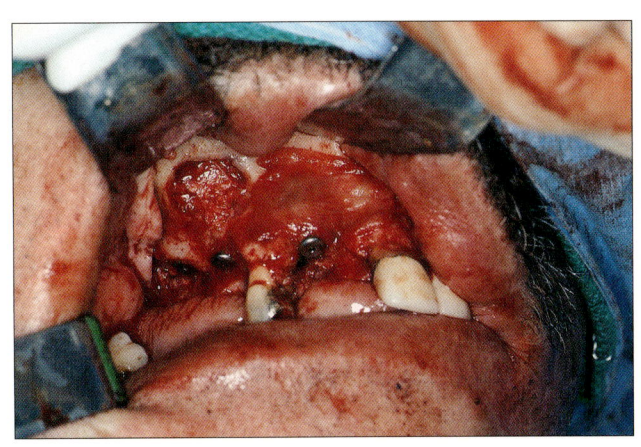

図3-14b 移植物と上顎洞底骨移植のための窓を覆うPRP膜は、移植物と被覆する粘膜弁に増殖因子と細胞接着分子を供給する。

図3-14c きれいに剥離された上顎洞粘膜、自家骨移植、PRPが、インプラント埋入のため短期間に十分な量の骨を作る。

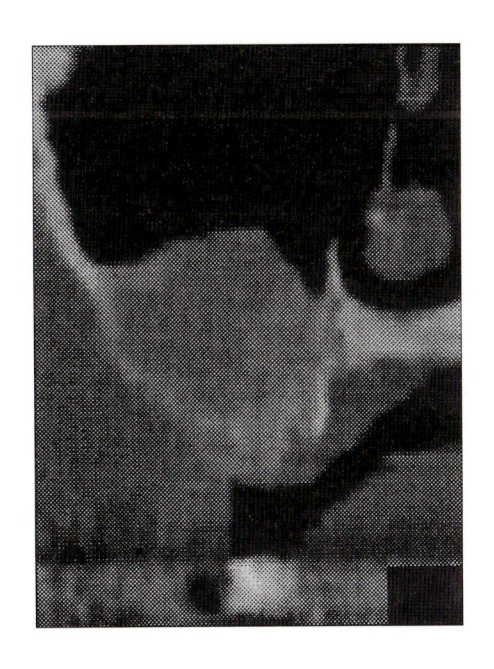

100％同種骨の使用

同種骨はごく小量の骨誘導因子（BMP）しか含んでいないので（同種骨1mgにつき2.5×10^{-6}μg／mg同種骨）、本質的には骨誘導能はない。上顎底骨移植術に100％同種骨を使うと骨再生は骨伝導のみによって行われるので、上顎洞の骨壁からと、それより少ないものの上顎洞粘膜から骨内の骨芽細胞と骨髄の間葉性幹細胞が上顎洞内に移動して、活性のない同種骨上に生きている骨を作る。そのため、同種骨を用いる際、まず洞内に活性化したPRPを適用し、同種骨は填入前に活性化PRPでincubateしておく（図3-15）。この方法によれば、フィブリン、フィブロネクチン、ビトロネクチンは同種骨の骨細片に一緒になって接着する間に、PRPの増殖因子は上顎洞骨壁の骨内の骨芽細胞と骨髄の幹細胞に作用する。その結果、同種骨への細胞の移動を助け、再生する

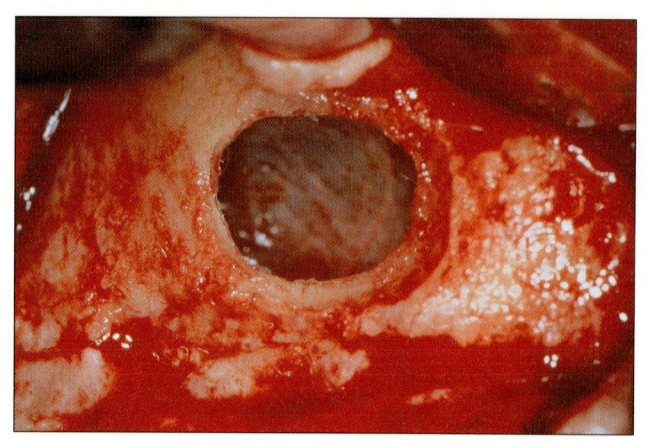

図3-15 上顎洞粘膜が正しく剥離されたら、同種の移植物を入れる前に小量のPRPを注入して粘膜を薄く被覆する。

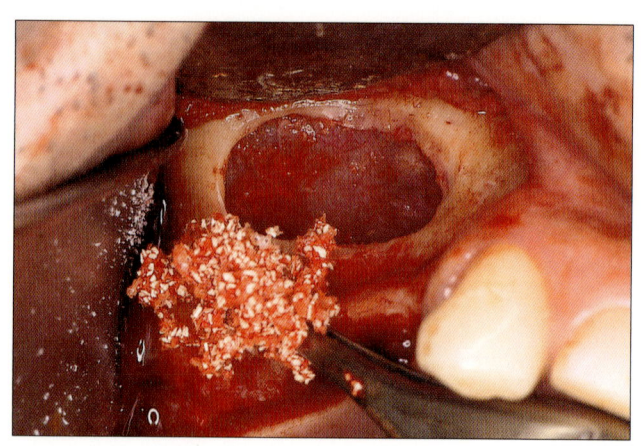

図3-16 PRPに含まれる細胞接着分子による接着性は同種骨細片の操作性を向上する。

骨の沈着（deposition）をもたらす。さらにPRPは凝固しやすいので同種骨細片を取り扱いやすくするし、填入しやすくする（図3-16）。骨の骨伝導はシグナルを伝える増殖因子によって進み、骨原性細胞の移動のための足場を必要とするということは重要である。PRPはこの両方を持っている。実際は、同種骨の表面に沈着する再生骨は、表面に接着するフィブリン上の同種骨表面に沿って促進され移動する（第1章の図1-37a～図1-37dを参照）。

代用骨の使用

PRPは同種骨と同じメカニズムによって、代用骨である移植物の周りの骨新生を助ける。したがって上顎洞の外科的部位に活性化したPRPを入れることと、活性化したPRP中で移植物をincubateすることをすすめる。しかし代用骨の場合、移植物をPRP中でincubateするだけでなく、移植物を完成したPRP凝集塊とする（図3-17）。その理由は、代用骨は骨と同じ表面性状と粒子の大きさを持っていないからである。したがって、代用骨は隣接する上顎洞壁からの新生骨の骨伝導を促進するため、代用骨の表面へのフィブリンによる接着に頼っている。PRPの中に代用骨の粒子を包み込むのは、その表面に細胞接着分子の数を最大にするためで、同時に代用骨があまり密に填入するのを防ぐ。自家骨と異なりは、代用骨は機械的に密に詰めてはならない。密に詰めると粒子間の空隙が少なくなり、血管の進入を阻害し、骨ではなく結合組織の形成がおこる。

自家骨と代用骨／同種骨の複合

自家骨に代用骨を組み合わせる目的は、自家骨からの骨内の骨芽細胞と骨髄の幹細胞を移植することと、マトリックスを準備するために代用骨や自家骨を用いることで

図3-17　ほとんどの骨補填材は細かい粒子であり、活性化したPRPを加えると取り扱いやすくなる。

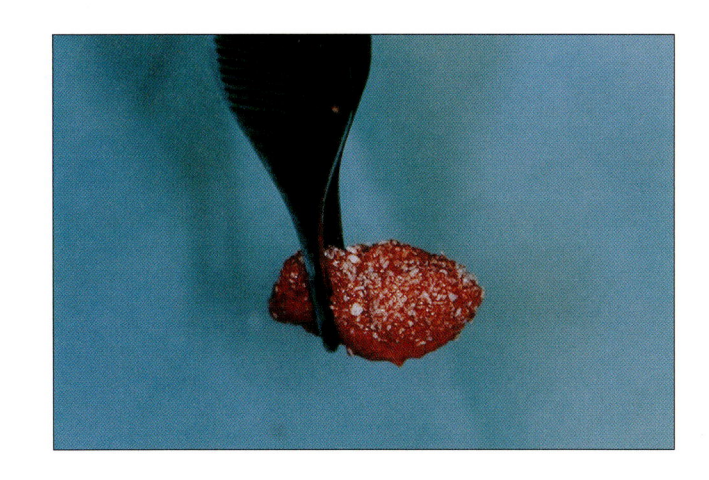

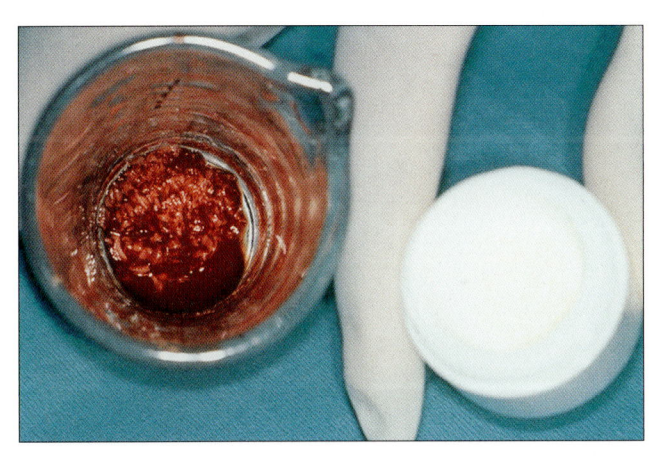

図3-18　上顎洞内に入れる前に骨補填材を活性化したPRPと混合する。

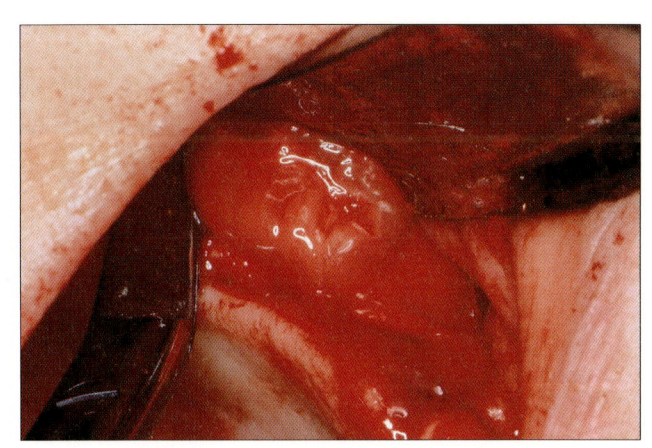

図3-19　PRPの膜が上顎洞側壁の楕円形の開窓部を覆うのに用いられる。

ある。したがって、上顎洞底骨移植術で再生する骨の形成は、一部は移植物の骨再生であり、一部は周囲骨からの骨伝導である。この筋書きに沿って自家骨、代用骨、同種骨を混合し、複合体としてPRP凝集体の中に入れる（図3-18）。次にこの複合体を準備のできた上顎洞内に填入し、上顎洞の側壁の楕円形の開窓部を覆うようにPRP膜を当てる（図3-19）。

歯槽堤増大骨移植

　歯科用インプラントを埋入するために上顎または下顎の歯槽堤を増大する方法として、水平歯槽堤増大術、垂直歯槽堤増大術、水平垂直同時歯槽堤増大術がある。どの方法においても、PRPの使用に関係なく、血行の再開および細胞の増殖が行われる期間全体にわたって、移植物を咀嚼力や暫間的な義歯の圧力から防御することが必須である。PRPを使うならば、移植物は3週間の保護が必要である。PRPを使用しなければ、6週間まで損傷を受けやすい[1,10]。移植物を保護するために、患者に仮義歯の装着を禁止するか、移植物を圧迫しないように装置を取り付けるか、仮義歯の下面をレリーフするか、顎を固定するか、必要な場合は咬合を調整する。

水平歯槽堤増大術

　水平歯槽堤増大術は2つの基本的手法の1つによって行われる。可能であれば、歯槽堤をバーと分割用ノミで分割し、頬側と舌側の皮質骨の間にインプラントを埋入し、術者の選んだ移植物を間に入れる。そういう場合には分割した皮質骨の間と移植物の間にPRPを使用し、さらに分割した歯槽堤をPRPで覆う。普通、PRP膜は、通常の膜の代わりに用いられる。なぜなら、PRPは軟組織弁と骨の両者に増殖因子を提供するからである。

　極端なナイフエッジ状の形態や、弾力性に乏しい皮質骨のために歯槽堤分割が不可能な場合には、オンレーグラフトが行われる。必要とする大きさと形によってオンレー移植物は下顎枝、オトガイ部、頭蓋骨または腸骨から採取される。オンレー移植では相当な吸収とリモデリングがおこり、移植後6カ月以内にその量は25％から40％減少する。頭蓋骨はもっとも吸収が少ない（6カ月で15～25％）。なぜなら、脳への血管の交通路である豊富なフォルクマン管とハバース管のために他の移植物よりもずっと早く血行が回復するからである。移植物の吸収を少なくするには、絶対的な移植物の固定、圧縮した海綿骨骨髄の追加、PRPが使用されるべきである。移植骨ラグスクリューによってオンレー移植物を移植床の骨面に強固に圧迫することで移植骨が固定される（図3-20）。ラグスクリューをもっとも有効に使うには、移植骨を貫通して1つの孔を移植床に達するまで開ける。次に、ネジの直径より少し大きい直径に移植物の孔を拡大する。これで本当のラグスクリュー圧迫が得られる。スクリュー1本では、それを中心に回転してしまうので、それぞれの移植物には2本のネジを用いる（図3-20）。移植物を移植床に固定する前に、癒合を促進し強加するために、両者間の接触部に活性化したPRPを置く。移植物を固定したら、この塊状の移植物の周囲と移植物の形によって生じた空間または割れ目に、圧縮した海綿骨骨髄を填入して圧迫すべきである（図3-21）。この塊状のオンレー移植物と海綿骨複合体を互いに結合させ、PRPの増殖因子と細胞接着分子の利点を発揮させるために、その上を数層のPRPで被覆する（図3-22a、図3-22b）。骨膜には瘢痕があるために、骨形成の性質は低下しているので、

第3章 歯科手術における骨再生の促進

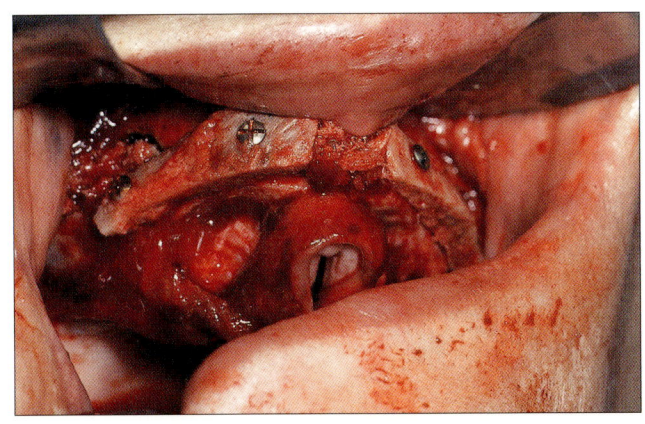

図3-20 水平歯槽堤増大術の一部として、上顎の側方にラグスクリューで固定した自家皮質海綿骨移植物。

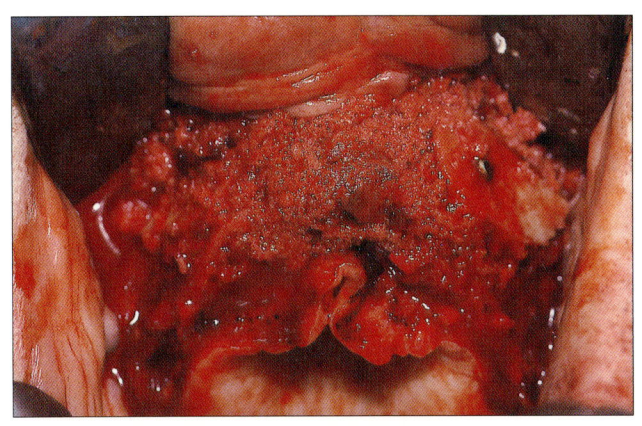

図3-21 上顎にラグスクリューで固定された皮質海綿骨ブロックの間と上に自家海綿骨骨髄を加える。

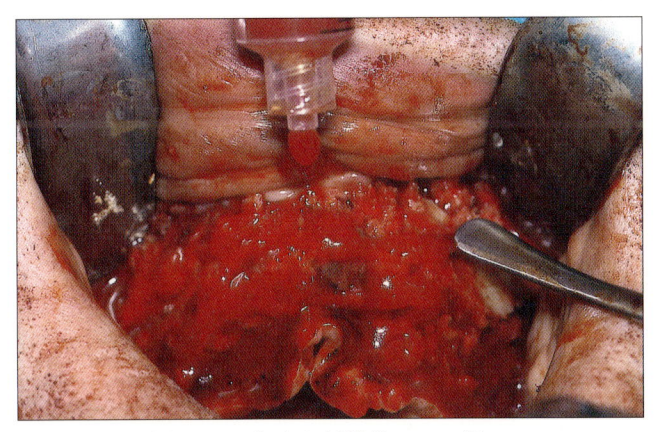

図3-22a 移植物の上に加えた活性化PRPの層。

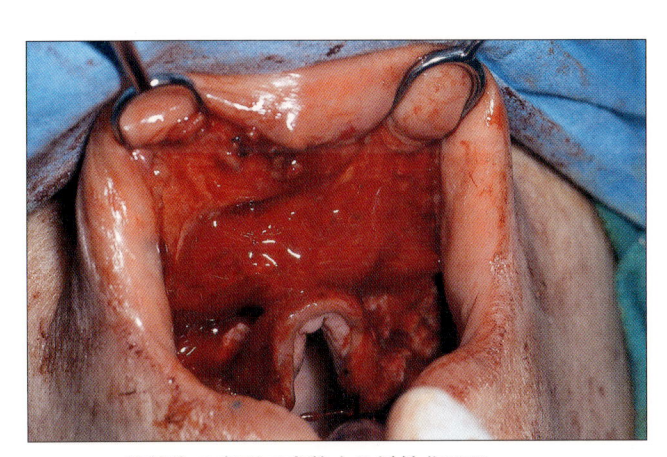

図3-22b 移植物の表面で成熟する活性化PRP。

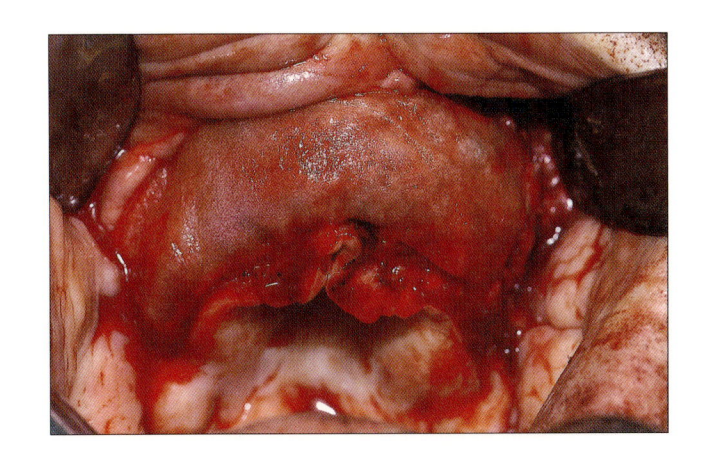

図3-23 移植物とPRP複合体を被覆したコラーゲン膜。

移植物の中に線維の増殖をおこすだけである。したがって術者は、この移植複合体を覆って膜を置くことを考えなければならない(図3-23)。膜の表面にPRPを加えると弁

65

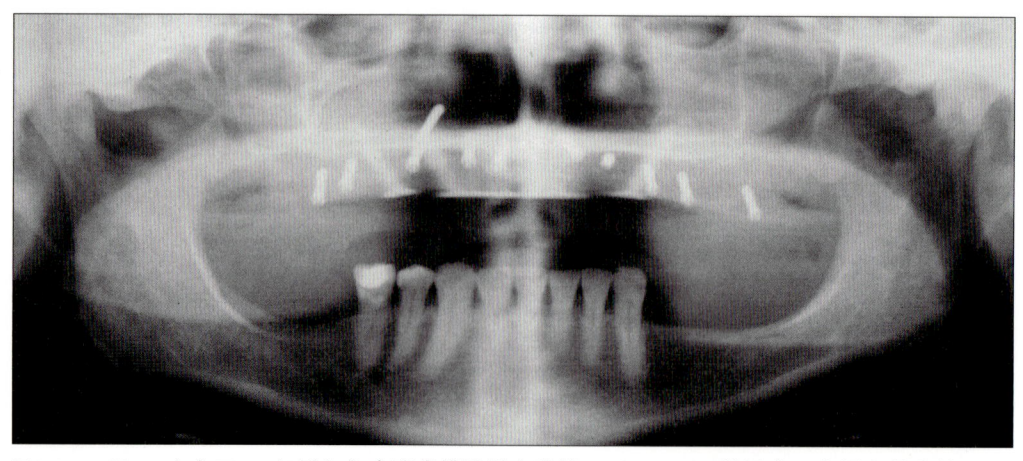

SECTION 2　PRPの歯科への応用

図3-24a　図3-20から図3-23に示した水平歯槽堤増大移植のパノラマX線写真。良好な骨移植の配置と固定が明らかである。

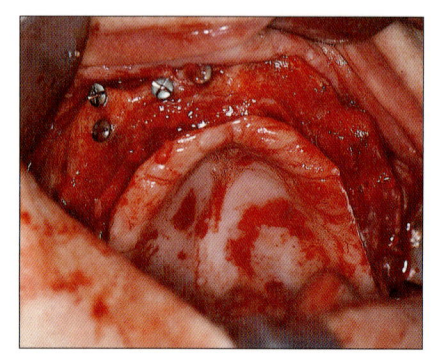

図3-24b　3カ月後に開いてみると、除去前のスクリューの入った成熟した骨が見える。

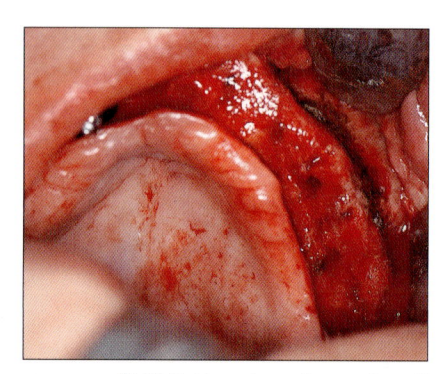

図3-24c　移植物は、インプラントの埋入に適する形態と骨密度を持つ。

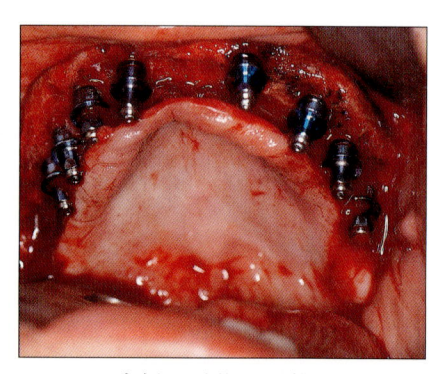

図3-24d　良好な弓状の形態と十分な骨量を持つ密度の高い骨を再生した移植物は、理想的なインプラント埋入を可能にする。

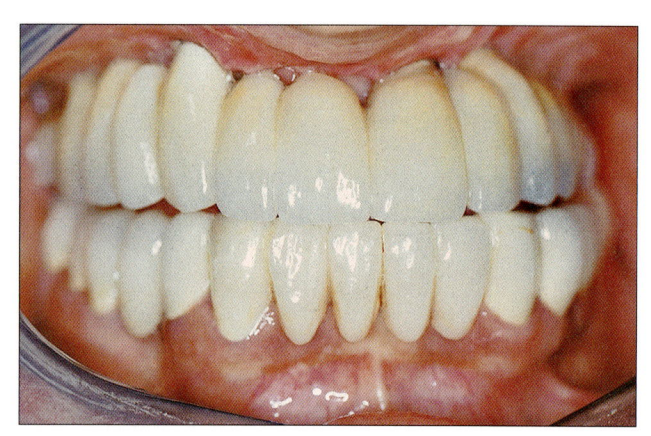

図3-24e　上顎の全顎にわたる水平歯槽堤増大術後にインプラントしてセメント合着した修復物。

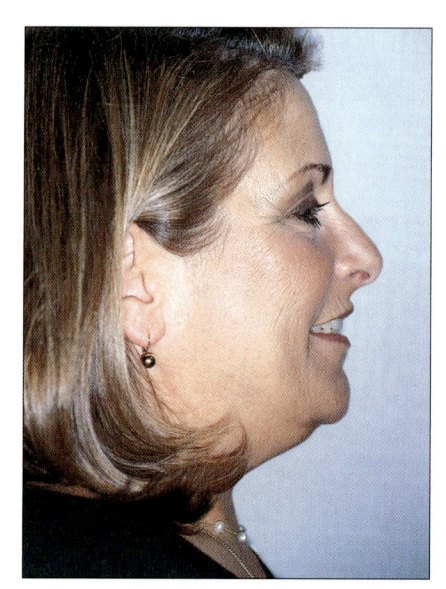

図3-24f　上顎の水平的歯槽堤増大術は、上唇の支えと鼻およびオトガイ部の審美上のバランス保持の役目をする。

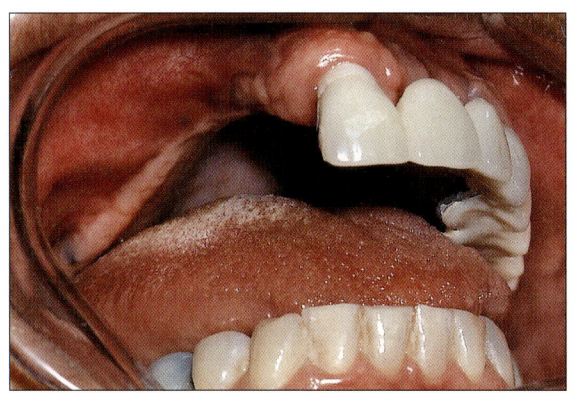

図3-25 著しい軟組織の喪失と萎縮は、多くの場合、垂直的な骨の欠損を伴う。

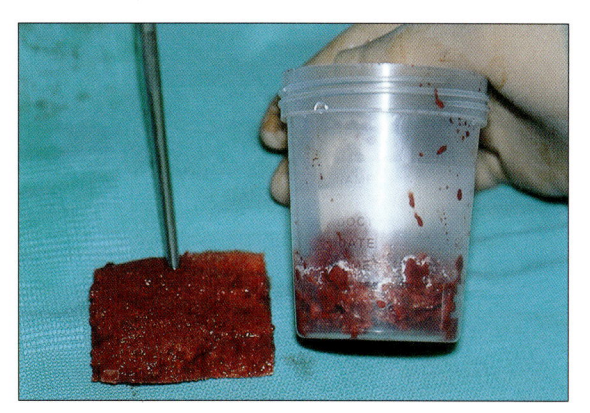

図3-26 垂直的歯槽堤増大術はしばしば水平的歯槽堤増大術よりも大きな移植物を必要とする。したがって、腸骨からの大きな自家骨ブロックと海綿骨骨髄とPRPが必要となる。

の哆開と膜の露出の可能性が小さくなる。PRPを併用した水平歯槽堤増大術は移植手術後3カ月でインプラント埋入に適する（図3-24a～図3-24f）。

垂直歯槽増大術

　垂直歯槽増大術は、通常、瘢痕収縮による軟組織の制限のためと、臨床上、咀嚼力からの移植物の保護が困難なために、水平歯槽増大術よりも難しい（図3-25）。症例によっては、骨切りをして垂直骨延長法を行うのに十分な骨が残っていることがあるが、多くの場合、骨延長をするには残存骨が少ないか、または骨の欠損部に市販の骨延長器が付けられないため、選択肢としてはオンレーグラフトによる骨移植だけが残る。水平歯槽堤増大術と同じく、垂直歯槽堤増大術も下顎枝、オトガイ部、頭蓋骨、腸骨から皮質海綿骨のブロックとして採取した自家骨を使うのがもっとも成功しやすい（図3-26）。このブロック状の移植物は、水平歯槽堤増大術において生じるのと同じ吸収やリモデリングを受ける運命をたどる。その代わりに、垂直歯槽堤増大術を、大きな骨欠損に対してはチタン製トレーの中に、また、小さい骨欠損に対してはチタン強化膜の下に海綿骨骨髄を入れることによって行うことができる。上顎または下顎で垂直の高さを増すためにオンレー移植をする時には、歯槽堤のラグスクリュー固定（図3-27a）、補助的な海綿骨骨髄（図3-27b）、PRP（図3-27c）と膜による被覆が水平歯槽増大術において行われると同様に重要である。さらに、垂直歯槽堤増大術で重要なことは、絶対的に緊張のない閉鎖を得るための、移植物を覆う軟組織の剥離と延長である。単なる骨膜の切開だけでは不十分である。剥離は完全でなければならない。唇側または頬側の筋肉の中に侵入し、筋肉の付着部を切断するためにきわめて表在性に進む（図3-27d）。弁の中に筋肉の活動が残ると、ミクロ的な唾液の漏洩を助け、弁に及ぼす牽引力によって閉鎖部をとおして細菌の進入を許す。これによって感染がおこり、移植による骨再生の失敗または哆開後の移植物の露出につながる。弁は十分に伸展して緊張なく外反した縫合閉鎖をする（図3-27e）。哆開なく治癒することが厳密に要求

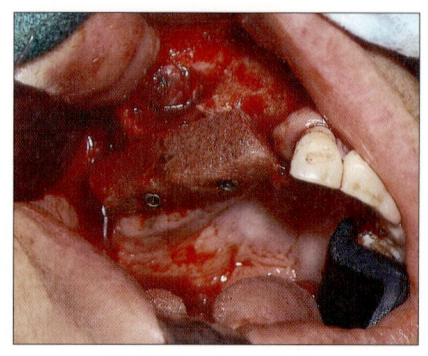

図3-27a 骨欠損のある上顎にラグスクリューで固定された自家皮質海綿骨移植片。

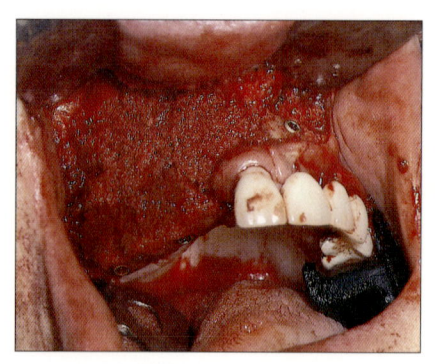

図3-27b 皮質海綿骨片に追加された自家海綿骨骨髄。

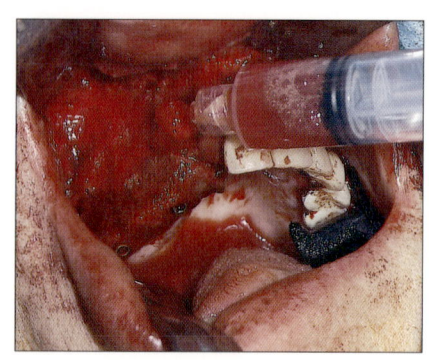

図3-27c 自家皮質海綿骨ブロック・海綿骨骨髄複合体の上に加えられたPRP。

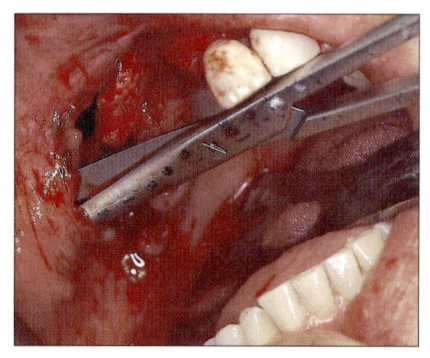

図3-27d 垂直骨槽骨増大移植術によって膨らんだ形態を被覆するためには、粘膜を筋肉の付着部から分離して、弁の伸展ができるように、表層近くで粘膜の下を切り離す。

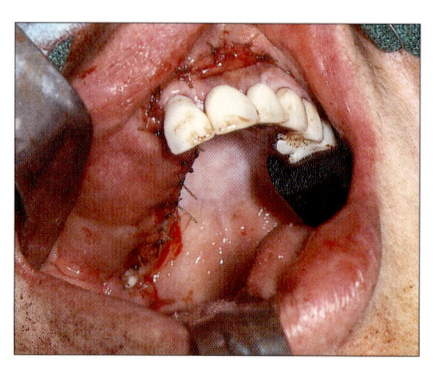

図3-27e 粘膜の下で切り離された弁は移殖物を覆って緊張のない閉鎖のために伸展される。

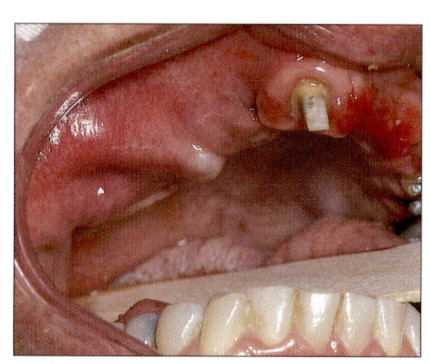

図3-27f 皮質海綿骨ブロックはリモデリング作用を受けて、1カ月に0.5mmの割合で高さを減らす。ネジの頭からの粘膜の緊張は移殖骨のリモデリングと粘膜の収縮の結果である。

されるので、閉鎖時の弁の端や移殖骨表面のPRPの使用がすすめられる。結果は隣接する歯槽頂の高さと同じ骨の高さを持った成熟した移植骨となる。したがって、歯槽頂の上での立ち上がりを持ったインプラントを埋入できる（図3-27f〜図3-27i）。このことによって同じ高さの咬合平面を持った、より自然感のある固定性（セメント合着）修復物を入れることができる。（図3-27j、図3-27k）。

チタン製のバスケット状トレーやチタン強化膜を使う場合には、100％海綿骨骨髄または最大50％の同種骨または代用骨と混合した海綿骨骨髄混合物をこのトレーの中でPRPと混合するべきである（図3-28a〜図3-28d）。チタン製のバスケットまたは強化膜の露出を防ぐために、その上に移植物とバスケットと膜の複合体を覆い、軟組織の縫合部に沿ってPRPの層を作るべきである。その結果、バスケット状のトレーまたは強化膜によって作られた大きな空洞の中に骨が再生する。図3-28aと図3-28bで示した症例では、インプラントもまた膜と粘膜の支持を助ける。したがって、結果的に、隣接する骨の高さに等しい骨の高さを得て固定性（セメント装着の）修復装置を支持することが期待できる（図3-28e〜図3-28h）。

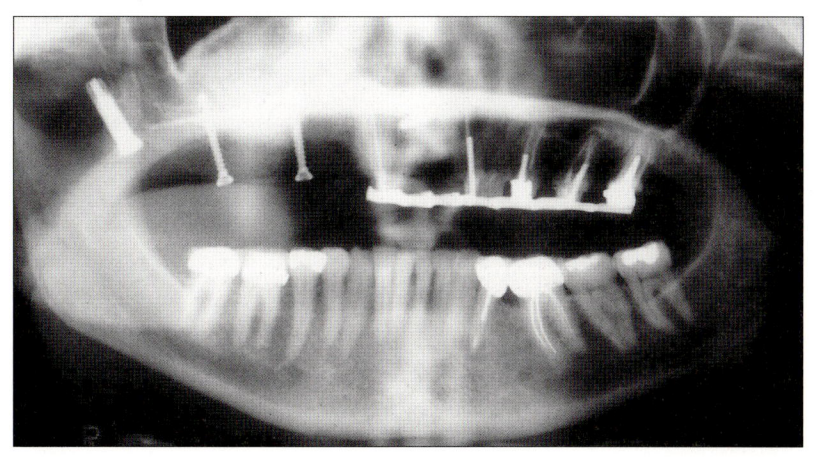

第3章 歯科手術における骨再生の促進

図3-27g　垂直増大移植術のパノラマX線写真。固定用のネジと暫間義歯を支えるために翼状板に埋入したインプラント。

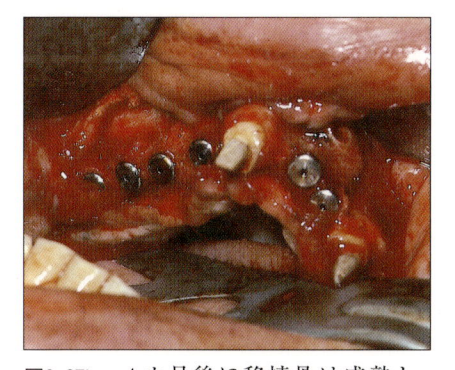

図3-27h　4カ月後に移植骨は成熟し、インプラント埋入に十分な密度となる。

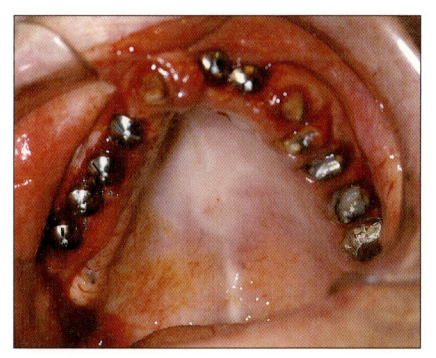

図3-27i　骨増大が理想に近いアーチ形態と高さを作り出し、インプラントが自然の歯のセメント-エナメル境界に一致し、自然に見える外形に調和するようにする。

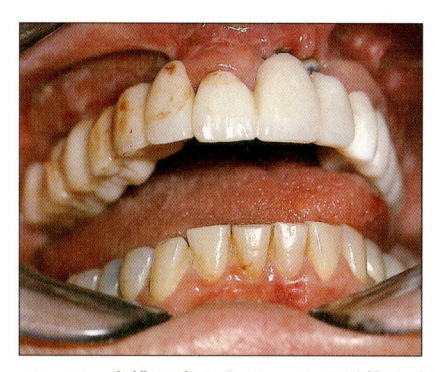

図3-27j　歯槽の高さとアーチの形態を完全に再現することによって、固定式(セメント合着)の修復が可能になる。

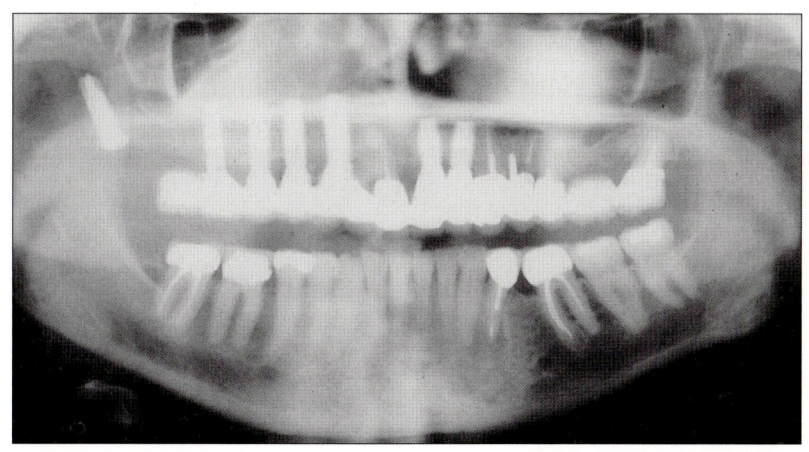

図3-27k　インプラント支持の修復物を装着した移植物のパノラマX線写真。移植骨の高さは本来の骨に匹敵する。

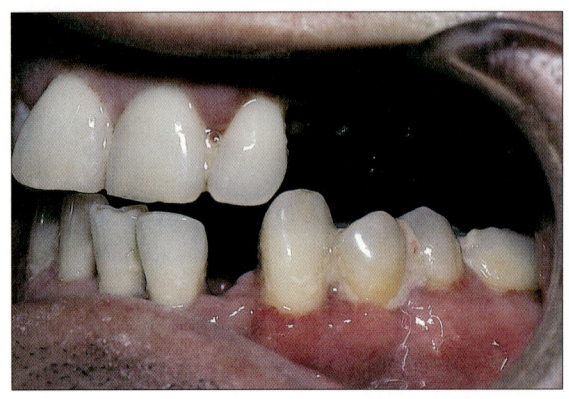

SECTION 2　PRPの歯科への応用

図3-28a　下顎骨骨折に合併した外傷性歯槽骨の垂直方向骨欠損。

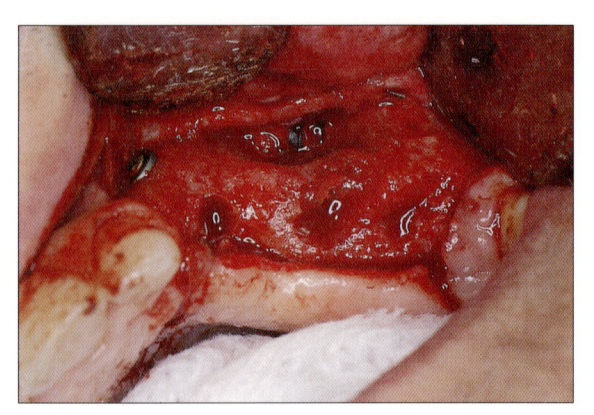

図3-28b　外傷性の垂直・水平骨欠損。

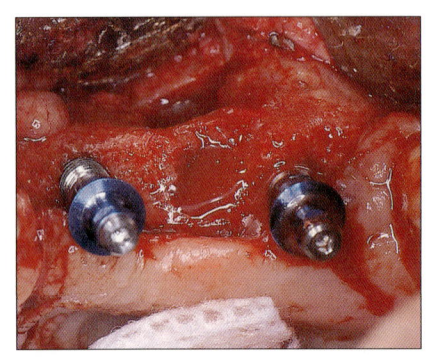

図3-28c　テント様に支えるという考え方から、数個のネジ山が意図的に骨よりも露出するような状態で既存の骨に埋入されたインプラント。

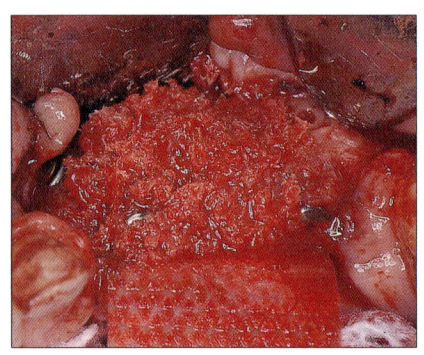

図3-28d　インプラントの周囲にインプラントの高さまで置かれた海綿骨骨髄、3カ月で吸収する膜を口蓋骨に固定して置く。

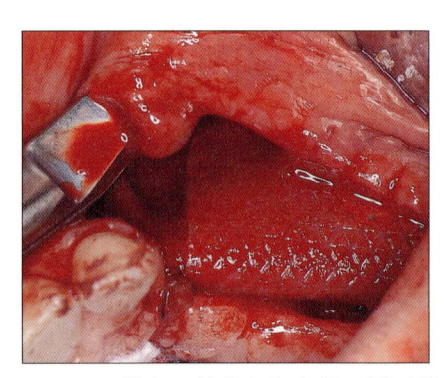

図3-28e　筋肉の付着よりも浅い層で粘膜の下を切り離しすることは弁の伸展と筋肉の引張りを除くため必要である。

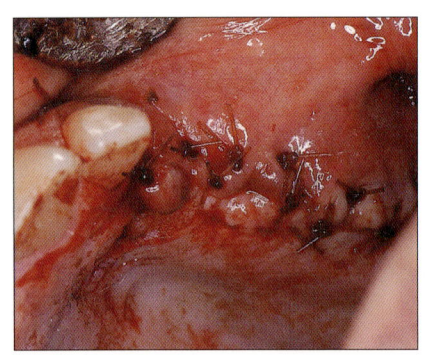

図3-28f　伸展した弁を薄く分離し、移植骨のために膨らんだ部位を覆って緊張なく閉鎖する。

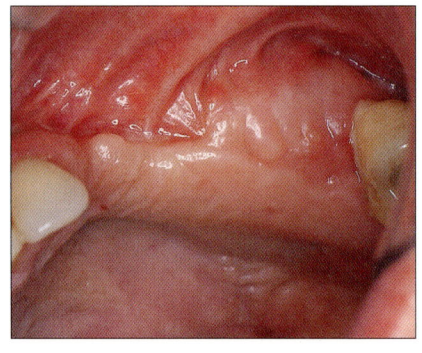

図3-28g　移植によって得られた広くて十分な高さのある歯槽堤は固定性（セメント合着）修復を可能にする。

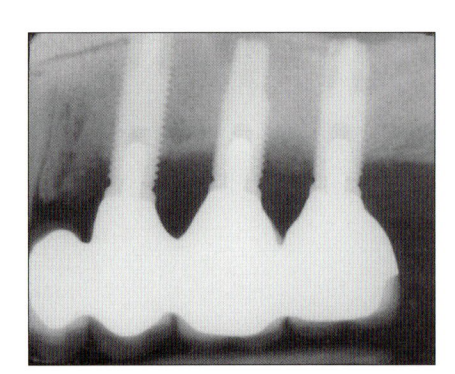

図3-28h　固定性（セメント合着）上部構造によりリハビリテーションが完成する。得られた骨の高さと密度に注目されたい。

第三大臼歯の抜歯窩

　外科的な技術の改善や抜歯窩内と全身的な抗生物質の使用にもかかわらず、今日でも、第三大臼歯の手術は、2つのよく知られた合併症を伴う。第一番の合併症は歯槽骨骨炎（ドライソケットとして知られている）であり、2〜18％の発生率の報告があり[11]、個人の平均危険率は6〜8％の間である[12]。二番目の合併症は、大臼歯抜歯窩内の骨再生の低下である。特に第二大臼歯に隣接する部位で著しく食物が停滞し、病的な歯周ポケットを形成する。Babbush[13]とMancusoら[14]の研究によればPRPはドライソケットの発生を減少させ、抜歯窩の中の骨再生をも促進するので、第二大臼歯遠心部の骨内ポケットと病的状態を生じる危険性を少なくする。

　歯槽骨骨炎は主として血餅の細菌による分解と骨表面の細菌増殖であり、それが炎症を惹起させて第三大臼歯抜歯窩内の骨再生を減少させる。炎症は歯槽骨骨炎の痛みを、また細菌の増殖と血餅の分解はこの疾患に伴う悪臭と異味を説明する。真の骨髄炎と歯槽骨骨髄炎の区別は、これらの細菌が下顎骨の骨髄腔に侵入していないことである。しかしまれには歯槽骨骨炎がより重症の骨髄炎に進行することがある。

　ひとたび歯槽骨骨炎が発生すると、患者と術者の注意は痛みの軽減と骨髄炎の進行を阻止することに集中する。抜歯窩を洗浄し、さまざまな薬剤でパックし、時には抗生物質の全身的投与を行うことでほとんどの場合1週間以内に痛みは消失し、病状は改善する。最後に抜歯窩には肉芽組織が発生し、肉芽組織の上に周囲の粘膜から上皮が移動し、抜歯窩を覆う。抜歯窩の骨壁から肉芽組織を通しての移動（骨伝導）によって骨が徐々に再生される。それにもかかわらず、歯槽骨骨炎を併発した抜歯窩を厳密な分析してみると、骨の高さの減少と第二大臼歯遠心根周囲の骨の欠損を作り、それが歯根のう蝕と治療不可能な歯周炎の素因となることが明らかになる（図3-29）。骨の減量は、血餅の喪失と、その中に含まれている血小板から自然に放出される7個の増殖因子喪失の直接の結果であり、同時に抜歯窩の骨壁から増殖因子によって刺激された骨原性細胞の骨伝導を強める作用を有するフィブリン-フィブロネクチン-ビトロネクチン細胞接着分子の喪失による直接的な結果である。Mancusoらの研究は、PRPで治療するとドライソケットの臨床症状が有意に減少した証拠を示した。この117人についての任意の同一患者での別々の口腔での研究では、PRP非使用例ではドライソケットの発生率は12.8％であったのに、PRP使用例では3.4％と約4分の1に減少した。この研究ではさらにPRP非使用部に比べPRPを使用した抜歯窩の骨は高かった。PRPを第三大臼歯に使ったBabbushの数多くの経験は、Mancusoらによって発表された資料を裏付けた。さらに彼は第二大臼歯に接する歯周組織の欠損が少なくなることを示した（図3-30a〜図3-30d）。Babbushは「C-Graft」、「Bio-Oss」、「PepGen P-15」とPRPを混合して使うと骨の欠損はなくなり、第二大臼歯の骨と同じ高さを持った骨が得られると報告した[13]。

　今日でもPRPが歯槽骨骨炎を防止して骨の再生を助けるメカニズムはなお不明であ

る。PRPの酸性度はpH6.5～6.7であり、細菌が増殖するのを阻止しているのかもしれない。ちなみに、無処理の血餅のpHは7.4である。PRPの低いpHはそれを作る過程で使われる抗凝固剤のクエン酸によるものである。別のもう1つの可能性は、PRPは血小板と同様に白血球も濃縮しているということである。ほとんどのPRP研究は、PRP中の血小板の濃度、増殖因子、細胞接着分子に注目しているが、濃縮した白血球の役割には注目していない。歯槽骨骨炎の減少は、色々な機能を持つ生きた白血球によってもたらされた細菌の抑制による可能性がある。3番目の説は、毛細血管の迅速な増殖をともなう肉芽組織の急速な発達は、循環しているマクロファージと好中球を集めることによって、そして嫌気性微生物の増殖を特異的に抑制する酸素に富んだ環境を作ることによって、細菌の増殖を阻止するというものである。これら3つのメカニズムが、PRPがその作用を発揮するのに役立っていると考えられている。

　今日まで示された証拠によれば、すべての第三大臼歯の手術に際してPRPを使う必要があるというのではない。PRPの使用は実際的ではないし、費用がかかる。ピルを使用中の女性、喫煙者、智歯周囲炎の病歴のある患者、30歳以上の患者、ステロイド服用中や化学療法中の患者、抜歯を予定している部位に放射線治療を受けたことがある患者、タイプⅠやタイプⅡの糖尿病患者、抜歯に通常より大きな侵襲が必要とし、歯槽骨骨炎を惹起する高いリスクがある患者などにおいて、第三大臼歯の抜歯を計画している時には、口腔外科医はPRPを使うように考えるべきである。

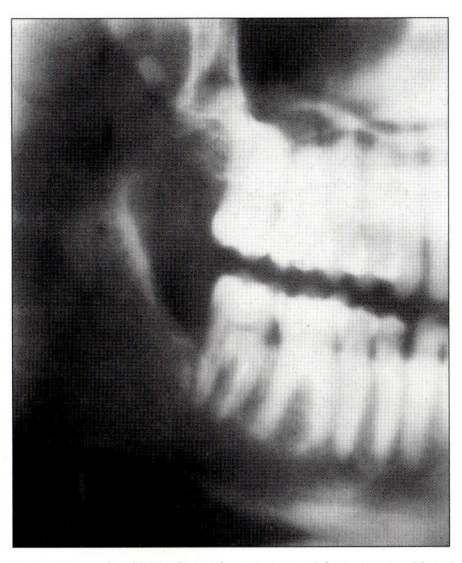

第3章 歯科手術における骨再生の促進

図3-29 歯槽骨炎に起因して低下した骨再生、歯周組織の欠損、その後の根面のう蝕。

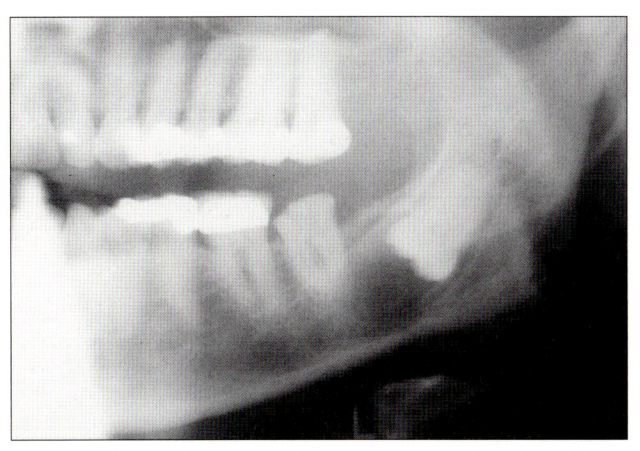

図3-30a 含歯嚢胞をともなう第三大臼歯の完全な骨内埋伏。

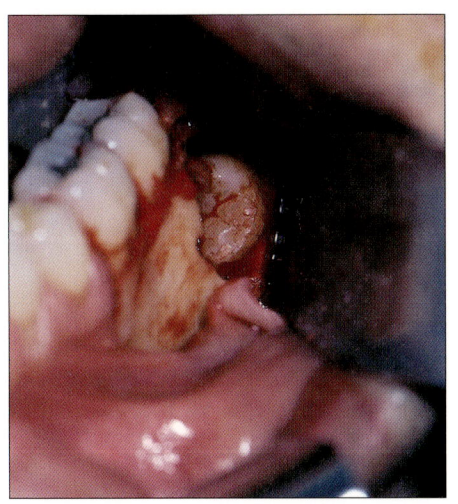

図3-30b 図3-30aに示した骨欠損をともなう埋伏歯。

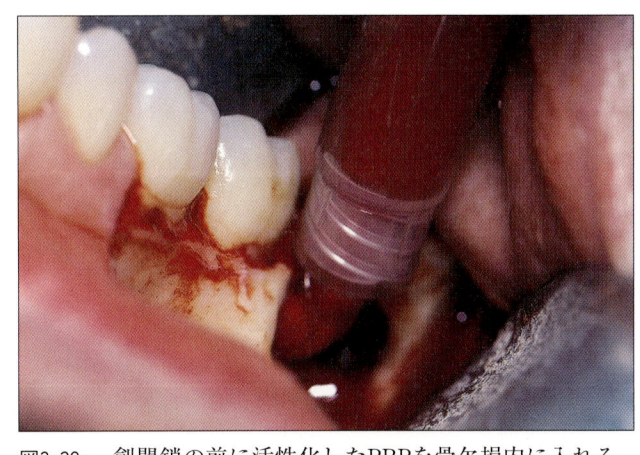

図3-30c 創閉鎖の前に活性化したPRPを骨欠損内に入れる。

図3-30d 図3-30aから図3-30cまでに示した症例の手術後1年のX線写真は優れた骨再生と骨の高さの増加を示している。

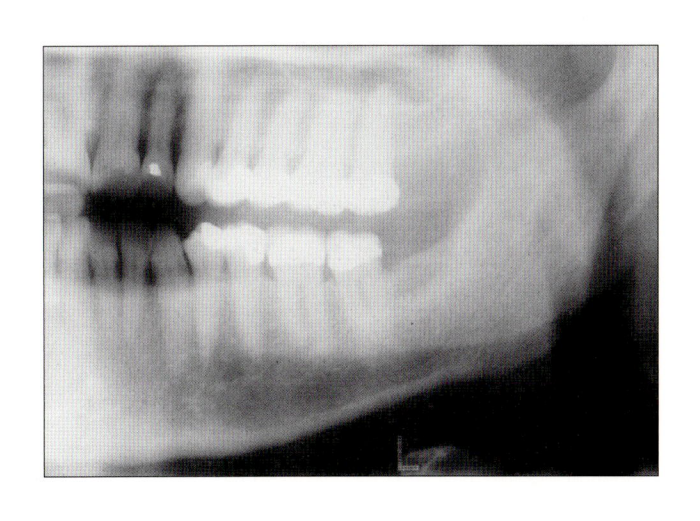

歯周組織欠損の治療

　歯周組織の欠損は、歯肉縁下の微生物の存在によって生じる病的過程の結果である。微生物からの毒素が持続的な炎症を惹起し、それが徐々に上皮付着を破壊し、歯槽骨の吸収をもたらす。治療しなければ歯の周囲の骨吸収は歯の動揺にまで進み、最後には歯の喪失に至る。実際、歯周病は全世界を通じて歯を失う最大の原因である。歯周組織の欠損に際し再生する骨は、歯の動揺を少なくし歯の喪失を防止するが、骨の再生は病的過程が停止して初めておこる[15]。したがって、このような欠損がある場合、骨を再生することを試みる前に、歯科医は欠損部を清掃し、露出した歯根表面を滑沢にすべきである。次に移植物と移植技術を歯周組織欠損の悪環境に耐える能力に基づいて選択し、骨欠損の大きさと解剖学的な形態と被覆する軟組織に適合させる。この状況では、歯周組織欠損の治療は骨再生によるよりも、軟組織創の治療に依存している。したがって、PRPは歯周組織欠損に対する外科処置においてすでにその役割がさまざまな応用術式とともに確立されてはいるが[16,17]、ほとんどの場合、その使用について厳密に考慮すべきである。特にわれわれのうちの何人かは、多孔性のウシの骨とPRPを混合した場合には、多孔質のウシ骨のみに比べてヒトの歯槽骨内欠損に優れた骨再生を示した[18]。同様にPRPは、硫酸カルシウム[19]、TCP[20]、同種骨[21]、自家骨、自家骨と同種骨の複合物など移植物と混合すると、PRPを入れない移植物に比べて優れた結果を示した。

　歯肉組織欠損治療の外科的な方法においては、術者が欠損全体を見て、支持の良好な骨の基部を覆って弁を縫合できるように、十分な弁の反転が行えるよう欠損部を超える十分な長さの歯肉溝切開をする必要がある。欠損内部の肉芽組織を完全に除去し、歯根表面を滑沢にする。欠損部を生理食塩液Peridex（Teva）で洗浄するか、クエン酸で洗った後に、酸の残りを除去するために生理食塩液で洗浄する。通常の水または蒸留水は、低張のために歯槽または移植細胞の細胞膜を破壊して骨再生を遅らせるので、使ってはならない[22]。どんな移植物を使うにしても、PRPは治癒の速度を早め骨再生の程度を高める。欠損内を清掃し洗浄している時間に移植物をPRP内に入れておくことをすすめる。この方法によって、PRPの細胞接着分子と凝固性のために、移植物は互いにくっついて複合体になり、取り扱いやすくなる。移植物を欠損の中に入れたら、移植物の表面に一層の活性化したPRPをかぶせることをすすめる（図3-31a～図3-31e）。この方法によれば、PRP中の血小板によって放出される増殖因子は、移植物を覆う粘膜骨膜弁と直接接触すると同時に、移植物の中へ入り込んで、軟組織の治癒と骨再生の両方を促進する。

　この応用では、PRPは移植物を包む軟組織の治癒を促進し、そのために創の哆開と移植物粒子の腐骨化の可能性を少なくする。さらに、この方法では、移植物が自分の骨原性細胞をまったく含んでいない時でさえ、欠損部の骨再生を促進し、より密度の高い骨が作られることが期待される（図3-32a、図3-32b）。これらの恩恵は、欠損に面

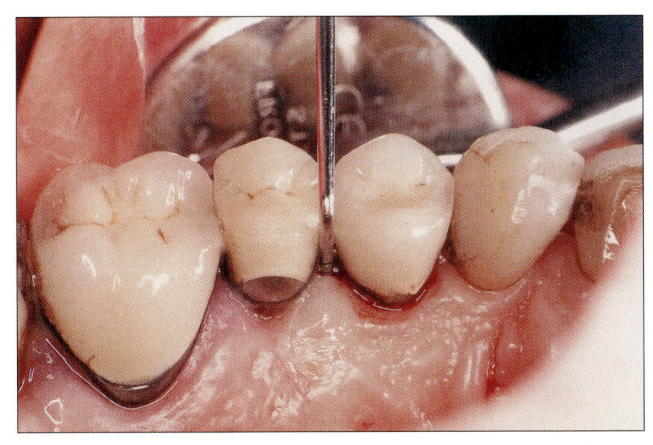

第3章 歯科手術における骨再生の促進

図3-31a 探針で測ると9mmの深さの歯周ポケットがある。歯周炎のために犬歯と2本の小臼歯は舌側の歯槽骨の一部を失っている（図3-31a〜図3-31eの写真提供：Dr Jack T. Krauser, Boca Raton, Florida）。

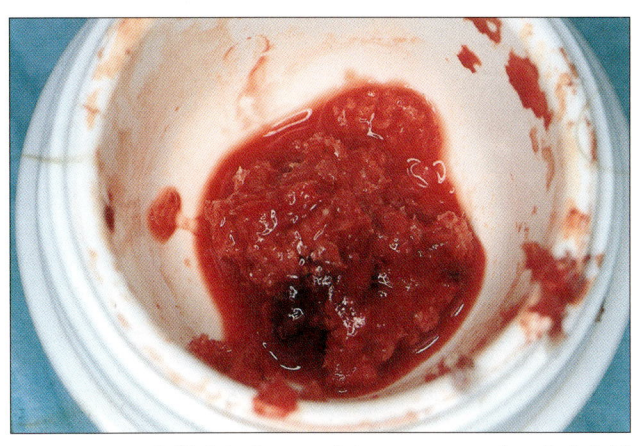

図3-31b PRPと混合したPuros（Zimmer Dental）のような異種移植材はこのようなタイプの骨欠損の置換には有効であると証明されている。ここでは移植材料はPRPに浸されている。

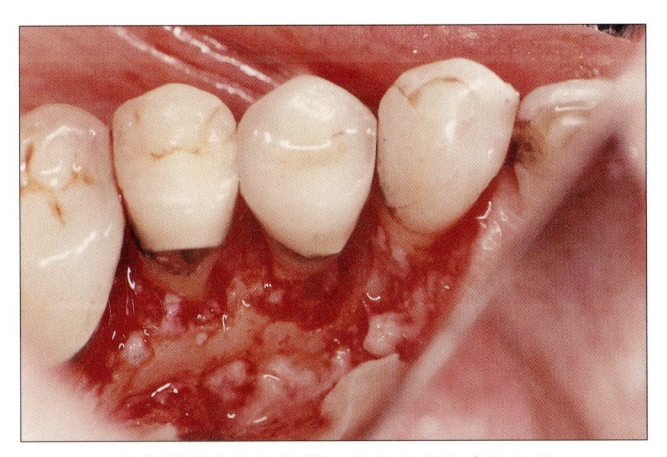

図3-31c 弁を剥離すると欠損の大きさがよくわかる。

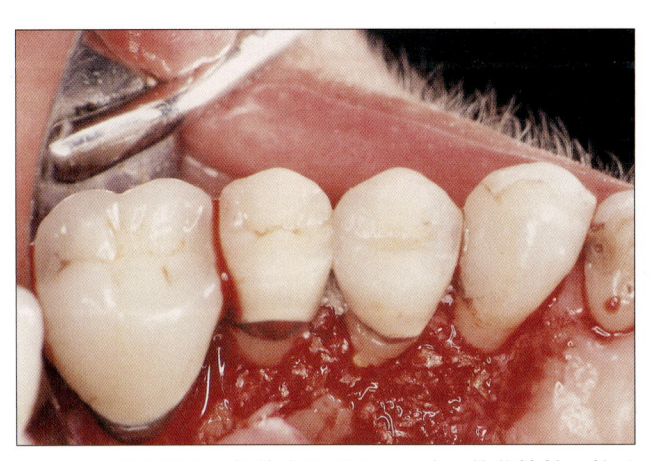

図3-31d 増殖因子を供給するだけでなく、骨移植材の粒子を接着し、欠損に対しての保持が容易になるので、PRPは移植材を取り扱いやすくする。

図3-31e 術後3週間目の写真であり、組織の迅速な治癒を示している。

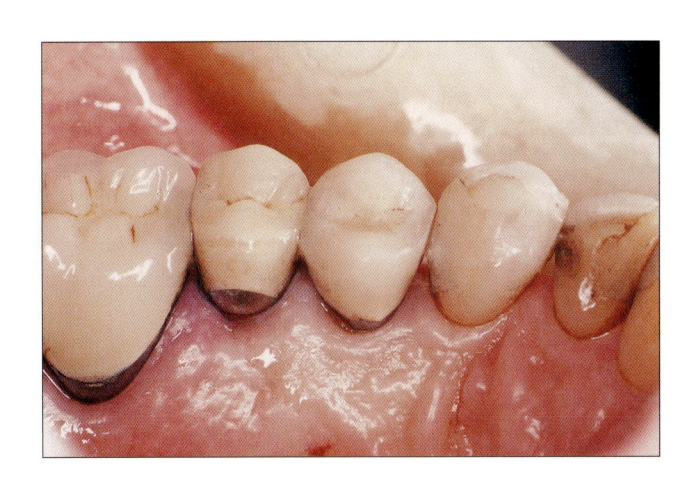

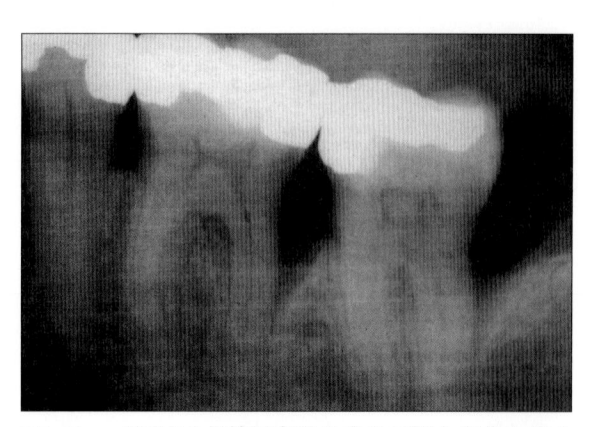

図3-32a　デジタルX線写真は2本の下顎大臼歯の遠心根表面の垂直骨吸収を示す(図3-32a、図3-32b写真提供：Dr Jack T. Krauser, Boca Raton, Florida)。

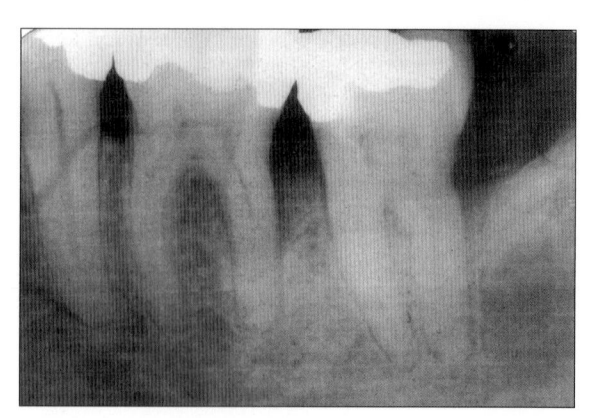

図3-32b　同じ2本の下顎大臼歯の術後のX線写真はPRPと共に異種骨を移植して6週間後の新生骨の形成を示す。

した骨壁上のPRPから放出された増殖因子の存在から得られるものである。特にPDGF（血小板由来成長因子）とTGFβ異性体は移植床の骨内骨芽細胞と骨髄幹細胞を刺激する。増殖因子TGFβ1とTGFβ2は骨形成の系統に沿った骨髄幹細胞の分化を促進する。血管内皮細胞増殖因子VEGFは血管の新生を促進し、類骨を合成するための栄養と酸素を供給する。細胞接着分子であるフィブリン、フィブロネクチン、ビトロネクチンはノンバイアブルな移植粒子と歯根表面に接着し、母床の骨壁を移植粒子と歯根表面に結合する基質の形成を助ける。これは、この上に類骨が沈着し、ノンバイアブルな骨粒子の表面に、新しい顕微鏡で見える骨が作られる方法である。骨伝導のこの過程は、細胞の増殖、分化、移動、そして最終的には新生骨形成を必要とし、そのどれもがPRPの成分によって強められる（図3-33a〜図3-33e）。

　もし自家海綿骨移植材が使われるならば、それ単体で、あるいはノンバイアブルな移植物と混合して使っても、移植物の細胞の数はノンバイアブルな移植物について述べたと同様、同じ増殖因子と細胞接着分子の影響を受ける。しかし、自家骨によって欠損の中に入れられる骨内の骨芽細胞と間葉系の幹細胞は類骨形成に働いて、骨の成熟を促進させる。自家骨を使う時には、PRPによるupregulationのためにより多くの細胞が使えるし、細胞はすでに欠損の中に存在しているので細胞の移動は不必要である。これらの理由から、自家骨を他の移植物と混合することは骨再生能力を欠損の中に移すことで、すでにノンバイアブルな移殖物を介しての骨伝導の能力を保持している。一壁性と二壁性の骨欠損には狭い表面積の既存骨があり、移植床の骨祖細胞数が少ないので、移植物の複合体の中にある割合で自家骨を混ぜることは骨伝導に貢献するため強くすすめられることである。三壁性、四壁性、五壁性の欠損は近くに十分な数の骨原性細胞があるので、数％の自家骨しか必要としないし、あるいはまったく必要でない。どちらの場合にもPRPは有効であると証明されていて、そのような移植物の中で被覆する弁のPRPの効果は毛細血管の内部増殖を助け、創の哆開と骨の脱出を防ぐ。

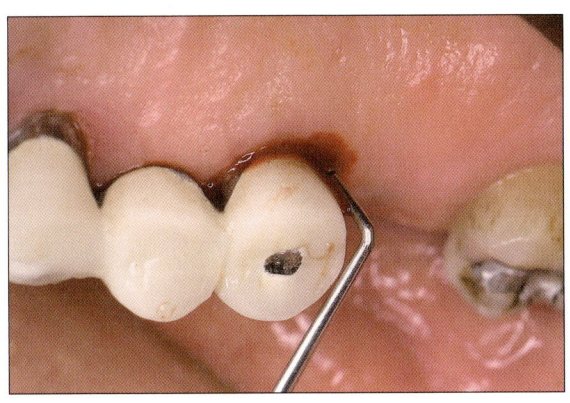

第3章 歯科手術における骨再生の促進

図3-33a 連結したブリッジの上顎小臼歯に7mmの深さのポケットがある（図3-33a〜図3-33eの写真提供：Dr Jack T. Krauser, Boca Raton, Florida）

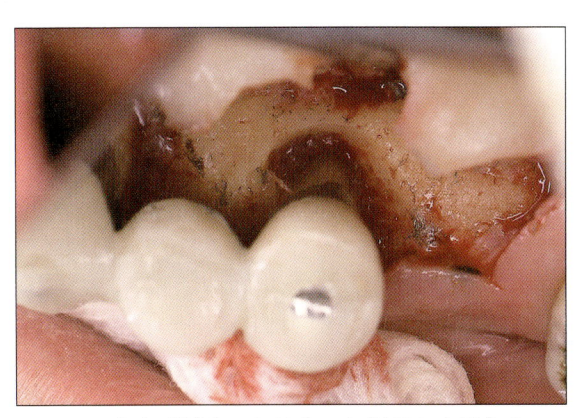

図3-33b 弁を剥離すると皿状の欠損がよく見える。

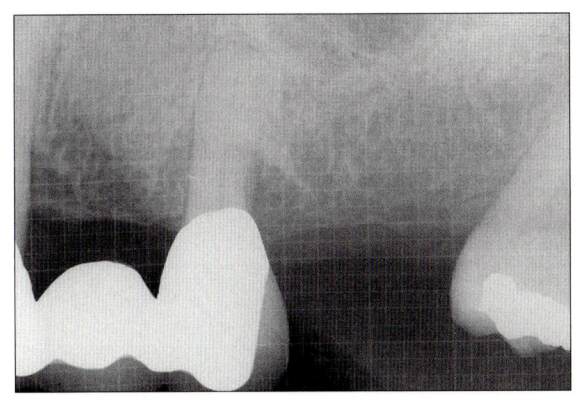

図3-33c デンタルX線写真によると小臼歯は其の支持骨の約50%が消失している。

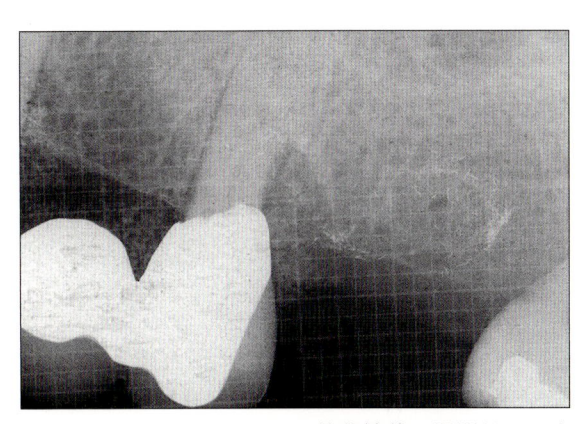

図3-33d PorusとPRPによる骨移植後6週間目で、小臼歯の周囲には新生骨が成熟し、このX線写真では海綿骨の模様が見える。

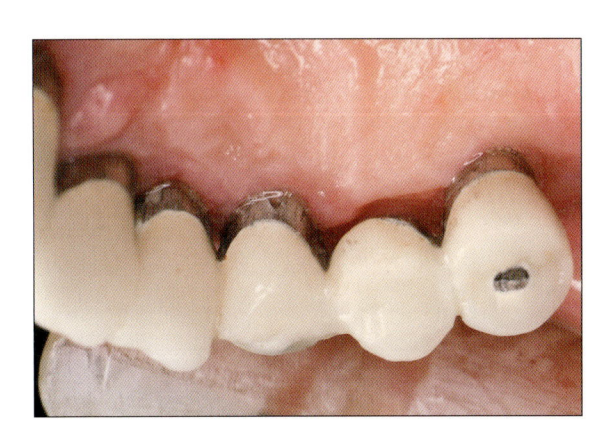

図3-33e 手術後6週間における固定性義歯周囲組織の写真

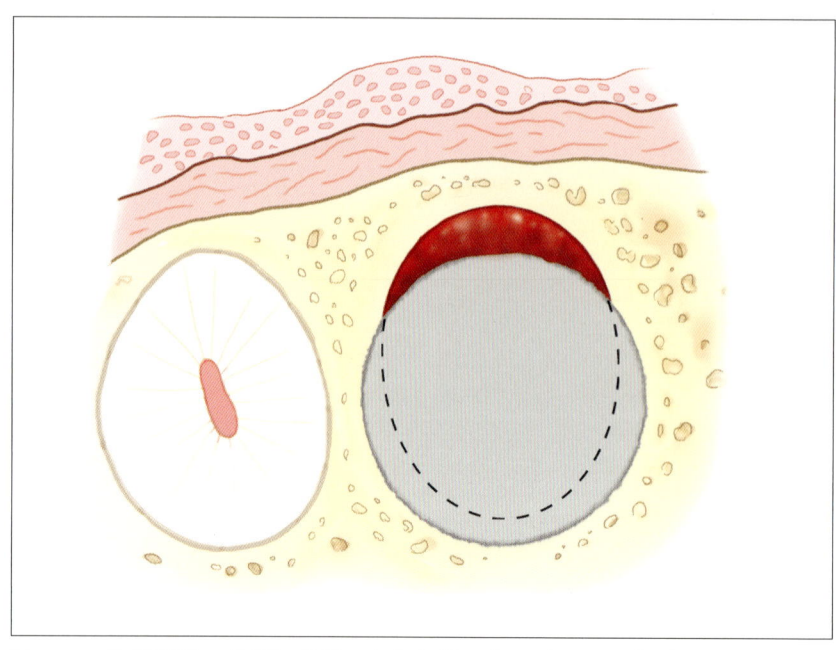

図3-34a　抜歯直後の歯槽に直径の大きすぎるインプラントを挿入してもインプラントと歯槽壁の隙間を埋めることはできない。

歯槽堤の保存

　抜歯後に骨と骨の外形を保存することは、暫間的、永久的な修復時の理想的な位置へのインプラント埋入と最良の審美を可能にする。歯槽堤の保存は歯列弓のすべての部位で大切であるが、上顎前歯部のいわゆる審美的な地帯といわれる部位で特に重要である。さまざまな合併症が歯槽堤の保存を一層難しくする。たとえば歯槽頂より下での歯の破折、脆弱になった根管治療歯、癒着した歯、薄い頬側の皮質骨、開窓、頬側の骨壁を通る瘻孔などのすべてが、歯槽周囲の骨を保存しようとする時に抜歯を複雑にする。多くの場合、そのような問題が非侵襲的抜歯という言葉を非現実的概念にしてしまう。それでも歯は、最小限の軟組織剥離と骨削除をして抜歯しなければならない。可能ならば、粘膜骨膜弁の剥離を必要とする唇側からの手術よりも、歯槽内での手術を行うべきである。注意深く剥離した粘膜骨膜弁でさえも骨から骨膜への血液供給を遮断し、骨膜の形成層の瘢痕形成を生じる。結果は100％以下の置換と骨の0.5mmから1.5mmの減少となる。

　もし十分な歯冠の構造が残っていれば、抜歯鉗子はできるだけ根尖側でつかむべきである。単根歯では、頬側の骨を指の圧力で支えながら歯を動かすのに回転力を加える。複根歯では、鉗子による楕円形に加えられる力が、従来から用いられている頬舌的方向の脱臼よりも好ましい。その時にも頬側からの指の支持がすすめられる。

　鉗子をかけるに十分な歯冠の構造がなかったり、あるいは歯槽頂より下部で歯根が破折している時は、できるだけ根尖に近い部分まで歯周靱帯の線維を切断するために

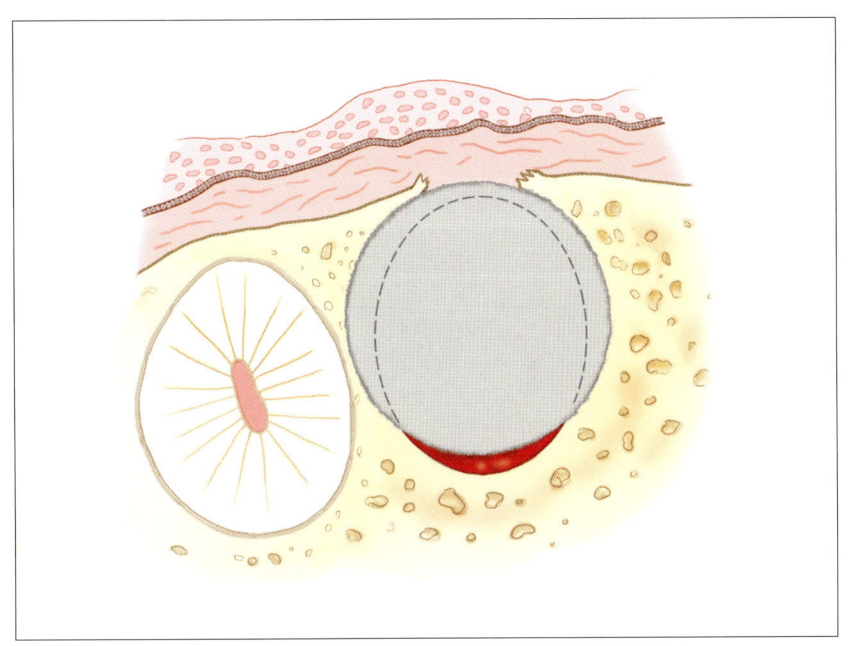

図3-34b　歯槽の中軸に沿って直径の大きすぎるインプラントを埋入すると、頬側皮質骨の穿孔の危険性や隣接歯根を損傷する危険性がある。

　歯周メスまたは11番のメスを使う。次に301のエレベータまたはルートチップ用エレベータなどの先の細いエレベータを梃子として使って歯根を脱臼させる。これでうまく脱臼できなければ、701、または702のテーパのついたフィッシャーバーを用いて、歯根を横断する深い溝を入れる。次に301エレベータまたはネジ回しを骨壁に触れるまで挿入して、回転する力を加えて歯根を抜去する。あるいは歯そのものを分割し、歯槽窩の周りの骨を損傷することなく破片として抜去する。別の方法は、歯髄腔の中に直径の太い根管用ファイル（80番または100番）を入れて象牙質に十分食い込ませる。このファイルを歯冠方向へ引っ張るための歯根に立てた柄と考え骨を剥離することなく、くさびとして作用するルートチップピックを使って歯根を抜去する。

　抜歯の間に歯槽窩の壁と本来の歯槽骨の高さが保存されるならば、その他の処置はまったく必要としない。軟組織の形態は保存され、抜歯窩は治癒に向かい、4～6カ月以内にインプラントを埋入するための十分な骨が自然に再生する。歯槽は楕円形であるが、歯科インプラントは円形である。したがって、インプラントと骨の間に0.1～3.0mmの空隙が生じる。直径の大きいインプラントはこの空隙を埋めないし、頬側の骨を外に向かって破壊する（図3-34a）。さらにインプラントの中心軸は理想的な修復のためには頬側に偏りすぎている（図3-34b）。特別の歯の位置のために、標準的な直径のインプラントがすすめられ、下顎切歯と上顎側切歯には3.25mm、犬歯と小臼歯には4.0mm、大臼歯と上顎中切歯には5.0mmである。しかし前歯と小臼歯では、抜歯窩の根尖を通って歯根の長軸方向にインプラントを埋入してはならない。その代わりに、一次固定を得る目的でより多くの骨と接するために、抜歯窩のやや舌側または口蓋側の骨の壁に埋入する（図3-34a）。さらに、インプラントの先端は抜歯窩の先端

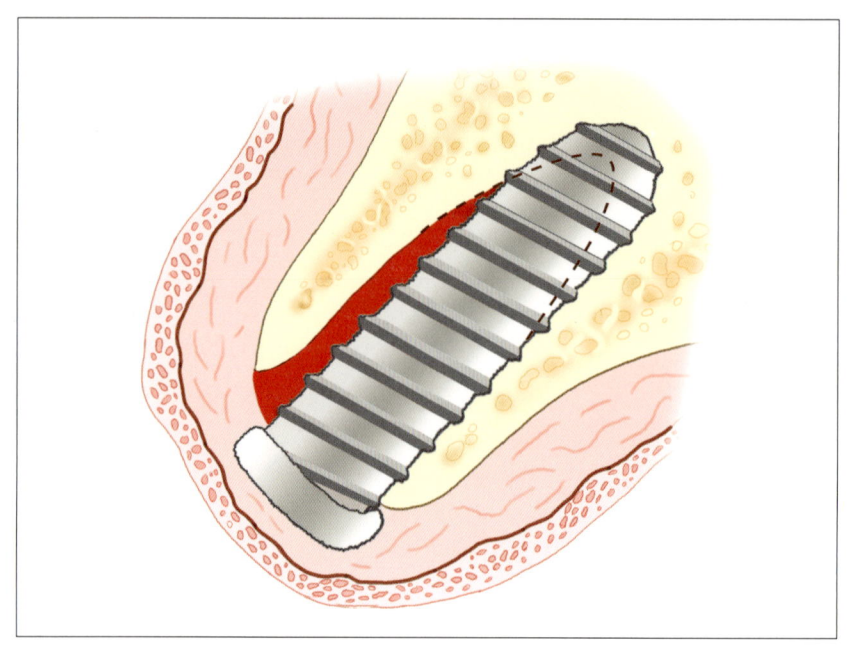

図3-34c 抜歯直後の歯槽に埋入した即時インプラントは舌側、あるいは口蓋側の皮質骨に接し、歯槽の先端より3mm深く埋入し、基底結節から出るようにすべきである。

から3mm深く、口蓋側または舌側に埋入すべきである（図3-34c）。一側の空隙をなくすことによって骨と金属の直接的な接触面積が増して、インプラントの出口は最適の修復物の舌側隆起または舌側咬頭の位置になる。この方法によれば、残ったインプラントと歯槽窩との空隙は少し広くなるが、それでも処置しやすい。

　2mm以下の空隙がある場合、PRPのみの使用をすすめる（図3-35a）。PRPの中の増殖因子が歯槽壁の骨内骨芽細胞膜と歯槽窩に露出した骨髄の幹細胞に付着して骨芽細胞の増殖と幹細胞の骨芽細胞への分化をおこさせ、最終的には空隙に骨ができる（図3-35b、図3-35c）。空隙を通しての細胞の移動が、PRPの中に見出されたフィブリン - フィブロネクチン - ビトロネクチン細胞接着分子によって助けられる。この接着分子は細胞が移動し、分化し、骨を作るための基質を作る。第1章で述べたこのメカニズムは、あらゆる状況での骨伝導の基本的過程を説明するもので、2mmより広い空隙にも適用される（第1章の図1-37a～図1-37dを参照）。

　空隙が2mmより広い場合には、PRPと併用して術者の好む移植物を使用することをすすめる（図3-36a、図3-36b）。歯槽窩の壁は骨内骨芽細胞と骨髄幹細胞の優れた供給源であり、欠損の量が比較的少ないので自家骨は必要ない。PRPと混ぜた同種骨または代用骨2mm以下の幅の空隙について述べたのと同じメカニズムで骨伝導に好ま

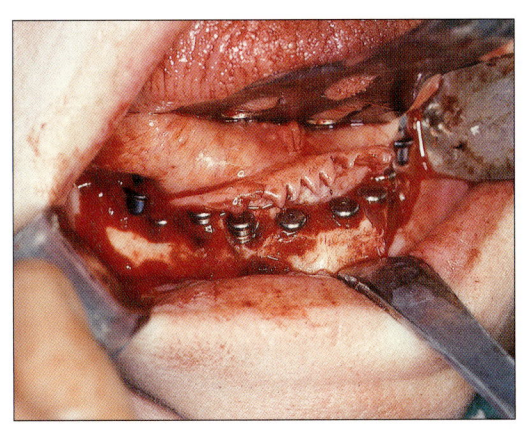

第3章 歯科手術における骨再生の促進

図3-35a インプラントと歯槽壁の間の空隙が2mm以下でPRPを併用すれば、抜歯創内への即時インプラント埋入は移植を必要としない。

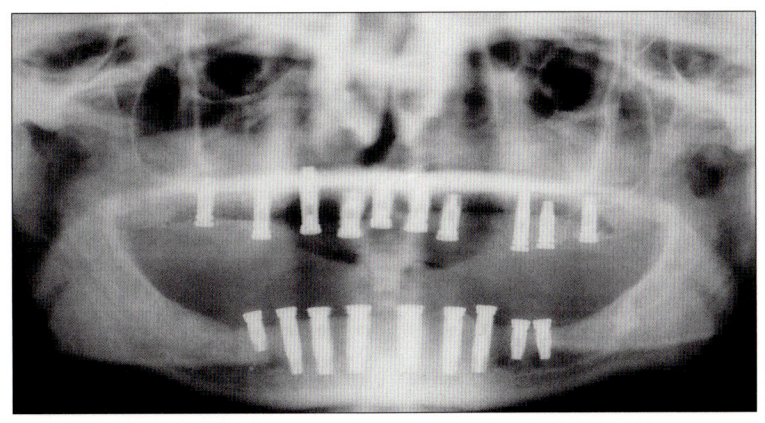

図3-35b 多数の抜歯創内への即時インプラント埋入後の骨再生。

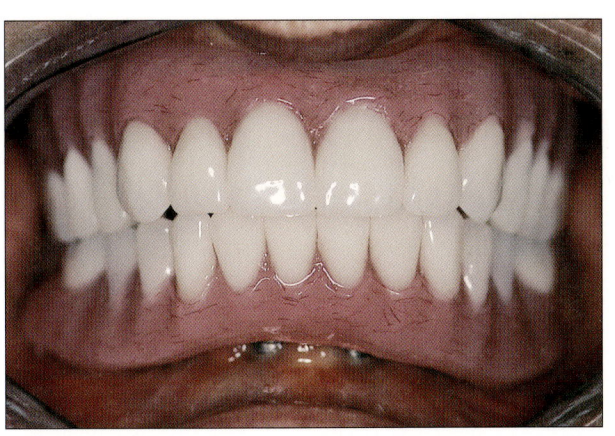

図3-35c 即時インプラント埋入と即時負荷によって達成された良好な保持と外観。

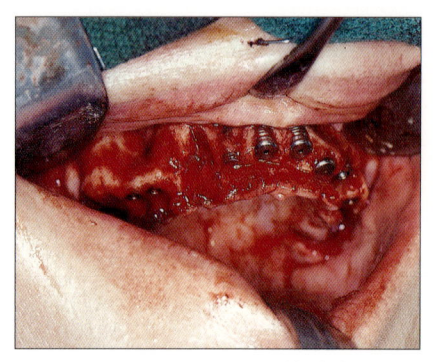

図3-36a　インプラントと抜歯創の壁の空隙が2mm以上あるか、頬側の骨壁が欠損している抜歯窩にインプラントの即時埋入をするには骨移植、PRPやGTR用の膜を必要とする。

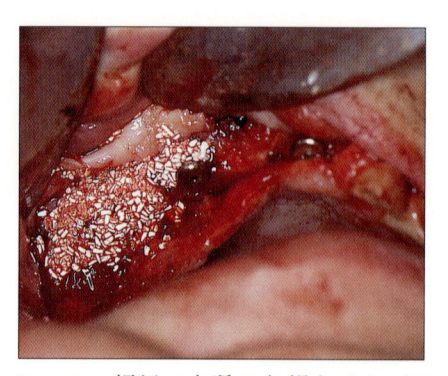

図3-36b　頬側の皮質の欠損とインプラント抜歯創内の空隙を再建するのに30%の自家海綿骨と70%のC-Graftの混合物を使う。

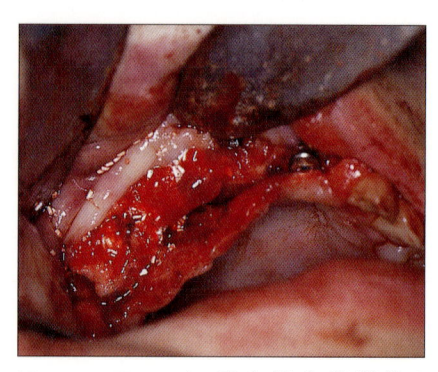

図3-36c　図3-36bに示す混合移植物にPRPを加えると移植物に増殖因子が加わると共に、移植物顆粒を成形できるように接着する力が増す。

しい基質を作る（図3-36c）。大きな空隙がある場合には、移植物は長期間、フィブリン‐フィブロネクチン‐ビドロネクチン基質を移動するのを助ける。さらにフィブリン‐フィブロネクチン‐ビトロネクチン複合体は移植物粒子の表面に接着して、空隙が満たされ、オッセオインデグレーションが完成するまで骨新生の基質を作る。

しばしば、いわゆる頬側壁の吹き出し（blow out）のために薄い頬側の骨壁がなくなる（図3-37a）。そのままにしておくとインプラントの埋入を不可能にしたり審美上好ましくない凹んだ頬舌的な骨欠損となってしまう。この欠損への移植が遅れると、選択可能なのは自家骨によるオンレーグラフトのみで、これはより複雑な手術であり、他の移殖法に比べて合併症をおこしやすい。したがって、歯槽窩の中に生きている骨を再生するためと、頬側の外形を保存するためには、同種骨または骨代用物を使って即時移植することを強くすすめる。特にインプラントを計画しているならば、審美上重要な場所におけるこの事態はきわめて重要である。

われわれは、活性化したPRPと粒子状の同種非脱灰骨（たとえば「Puros」、「PepGen P-15」）、代用骨（たとえば「C-Graft」）、または異種骨（たとえば「Bio-Oss」、「Puros」）を混合し、凝固物が成熟するまで1分間待つことをすすめる。同時に活性化した小量のPRPを歯槽窩と頬側骨壁に添加する。取り扱いが容易になったPRP移植物の複合体を歯槽窩内に入れ、理想的な頬側の外形に作り上げる（図3-37b、図3-37c）。ノンバイアブルな移殖材料を使う時には、きつく詰め込むことは有害なことであり、避けるべきである。ノンバイアブルな移植物は周囲の骨壁からの骨の移動と増殖というメカニズムによって骨の増殖を促進するので、骨伝導性の基質の形成のために粒子間に空隙を必要とする。PRPの中に含まれている細胞接着分子（フィブリン、フィブロネクチン、ビトロネクチン）はこの基質を供給するが、移植物の顆粒をあまり緊密に詰め過ぎると骨伝導性の基質のための空隙が足りずに、骨の代わりに線維の増殖がおこる。したがって、移植骨の顆粒とPRP複合体は空洞にゆるく詰めて、軟組織を一次縫合で閉鎖する（図3-37d～図3-37f）。

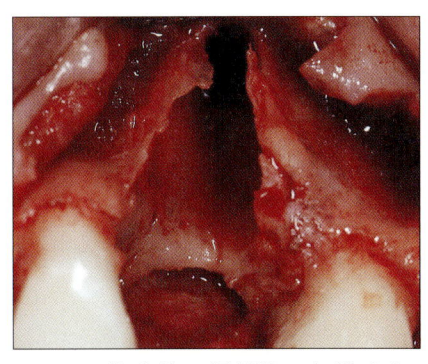

第3章 歯科手術における骨再生の促進

図3-37a 抜歯後の頬側壁の欠損はそのままでは陥凹となってインプラント埋入に不十分な骨となる（図3-37a～図3-37fの写真提供：Dr Paul Petrungaro, Stillwater, Minnesota）。

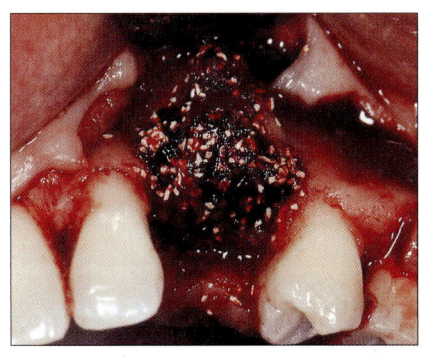

図3-37b PepGen P-15とPRPの混合物移植による歯槽形態の保存。

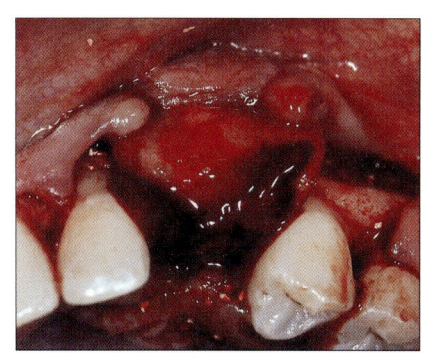

図3-37c 閉鎖直前に移植物を覆う膜としてさらにPRPを追加する。

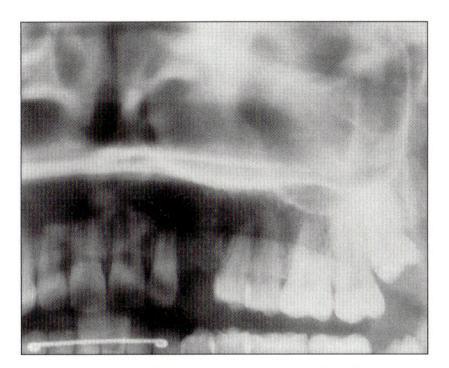

図3-37d 歯槽保存のための移植を行ったX線写真図。

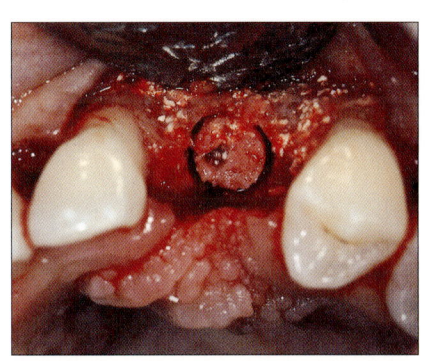

図3-37e インプラント埋入時の移植物の生検。

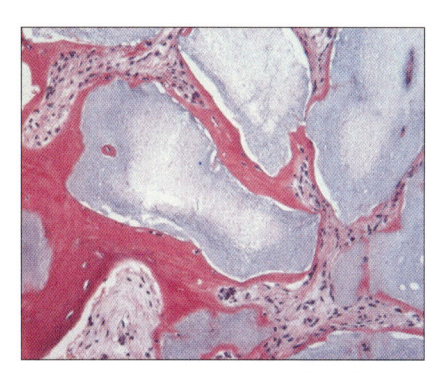

図3-37f PRP使用による歯槽保存のための骨移植部から採取した生検材料の組織像はPepGen P-15粒子と骨が直接に接触していることを示している。

参考文献

1. Marx RE, Carlson ER, Eichstaedt RM, Schimmele SR, Strauss JE, Georgeff K. Platelet-rich plasma—Growth factor enhancement for bone grafts. Oral Surg Oral Med Oral Pathol Oral Radiol Endod 1998;85:638-646.

2. Peleg M, Mazor Z, Garg AK. Augmentation grafting of the maxillary sinus and simultaneous implant placement in patients with 3 to 5 mm of residual alveolar bone height. Int J Oral Maxillofac Implants 1999;14:549-556.

3. Olson JW, Dent CD, Morris HF, Ochi S. Long-term assessment（5 to 71 months）of endosseous dental implants placed in the augmented maxillary sinus. Ann Periodontol 2000;5:152-156.

4. Mazor Z, Peleg M, Garg AK, Luboshitz J. Platelet-rich plasma for bone graft enhancement in sinus floor augmentation with simultaneous implant placement: Patient series study. Implant Dent 2004;13:65-72.

5. Schopper C, Moser D, Sabbas A, et al. The fluorohydroxyapatite（FHA）FRIOS

Algipore is a suitable biomaterial for the reconstruction of severely atrophic human maxillae. Clin Oral Implants Res 2003;14:743-749.

6. Quinones CR, Hurzeler MB, Schupbach P, Arnold DR, Strub JR, Caffesse RG. Maxillary sinus augmentation using different grafting materials and dental implants in monkeys. Part IV. Evaluation of hydroxyapatite-coated implants. Clin Oral Implants Res 1997;8:497-505.

7. Landi L, Pretel RW Jr, Hakimi NM, Setayesh R. Maxillary sinus floor elevation using a combination of DFDBA and bovine-derived porous hydroxyapatite: A preliminary histologic and histomorphometric report. Int J Periodontics Restorative Dent 2000;20:574-583.

8. Haas R, Baron M, Donath K, Zechner W, Watzek G. Porous hydroxyapatite for grafting the maxillary sinus: A comparative histomorphometric study in sheep. Int J Oral Maxillofac Implants 2002;17:337-346.

9. Shlomi B, Horowitz I, Kahn A, Dobriyan A, Chaushu G. The effect of sinus membrane perforation and repair with Lambone on the outcome of maxillary sinus floor augmentation: A radiographic assessment. Int J Oral Maxillofac Implants 2004;19:559-562.

10. Marx RE. Platelet-rich plasma: A source of multiple autogenous growth factors for bone grafts. In: Lynch SE, Genco RJ, Marx RE (eds). Tissue Engineering: Applications in Maxillofacial Surgery and Periodontics. Chicago: Quintessence, 1999:71-82.

11. Field EA, Speechley JA, Rotter E, Scott J. Dry socket incidence compared after a 12 year interval. Br J Oral Maxillofac Surg 1985;23:419-427.

12. Heasman PA, Jacobs DJ. A clinical investigation into the incidence of dry socket. Br J Oral Maxillofac Surg 1984;22:115-122.

13. Babbush CA. The use of PRP in conjunction with other bone graft materials: Allograft, alloplast, xenograft. Presented at the 2nd Symposium on Platelet-Rich Plasma (PRP) & Its Growth Factors, San Francisco, 23-26 Apr 2003.

14. Mancuso J, Bennion JW, Hull MJ, Winterholler BW. Platelet-rich plasma: A preliminary report in routine impacted mandibular third molar surgery and the prevention of alveolar osteitis. J Oral Maxillofacial Surg 2003;61(suppl 1).

15. Nyman S. Bone regeneration using the principle of guided tissue regeneration. J Clin Periodontol 1991;18:494-498.

16. Lekovic V, Camargo PM, Weinlaender M, Vasilic N, Aleksic Z, Kenney EB. Effectiveness of a combination of platelet-rich plasma, bovine porous bone mineral and guided tissue regeneration in the treatment of mandibular grade II molar furcations in humans. J Clin Periodontol 2003;30:746-751.

17. Camargo PM, Lekovic V, Weinlaender M, Vasilic N, Madzarevic M, Kenney EB. Platelet-rich plasma and bovine porous bone mineral combined with guided tissue regeneration in the treatment of intrabony defects in humans. J Periodontal Res 2002;37:300-306.

18. Lekovic V, Camargo PM, Weinlaender M, Vasilic N, Kenney EB. Comparison of platelet-rich plasma, bovine porous bone mineral, and guided tissue regeneration versus platelet-rich plasma and bovine porous bone mineral in the treatment of intrabony defects: A reentry study. J Periodontol 2002;73:198-205.

19. Kim SG, Chung CH, Kim YK, Park JC, Lim SC. Use of particulate dentin-plaster of Paris combination with/without platelet-rich plasma in the treatment of bone defects around implants. Int J Oral Maxillofac Implants 2002;17:86-94.

20. Kovacs K, Velich N, Huszar T, et al. Comparative study of beta-tricalcium phosphate mixed with platelet-rich plasma versus beta-tricalcium phosphate, a bone substitute material in dentistry. Acta Vet Hung 2003 ; 51 : 475-484.

21. Kassolis JD, Rosen PS, Reynolds MA. Alveolar ridge and sinus augmentation utilizing platelet-rich plasma in combination with freeze-dried bone allograft : Case series. J Periodontol 2000 ; 71 : 1654-1661.

22. Marx RE, Snyder R, Kline SN. Cellular survival of human marrow during placement of marrow-cancellous bone grafts. J Oral Surg 1979 ; 37 : 712-718.

第4章

歯科治療時の軟組織再生

　1990年代初頭より軟組織の治癒を促進させることが大変重要視されるようになった。今日、創傷ケアセンターは、増殖因子技術と改良された創傷環境概念を応用して、慢性で治癒しない創傷を治療している。美容外科医は顔面の軟組織手術を求めて来る多数の患者を治療している。口腔顎顔面外科医と歯周病専門医は、歯根面被覆法やインプラント治療に際して審美上の工夫などの適応症のために、遊離歯肉移植や結合組織移植を応用して優れた技術を開発したが、一般歯科医はさまざまな適応症に対し日常的に数種類の軟組織弁と移植を用いている。

　軟組織治癒の促進のための多血小板血漿（PRP）の使用は、いくつかの専門領域にわたる広範囲の軟組織治療の場で定評を得た。顔面の美容外科においては、PRPは伝統的なしわ取り術（フェイスリフト）、眼瞼形成術、レーザーによる皮膚の再上皮化[1]の場合に、腫脹と皮下出血斑を減らし、治癒を早めるために用いられる。皮膚科の手術では、皮膚病変の切除後に少ない瘢痕を残しながら、より早くより完全な治癒を得るためにPRPが用いられる[2]。心臓の手術では、胸部の創の哆開と治癒遅延の発生を少なくするためにPRPが用いられている[3]。創傷ケアセンターでは、難治性の糖尿病性潰瘍と末梢性の血管病変による潰瘍にPRPが治癒をもたらしている（図4-1a～図4-1f）。これらの科のいずれでも、PRPの使用によって得られる良好な結果を目で見ることができる（図4-2a～図4-2c）。本章では、PRPを使用した歯周外科とインプラント外科での特別な軟組織の治療法に焦点を当てる。

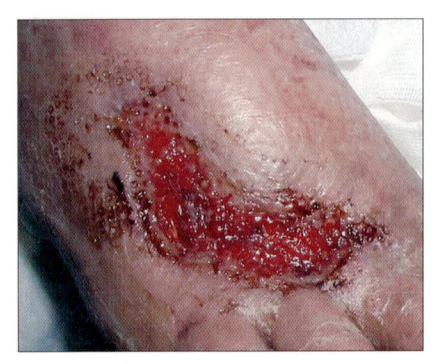

SECTION 2　PRPの歯科への応用

図4-1a　糖尿病性の足の潰瘍、神経の病変として発症し、微小血管病変により進行して、足の切断にまで至る（図4-1a〜図4-1eの写真提供：Dr Jürgen Becker, Düsseldorf, Germany）。

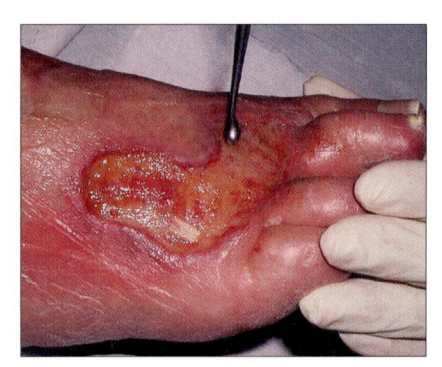

図4-1b　注意深い創縁切除が最初の治療である。

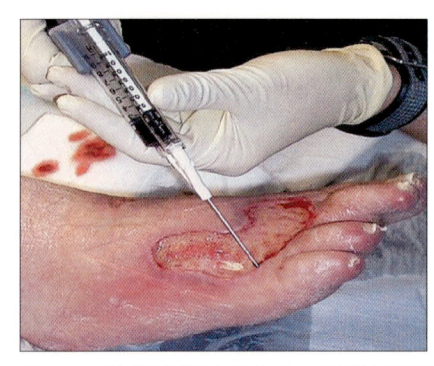

図4-1c　治癒を助けるために局所にPRPを使う。これが足の切断を防止する助けになる。

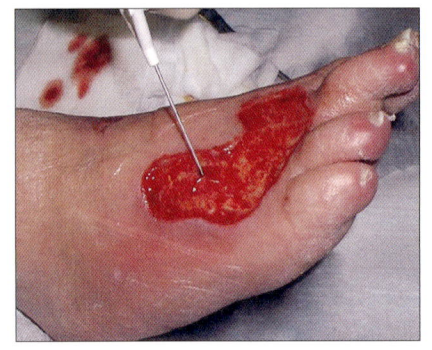

図4-1d　包帯をあてる前に創の表面に活性化したPRPを使う。

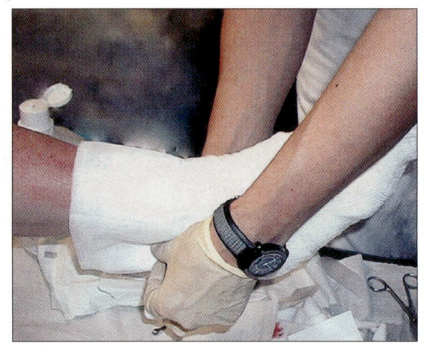

図4-1e　ゆるく巻いた包帯がPRPをその場所に固定し、汚染を防ぐのに役立つ。

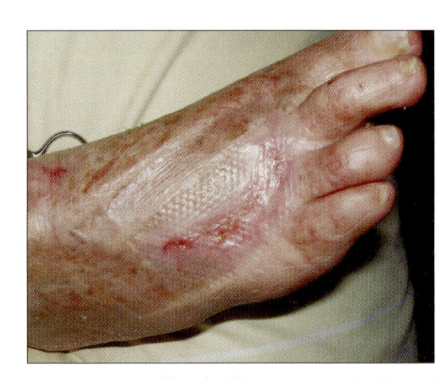

図4-1f　4週後。短期間でほぼ完全な治癒が見られる（写真提供：Dr G. Friese, Düsseldorf, Germany）。

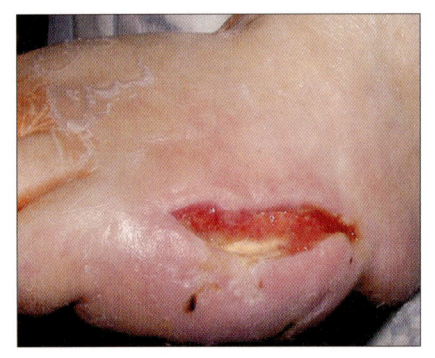

図4-2a　別の糖尿病性腫瘍。糖尿病患者では、足の骨の隆起がもっとも治療が難しい部位である。PRPは創復処置後の回復を助けるために使う（写真提供：Dr G. Friese, Düsseldorf, Germany）。

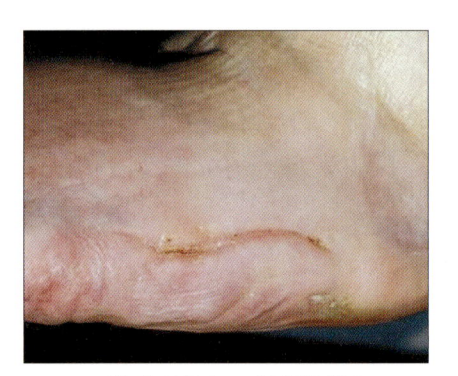

図4-2b　潰瘍が最初の創復処置とPRPの使用で効果を示した。潰瘍はほとんど治癒し、腫脹は消失した。

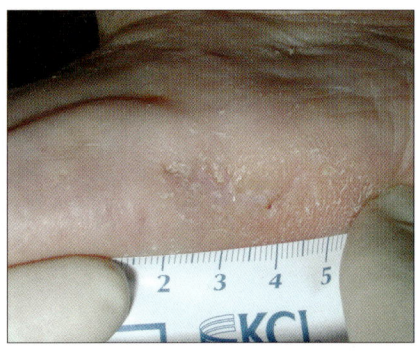

図4-2c　6週間後の治癒状態（写真提供：Dr G. Friese, Düsseldorf, Germany）。

インプラント手術での軟組織の弁

　インプラントを埋入する際、術者は常に弁は治癒するものであり、その血行は完全であり、骨膜は良好な骨形成の能力を持っていると思っている。しかし現実には、インプラントを必要としているたいていの患者には、歯がないのと同様に、軟組織の欠損と骨膜の骨再生能力の低下が存在する。慢性歯根膜炎に関連した長期間の炎症があるので、骨膜の瘢痕化が進み、抜歯、特に粘膜骨膜弁を剥離する抜歯では、血液の供給が変化する。歯性膿瘍、根端切除術、反復した歯周手術、とくに移植材料を用いた移植治療によって、骨膜や粘膜の全層が障害を受け、そのいずれも軟組織の血液供給を減少させ、骨膜の骨形成能力を低下させる。治癒は、さらに喫煙、煙の出ないタバコ、ステロイドの服用、放射線治療などの外的な因子によっても、また糖尿病、抹消血管の疾患、全身性エリテマトーデスなどの全身的疾患によっても障害される。加えて、高齢も治癒の速度と程度を低めるものとして知られている。これらすべての理由によって、どのような弁を使うにせよ、PRPはインプラント手術に大きな可能性を与える。

　歯槽頂で剥離した全層の粘膜骨膜弁は、歯科用インプラントを埋入するための標準的な弁である。頬側または舌側の切開による弁、または血管柄付の骨膜結合組織弁も使用される。弁のデザインに関係なく、骨膜は過去の疾患または手術によって障害を受けている可能性があるため、すべての弁にPRPの使用がすすめられる。剥離時に弁は収縮するので、緊張なく閉鎖しようとしても弁は伸展しにくい。こういう状況では、骨膜は骨の再生には十分に機能しないため、術者は骨膜を切開し、筋肉の付着よりも浅い層で粘膜の下を切ることをためらってはならない（図4-3a）。この方法によって弁は反転した状態で一次閉鎖され、最良の治療が得られる（図4-3b）。また、顔の筋肉の付着部から切り離すために弁の下方で切開することは、縫合部の微小な離開を防ぎ、結果として唇や頬の運動時の唾液の侵入を防ぐ。

　活性化したPRPは弁の下面、または骨とインプラントの上のどちらかに、縫合直前に使う（図4-4a～図4-4c）。これで縫合線の封鎖が完成し、唾液の侵入を防ぐ。この使用法でのPRPの作用機序は、増殖因子が骨内への血管新生を助け、歯槽頂の骨吸収を防ぎ、細胞接着分子は弁の初期固定を行い、縫合部の封鎖を助け、後では骨伝導と血管新生の基質として働くことである（図4-4d、図4-4e）。

　PRPは第2段階のインプラント露出手術でも使われるが、多数のインプラントの手術を行ったり、そして繰り返し行われた手術、感染、移植の失敗、放射線治療によって粘膜がひどく障害されていたりしなければそれほど重要ではない。

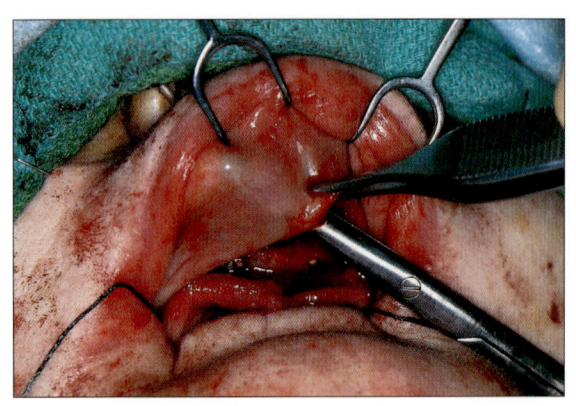

SECTION 2　PRPの歯科への応用

図4-3a　薄い層で粘膜を広く薄く剥離して、粘膜から筋肉の付着を切り離す。

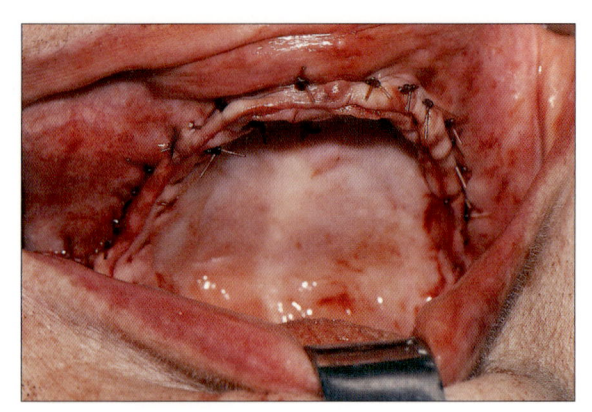

図4-3b　創縁を反転した状態で水平マットレス縫合により弁の閉鎖をする。

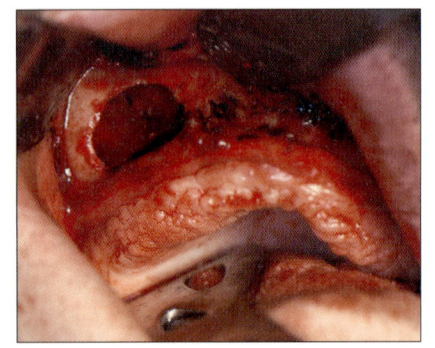

図4-4a　移植のための準備が終わった上顎の水平骨欠損と上顎洞底。

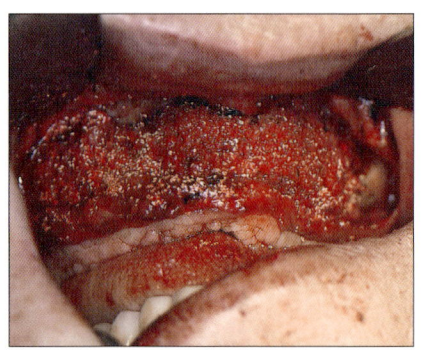

図4-4b　上顎洞底と上顎の水平骨欠損部に入れられる自家骨と代用骨(「C-Graft」The Clinician's Preference社製)の混合物。

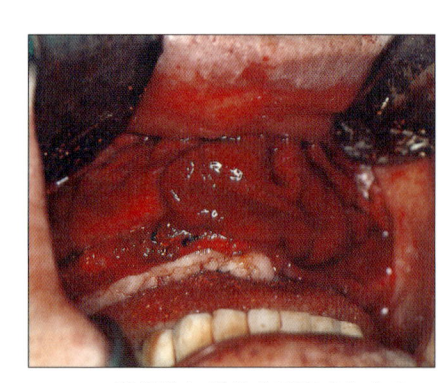

図4-4c　移植物に活性化PRPを加える。

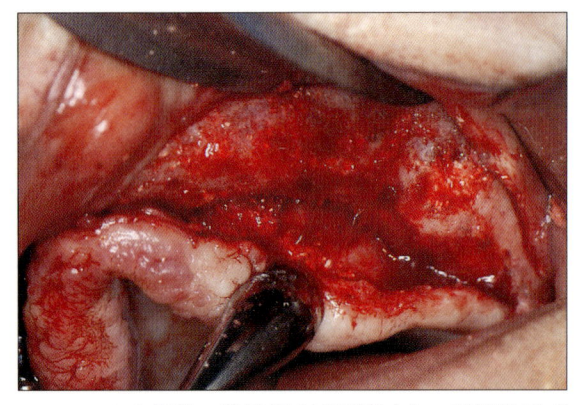

図4-4d　4カ月後、移植部を再び開くと、移植物は成熟し石灰化している。

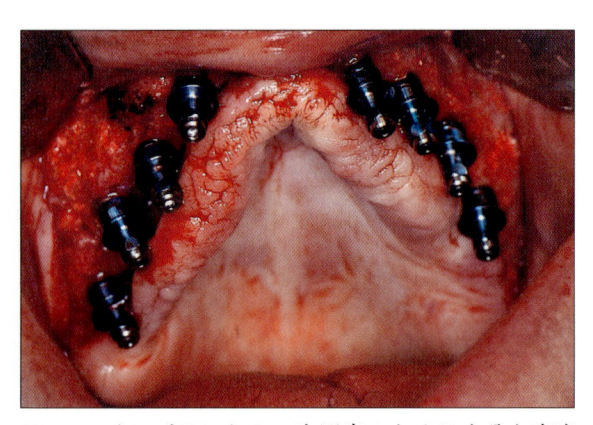

図4-4e　インプラントの一次固定のために十分な密度を持った成熟移植骨。

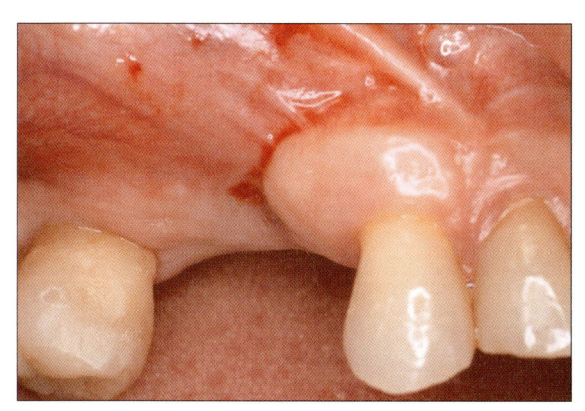

図4-5a 歯の喪失部の消失した付着歯肉は、自家角化粘膜の移植で覆う。

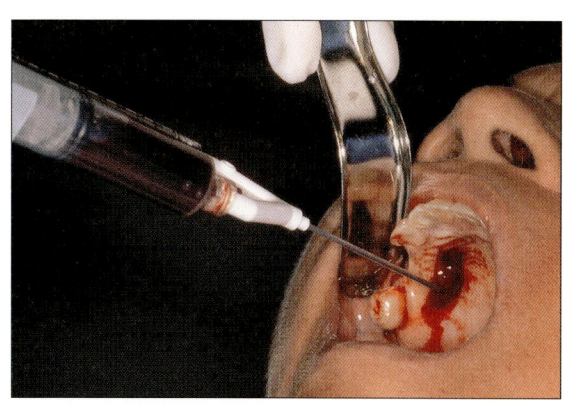

図4-5b 角化粘膜は通常口蓋から採取する。採取部の出血の処理にはPRPを使う。

図4-5c PRPの使用は止血に役立ち、治癒期間を短縮し、不快症状を軽減する。

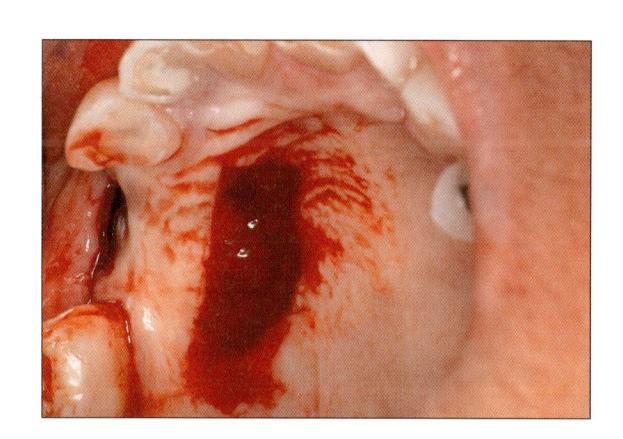

遊離歯肉移植

　遊離歯肉移植は歯根露出、インプラント露出の被覆、高位の可動粘膜付着の解除、審美上の組織改善のために利用される。この治療の結果は患者にも紹介医にもすぐに明らかになり、両者によって支持される。したがって、この単純で小さな治療は治癒を助けるための強い適応を担っている。

　遊離歯肉移植のもっとも一般的な応用は、退縮または可動粘膜の高位付着によって生じた狭い付着歯肉の幅を増すことである（図4-5a）。この処置の存在のために、口蓋の側方で、大臼歯部に近い角化歯肉を採取する。豊富な血管と神経のために、術後に出血とかなりの痛みがある。これに対処するためには、止血に電気メスや活性化した少血小板血漿（PPP）、時にはPRPも使う（図4-5b、図4-5c）。圧迫用のガーゼを採取部の上に縫いつける術者もあるが、これは通常は不要である。

　われわれは、移植床の準備が行われている間には採取した全層歯肉弁を活性化したPRPの中に入れておくことを推奨している（図4-5d、図4-5e）。

　これによってPRPから遊離した増殖因子が移植部の中の細胞膜に接着する一方、細

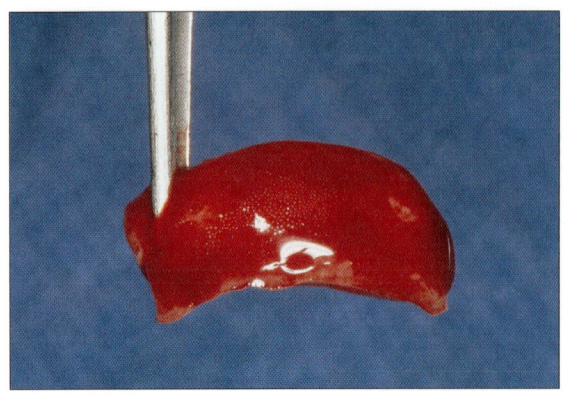

SECTION 2 PRPの歯科への応用

図4-5d 移植床の上に置く前に、移植する歯肉の内面をPRPで覆う。

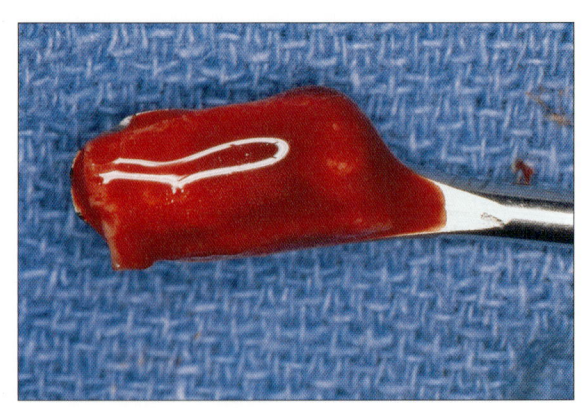

図4-5e PRPからの増殖因子は急速に放出されるので、移植直前に移植片にPRPを塗る。

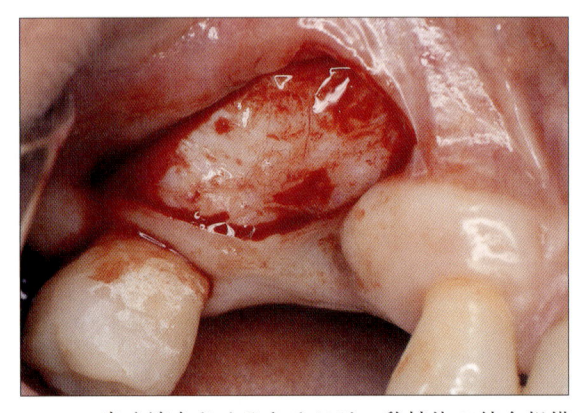

図4-5f 良く適合させるためには、移植片の結合組織を下にある骨膜に注意深く縫合するべきである。組織の注意深い外科的な取り扱いがPRPの応用を成功させる。

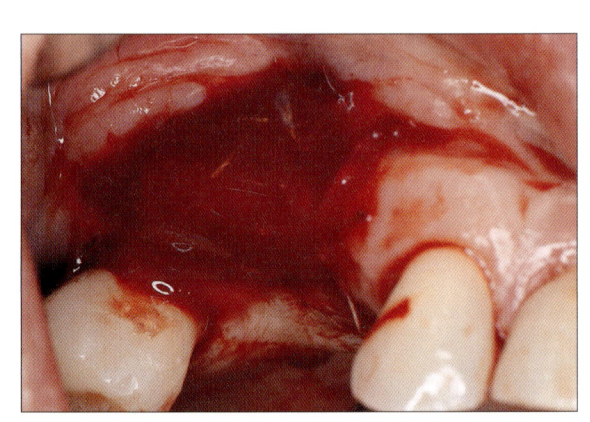

図4-5g 処置が完了したら、移植部の表面を再度PRPで覆う。

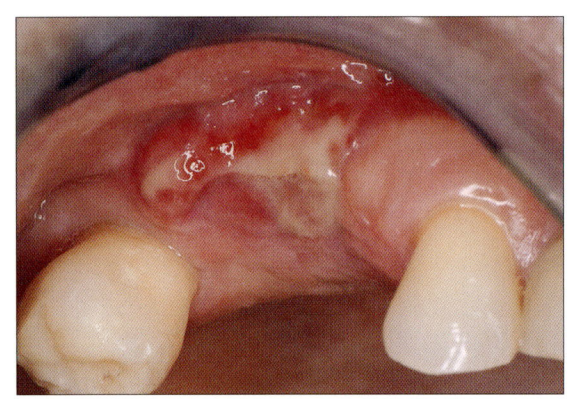

図4-5h 7日後の抜糸時、移植部の生着は明らかである。可動粘膜の帯が修正されたことに注目。

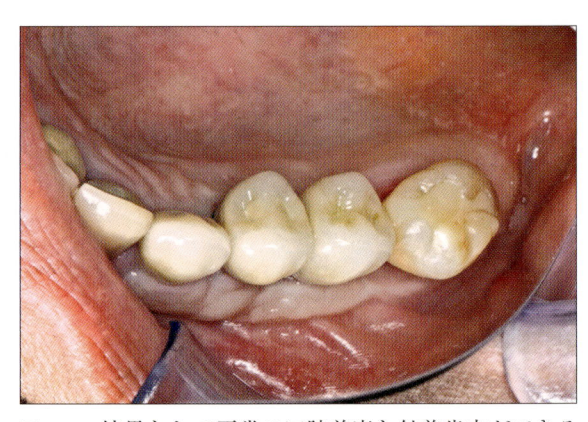

図4-5i 結果として正常の口腔前庭と付着歯肉ができる。

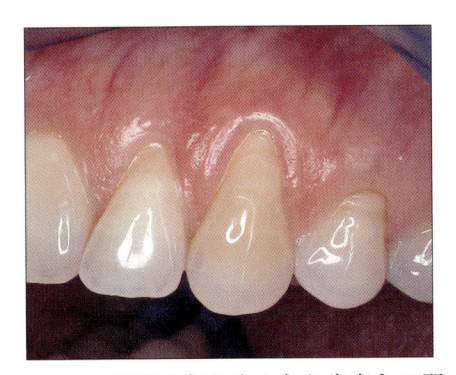

図4-6a　磨耗を起こすような歯磨きの習慣が、治療の難しい薄い犬歯部粘膜の退縮につながる。

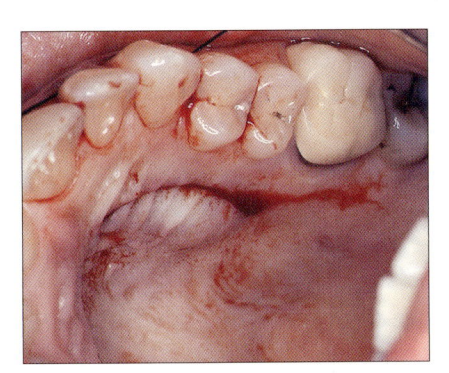

図4-6b　表層の上皮下、歯槽骨と口蓋突起より浅い部位で縫合するためと、裸の創を作らないために、ポケットテクニックを用いて、上皮を傷つけないように注意しながら結合組織を採取する。

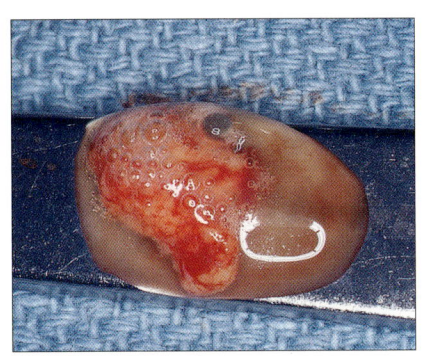

図4-6c　移植床に固定する直前に口蓋から採取した結合組織をPRPで覆う。

胞接着分子が移植物の底面を被覆する。このメカニズムの両者が移植床に移植物が接着するのを助け、結果として移植物の完全な生存に必要な毛細血管と結合組織の増殖を促進させる（図4-5f、図4-5i）。

結合組織移植

　過去数十年間、審美歯科への関心が高くなった結果、結合組織移植は比較的ポピュラーな治療になった。今日、結合組織移植は天然歯の歯冠周囲とインプラントに支持された歯冠周囲の唇側歯肉に膨らみと外形を与えるために使われることが多い。また軽度あるいは中等度の歯根露出の場合、歯根の被覆にも用いられる（図4-6a）。結合組織移植は審美上重要な部位において、より自然に見える歯肉と歯の接合部を作るためにしばしば用いられる。

　ここで治療で使われる結合組織はほとんどすべて大臼歯の口蓋側で、硬口蓋の外側から採取される。同じ部位から採取される遊離歯肉移植と違って、結合組織移植片採取部位は一次的に閉鎖されるので、術後の出血と疼痛が少ない（図4-6b）。組織の豊富な血行と採取部の一次閉鎖のために、早くて合併症のない治癒が得られるため、移植片採取部へのPRPの使用は術者の選択による。しかし遊離歯肉移植と同様に、結合組織移植において、移植床の準備をしている間、移植片は活性化したPRPの中でincubateすべきである（図4-6c）。このことによって、血小板は7つの増殖因子を放出し、移植片のコラーゲン線維がPRP中の細胞接着分子によって包まれるため、増殖因子は移植片の中の細胞膜に接着する。

　歯根の表面をクエン酸飽和溶液か塩酸テトラサイクリン、EDTAまたはその他の酸性の溶液で処理する。これが歯根表面からタンパク質を含む沈着物を除去し、象牙質を脱灰して、移植片の最大限の増殖と歯根への強い線維性付着の形成のために象牙細

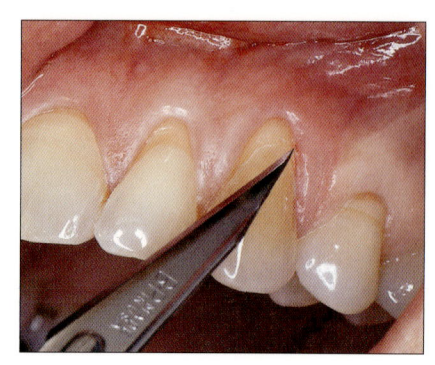

SECTION 2 PRPの歯科への応用

図4-6d トンネル法を行うために、歯間乳頭の最切端側の付着を残しながら、歯周靭帯を1～3mm根尖側に向かって切断する。

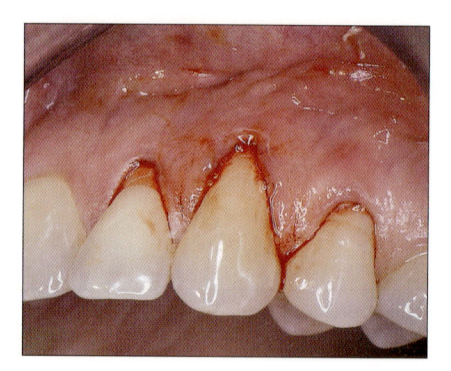

図4-6e トンネル法では、犬歯の近心と遠心の歯間乳頭はトンネルで貫通されるが、先端は付着したままである。

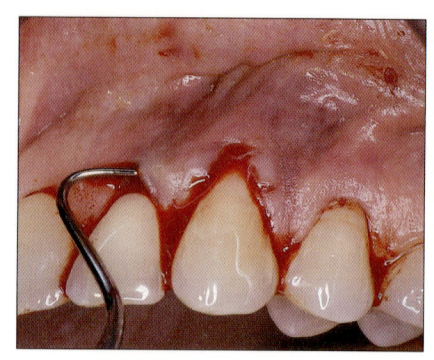

図4-6f 歯周探針または類似した器具を使って線維を分離し、切開の適切性を評価する。

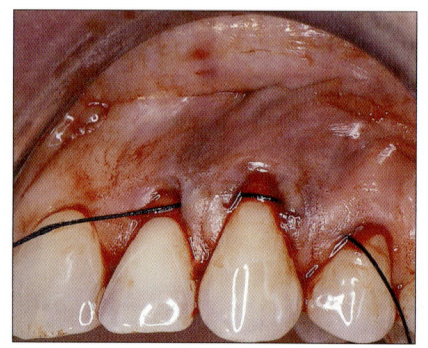

図4-6g トンネルが作られた歯肉の下に通した糸を上下に引っ張ると、正しい剥離ができたかどうかの評価に役立つ。

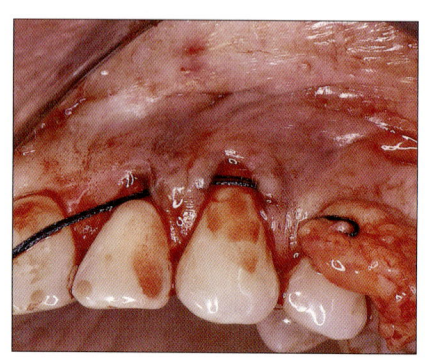

図4-6h 脆弱な結合組織が裂けるのを防ぐために、端に縫合糸を付ける。

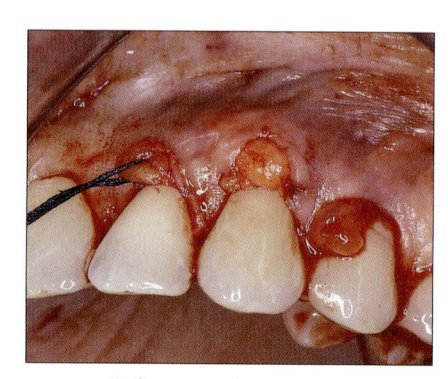

図4-6i 歯肉のトンネルを通して移植組織を注意深く引っぱり、望ましい位置に固定する。PRPは組織の収縮を生じさせて、移植片の結合（付着）を助ける。

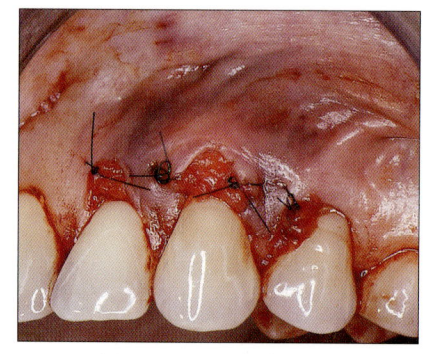

図4-6j 細いナイロン糸（5.0または6.0）が移植片を固定するのに適している。移植部位と移植片は小さいのでこの処置のすべては丁寧に行うべきである。

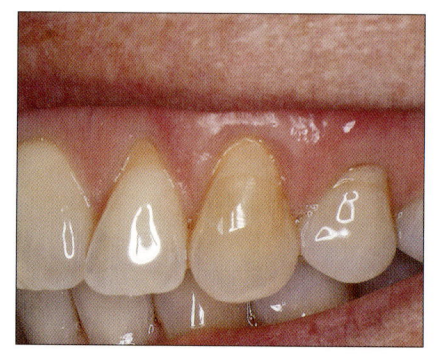

図4-6k 1カ月後、歯肉退縮は解消された。PRPによる移植片の結合と治癒の補助が、この歯根の被覆に大きく寄与した。

94

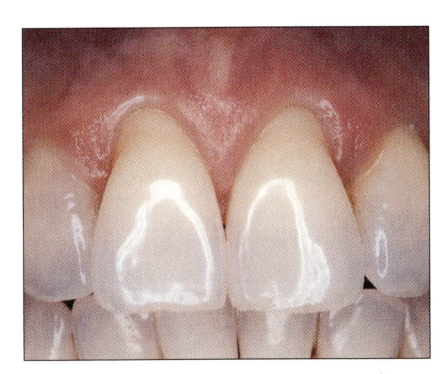

図4-7a　2本の上顎中切歯唇側歯肉の退縮により歯根のほぼ4分の1が露出し、美感を損い、冷熱に敏感になっている（図4-7a～図4-7hの写真提供：Dr Paul Petrungaro, Minneapolis, MN.)。

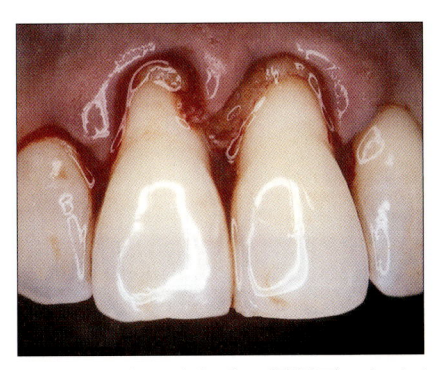

図4-7b　両側の中切歯の唇側面における歯肉溝切開後に2～3mm歯根を露出するため、弁を少し剥離する。

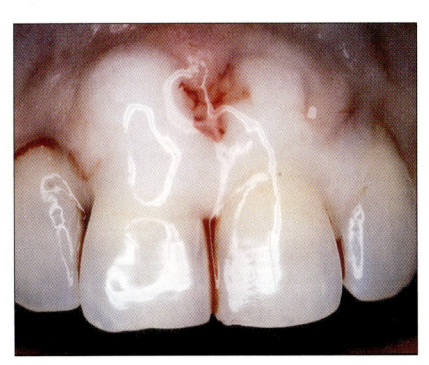

図4-7c　露出した歯根表面にEDTA溶液を塗布して、タンパク質を含む沈殿物を除去し、象牙細管を開く。

管を開かせる。歯根表面の清掃と脱灰が終わったら、活性化したPRPで歯根面覆う。

歯間に行う乳頭を保存するための歯肉溝切開後に、被移植部の軟組織を剥離する（図4-6d～図4-6f）。このトンネル形成法は骨膜から粘膜を分離し、移植片を入れるための十分な空隙を作る。PRPを塗った結合移植片は3-0糸を使い、一側から他の側にトンネルを通して引っぱる（図4-6gと4-6i）。次に粘膜を歯冠側に向けて動かし、完全な固定が得られるように口蓋の粘膜に縫合する（図4-6j）。この手技は、審美のために歯肉の外形を大きくすることに役立つとともに露出した歯根を被覆する（図4-6k）。PRPによる急速な血管新生が移植細胞の生存を維持し収縮を防ぐので、移植片を過度に大きくする必要はない。本章で述べた他の軟組織の処理法と同様に、移植片の固定が良い結果をもたらす。移植片の外傷や微小な動揺でさえ、移植片の中への血管新生を中断させ、コラーゲン形成を阻害する。治癒過程を促進する能力があるとはいっても、PRPは外傷の影響や移植片の破壊を補償するものではない。治癒のための他の補助手段と同様に、PRPを一緒に使った場合、治癒を早め痛みを減らし、より質の良い組織を作る。優れた基本的な外科の原則をPRPは補いこそすれ、それに代わるものではない（図4-7a～図4-7h）。

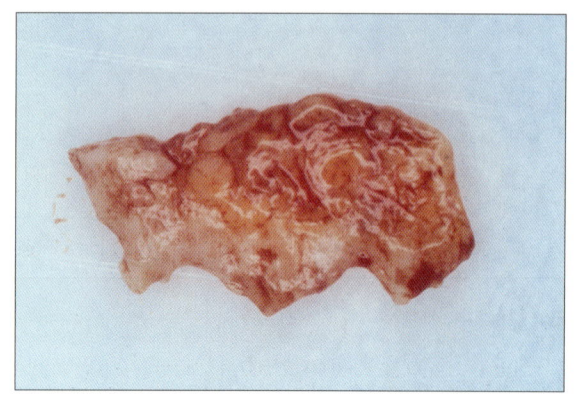

SECTION 2　PRPの歯科への応用

図4-7d　結合組織移植片は、自然の歯肉の膨らみと歯間空隙に一致するように形態を修正する。

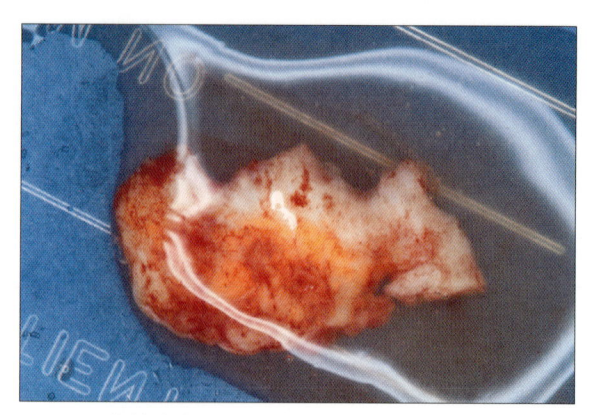

図4-7e　移植片を置く前に、移植片と移植部をPRPで完全に覆う。

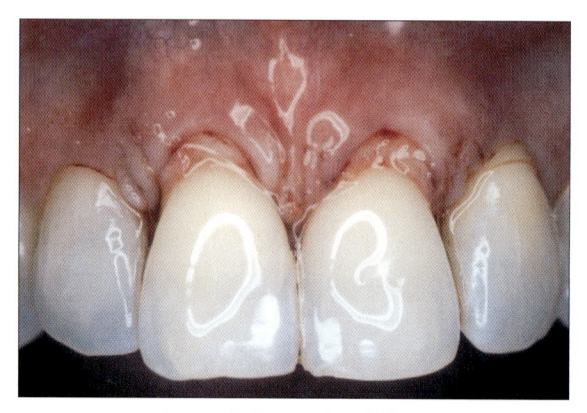

図4-7f　PRPによって強化された血管新生とコラーゲン形成を防げる微小な動きを防ぐために、移植組織をしっかりと縫合する。その後に歯肉弁を歯冠側に移動して、移植片にかぶせる。

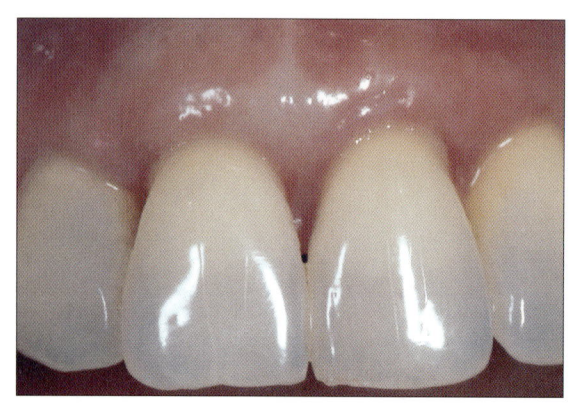

図4-7g　わずか3週間で軟組織は治癒し、歯根面はきれいな歯肉で覆われる。

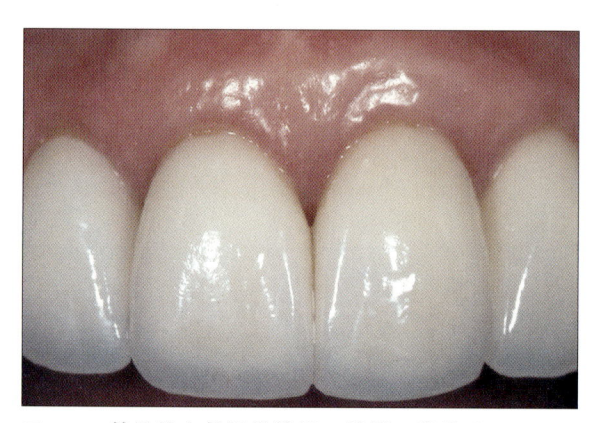

図4-7h　効果的な軟組織治癒の結果、患者はベニアクラウンによってさらに美しくなることを要求するようになった。

歯根被覆のための歯冠側移動弁と同種真皮

　歯根被覆のために最近開発された技術は、広範囲の歯根露出がある症例において、劇的な結果をもたらした（図4-8a、図4-8b）。この技術は、予測可能な結果を得るために、歯冠側移動弁とともに同種のヒト真皮（「AlloDerm」LifeCell社製）とPRPという2種類の材料を組み合わせている。

　この方法では、歯根の表面が飽和クエン酸溶液または他の薬剤で処理されている間と全層弁を剥離する間に、同種真皮を活性化PRPの中で水に含ませる（標準的な食塩水中ではなく）（図4-8c）。その後、同種真皮を歯根表面（通常は数本の隣接する歯根を同時に治療する）と骨の上に置く（図4-8d）。次に歯肉縁の彎曲に沿って修正し、歯間の空隙を通して舌側または口蓋側粘膜に縫合する（図4-8e、図4-8f）。根尖側端は遮断膜の固定用に作られたピンで骨に固定することが多い。活性化したPRPを固定した真皮と粘膜骨膜弁の下面に塗る（図4-8g）。

　この方法は、多数歯の歯根露出があって、その程度が相当にひどい場合に成功する。遊離歯肉移植と局所弁は、移植組織の採取量の制限と採取部の障害と瘢痕形成のために、この歯根露出に対しては効果が少ない。口腔を左右に分けた実験、すなわち、1つの側に生理食塩水に浸した同種真皮、他側に同種真皮とPRPを用いた実験では、PRP処理側では腫脹、炎症、痛みが少なく、同種真皮の露出もなかった[5,6]。同種真皮の目的は、歯冠側に移動した弁がそのままの位置で根尖方向への退縮なしに治癒することである。そのためには、最初にそれが露出した歯根近くの骨に接着して骨と一体化し、骨膜として機能しなければならない。その後に歯冠側に移動した弁は、創傷治癒による収縮がおこる前にこの代用の「骨膜」に癒着しなければならない。露出した歯根近くの骨に接着し急速に結合する同種真皮は、この処置で大切な役割を持っている。PRPの細胞接着分子であるフィブリン、フィブロネクチン、ビトロネクチンは初期の接着で働き、骨と同じく歯冠側移動弁への同種移植真皮の急速な結合のための足場となる。他の軟組織処理法と同様にPRP中の7つの増殖因子は、下部にある骨や真皮の上にある歯冠側移動弁から真皮の中へ、毛細血管と結合組織の成長を促進する。したがって同種真皮、PRP、全層の粘膜骨膜弁は変更した位置の部位にくっついて、歯根露出の著しく進んだ症例でさえも歯根被覆に成功する（図4-9a～図4-9e）。

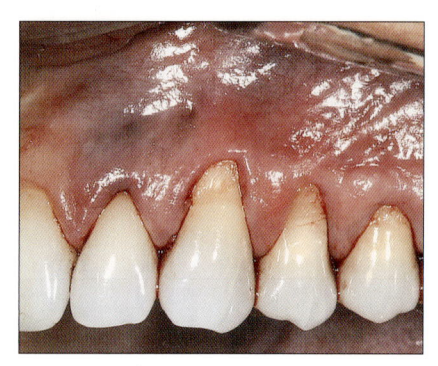

SECTION 2　PRPの歯科への応用

図4-8a　歯肉退縮による上顎犬歯と、その隣の小臼歯の高度の歯根露出（図4-8a〜図4-8gの写真提供：Dr Edward P. Allen, Dallas, Texas）。

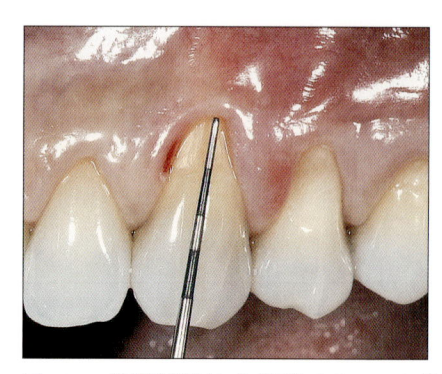

図4-8b　歯周探針は犬歯部で3mmの歯根露出を示す。

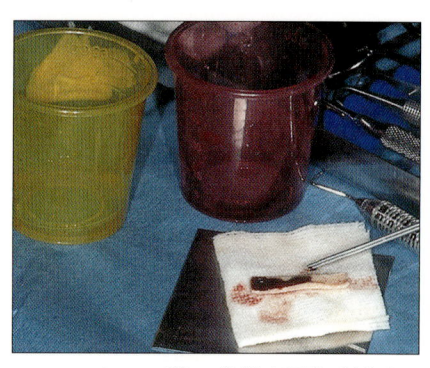

図4-8c　クエン酸で歯根表面処理をしている間に、真皮に生理食塩水でなく、PRPによって水分を含ませる。

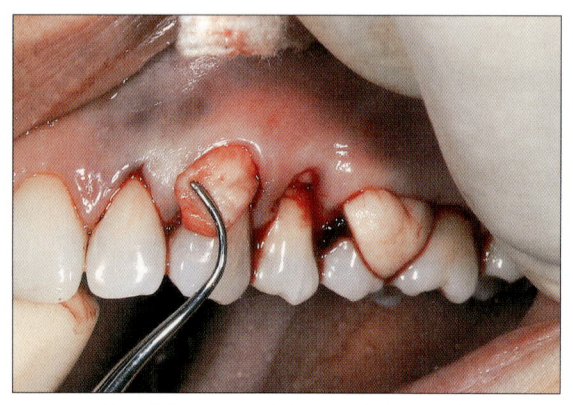

図4-8d　骨と歯根面への真皮の固定を全層弁が助ける。

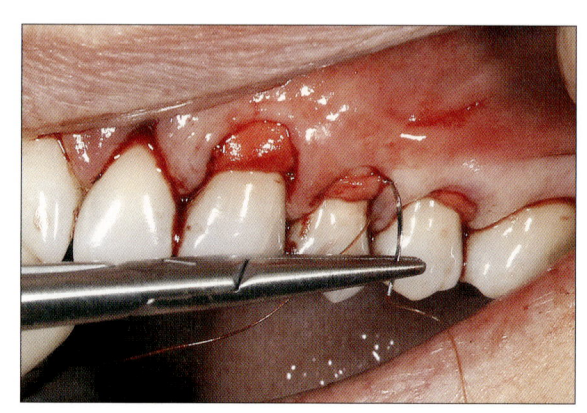

図4-8e　治癒する間、動かないように真皮を糸でしっかり縫合する。

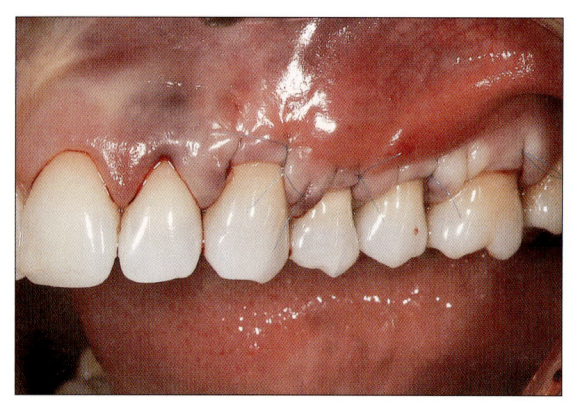

図4-8f　縫合固定する直前に、特別の歯周用メス刃を用いて真皮を波状に切り、正しい高さに整える。

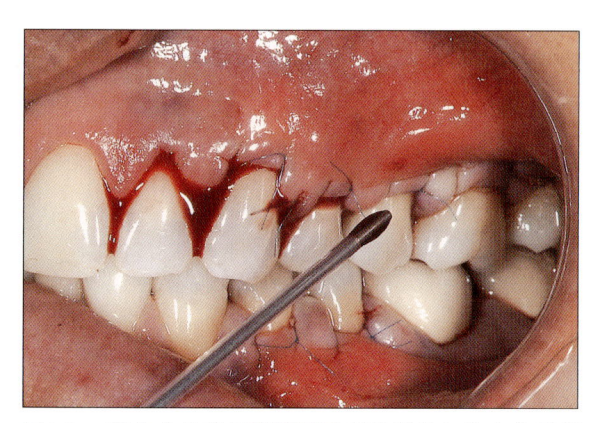

図4-8g　縫合する前に増殖因子が放出されるよう手術創全体をPRPで覆う。

第4章 歯科治療時の軟組織再生

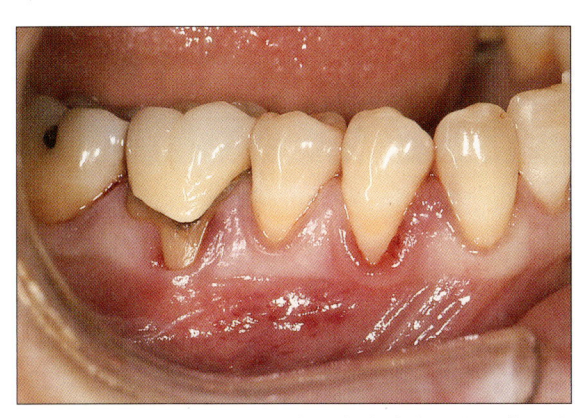

図4-9a 犬歯、2本の小臼歯、高度病変のある第一大臼歯の近心根を含め、下顎右側の4分の1に歯根露出が認められる（図4-9a〜図4-9fの写真提供：Dr Edward P. Allen, Dallas, Texas）。

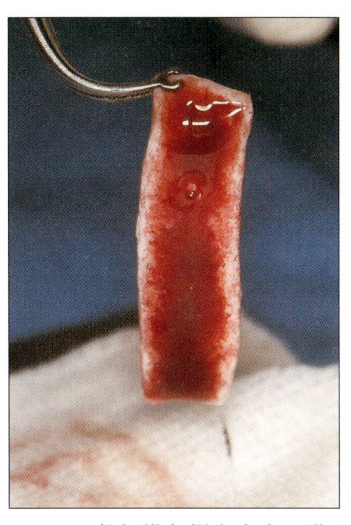

図4-9b 軟組織欠損を完全に満たすように同種真皮を準備する。もし口腔内から同量の軟組織を採取した場合、著しい障害を生じる。

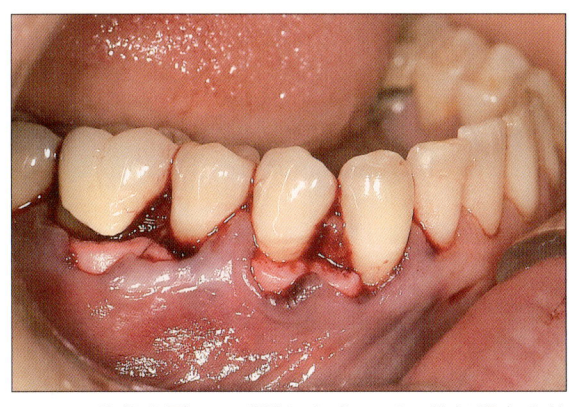

図4-9c 歯根を覆って剥離した弁の下に軟組織弁を均等に置く。

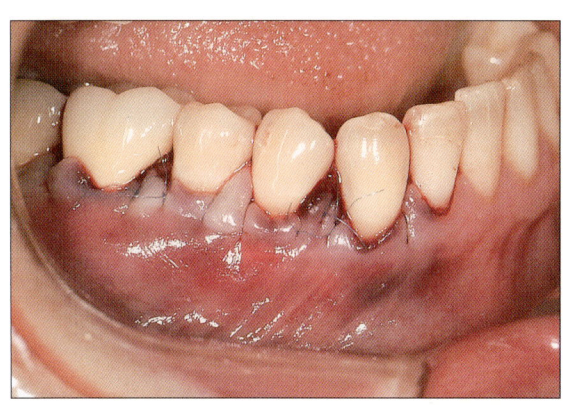

図4-9d 移植片を覆う弁の固定のために、縫合直前に手術野をPRPで覆う。

図4-9e 同種真皮移植片と一緒に使ったPRPは、3週間という短い期間に優れた結果を生むことができる。

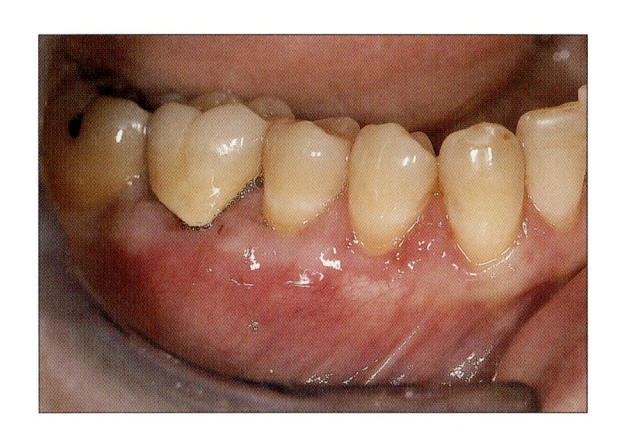

99

参考文献

1. Powell DM, Chang E, Farrior EH. Recovery from deep-plane rhytidectomy following unilateral wound treatment with autologous platelet gel: A pilot study. Arch Facial Plast Surg 2001; 3: 245-250.

2. Adler SC, Kent KJ. Enhancing wound healing with growth factors. Facial Plast Surg Clin North Am 2002; 10: 129-146.

3. Stover EP, Siegel LC, Hood PA, O'Riordan GE, McKenna TR. Platelet-rich plasma sequestration, with therapeutic platelet yields, reduces allogeneic transfusion in complex cardiac surgery. Anesth Analg 2000; 90: 509-516.

4. Bennett SP, Griffiths GD, Schor AM, Leese GP, Schor SL. Growth factors in the treatment of diabetic foot ulcers. Br J Surg 2003; 90: 133-146.

5. Vastardis S, Yukna RA, Mayer ET. Platelet rich plasma plus AlloDerm for gingival recession treatment[abstract #1151]. J Dent Res 2004; 83(special issue A).

6. Yukna RA. The performance of PRP with AlloDerm and gingival and mucosal flaps. Presented at the 2nd Symposium on Platelet-Rich Plasma(PRP) & Its Growth Factors, San Francisco, 23-26 Apr 2003.

SECTION III

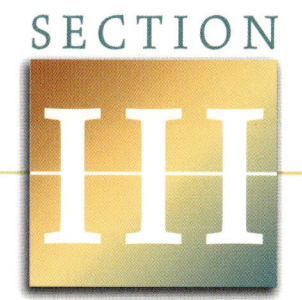

PRPの頭蓋顔面への応用

第 5 章

大きな腫瘍と外傷に関連した欠損の再建

　多血小板血漿（PRP）の最初の報告は、大きな顎骨の欠損再建の際に、骨再生を助けるということであった。初期の科学的発表は、ヒトの顎骨の連続性離断症例での骨形成速度の速さと、高い骨密度であった[1]。それ以来、PRPの効果はあらゆる種類の上顎洞底骨移植[2,3]、歯槽堤増大術[2,3]、歯周の歯槽頂増大術[2,3]、歯周欠損の移植術[4]、第三大臼歯抜歯窩の骨再生術[5]、いくつかの軟組織治癒への応用[6,7]について報告された。その他に、下顎骨と上顎骨の再建のための大きな骨移植は、PRPのもっとも重要な適応の1つである。

下顎骨の再建

　第1章では、自家海綿骨移植をPRPが助けるという多数の証拠を挙げた。自家海綿骨移植の基本的な考えは骨原性細胞であり、欠損部の骨を再生させる骨内骨芽細胞と骨髄幹細胞の移植である。上顎洞底骨移植術と歯槽堤増大術のための移植で述べたように術者は第一に、機械的にシリンジ内での圧縮により、第二に手用器具による圧縮によって骨原性細胞の密度を高めるべきである。PRPの役目は、3種類のPDGF異性体の細胞分裂作用によって骨形成性細胞の数を増すこと、トランスフォーミング増殖因子ベータ（TGFβ）によって骨原性細胞を分化させて骨形成を促進させ、VEGF増殖因

SECTION 3　PRPの頭蓋顔面への応用

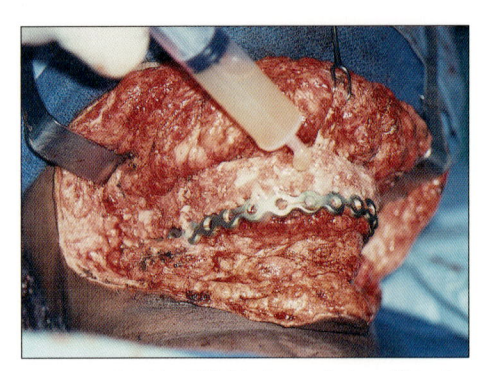

図5-1a　強固な再建用プレートと一緒になった自家海綿骨骨髄による下顎骨全体の再建。表面はPRPでコートしている。

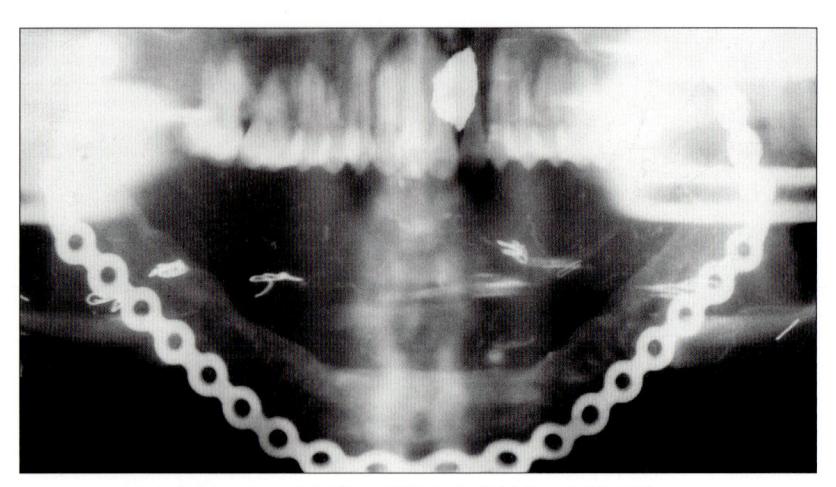

図5-1b　PRPを使用した3カ月後の硬化した移植骨のX線写真。

　子によって移植物の早期の血行再開を促進し、結果として細胞の生存と増殖を助けること、フィブリン、フィブロネクチン、ビトロネクチンという細胞接着分子の作用で母床骨からと移植骨全体の骨伝導を促進させることである。

　現在、下顎骨再建のための海綿骨骨髄移植は、3種類の固定装置を使って行われている。すなわち同種骨の固定装置、チタン製再建プレートと数は少ないがチタン製のバスケット状の固定装置である。どの種類の固定装置を使っても、海綿骨骨髄を機械的に圧縮し、その後、手用器具で圧迫する過程は同じである。

　PRPの適用には、1マイクロリットル(μL)に少なくとも100万個の血小板を含むPRPを7〜10mL作るため60mLの自家血を必要とする。ある術者は、移植に先立ってPRPの中に海綿骨骨髄を入れておくことを奨励している。われわれは、海綿骨骨髄がシリンジ内で機械的に圧縮されることによって移植骨の増殖因子の一部と細胞接着分子のほとんどが放出されるので、PRP処理は行わない。その代わりに1つの区分に一度に移植骨を置いて、各区分に少量の活性化PRPを加えることをすすめる。少量のPRPを残しておいて、移植骨を入れた後にその表面に残りを使う(図5-1a、図5-1b)。この移植法とPRPを使う場合、活性化PRPの最表層はもっとも重要である。その理由は、最表層から出たPRP由来の増殖因子が血小板から放出されるにつれて移植骨の中にしみこむからである。さらにこの層から放出された細胞接着分子も移植骨にしみこんで、海綿骨をフィブリン、フィブロネクチン、ビトロネクチンの索で連結し、骨伝導を促進させる。この方法に従うと、PRPは骨再生の速度を速め、十分な硬さの骨を作るので、3カ月もすれば補綴前の2回目の手術、インプラントの埋入(図5-1c)、分層植皮術による口腔前堤形成術(図5-1d)、口蓋粘膜移植術や歯槽形成術を行うことができる。読者は第1章のPRPは骨の形成を促進し、骨密度を20%高めるという記述を思い出すであろう。しかし、PRPは移植骨の動揺の影響や汚染の影響を打ち消すものではない、ということに注意しなければならない。この2つは、移植骨を死なせてしまう。移植

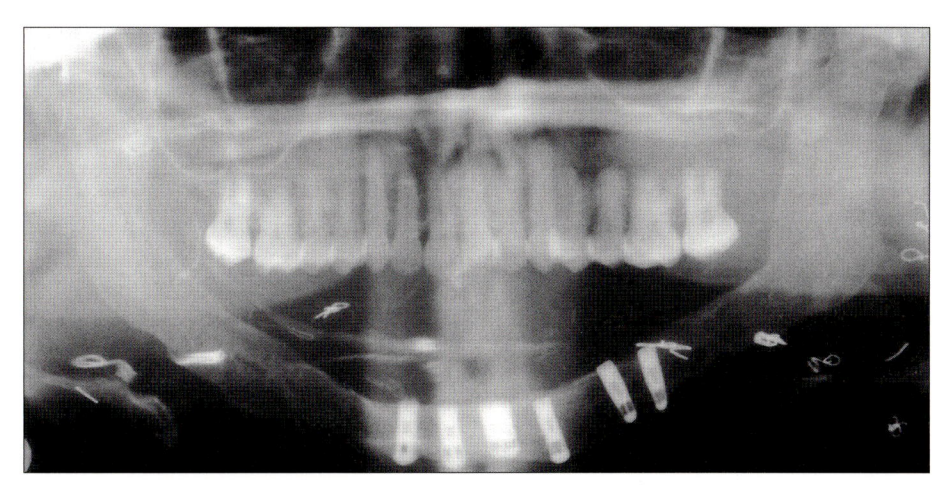

図5-1c　3カ月目に移植骨に埋入したインプラント。

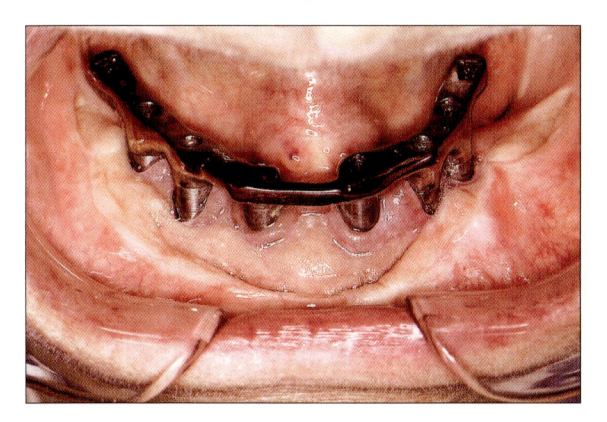

図5-1d　義歯の支持と歯槽堤を作る目的部の分層皮膚移植術による口腔前庭拡張術。

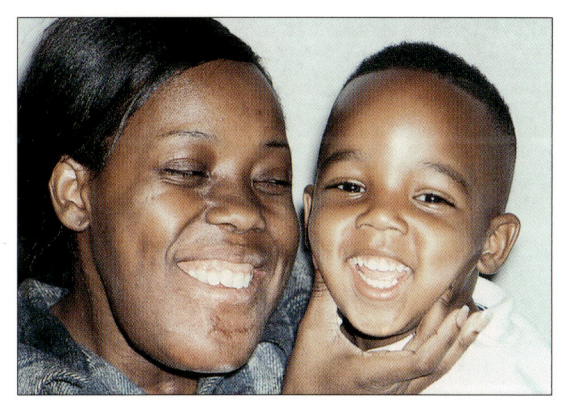

図5-1e　全下顎骨再建後の患者は正常な顔になり、家族に笑顔が戻った。

　骨の動揺は毛細血管の発育を阻害するので、移植骨への血管新生がおこらず骨原性細胞は死滅し、移植骨は吸収される。微生物は骨原性細胞を溶解し、骨の吸収につながる。それゆえに、汚染のない手術と4～6週間の絶対的な移植骨固定がPRPを応用した大きな顎骨再建手術成功の基本的原則となる（図5-1e）。

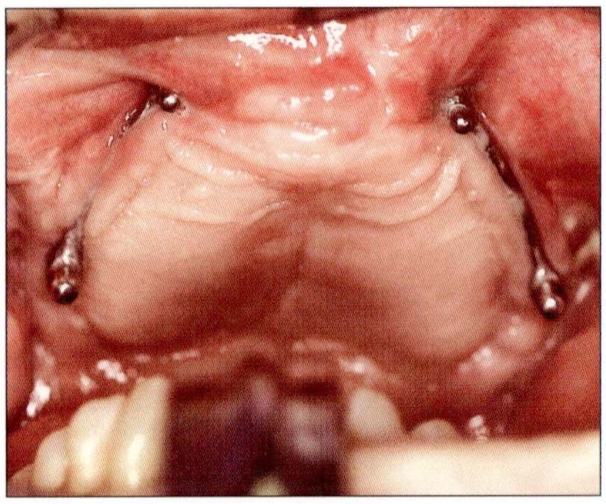

SECTION 3　PRPの頭蓋顔面への応用

図5-2a　長期間慢性炎症を起こした上顎骨膜下インプラントの失敗例。

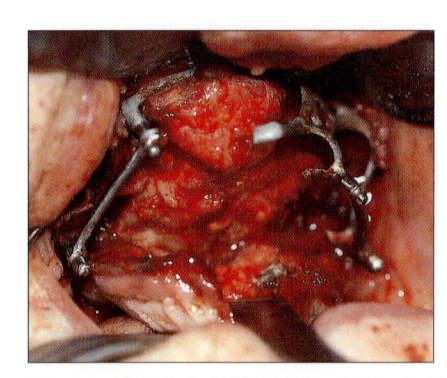

図5-2b　感染した骨膜下インプラントで感染をなくすためには、インプラントを除去しなければならない。

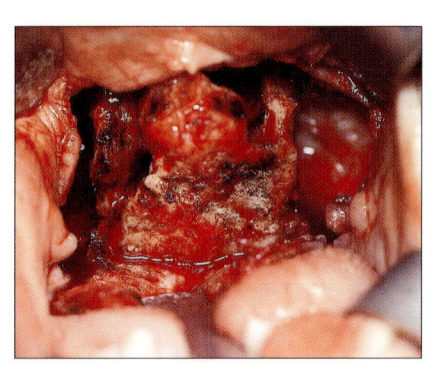

図5-2c　骨膜下インプラントとその外傷、感染による上顎骨のほとんどすべての欠損。

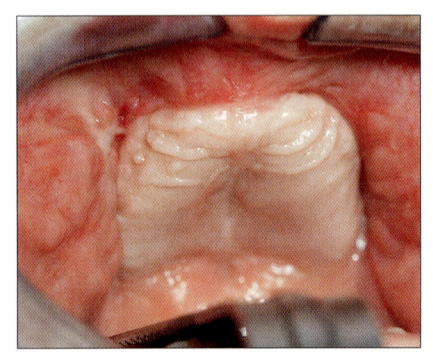

図5-2d　感染がなくなった後で上顎を再建する。しかし創が収縮するので軟組織の欠損が著明である。

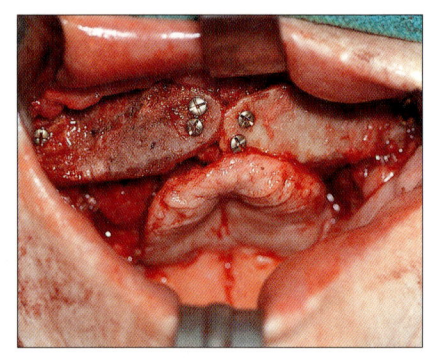

図5-2e　自家皮質海綿骨のブロックを母床の上顎にラグスクリューで固定し、その間にPRPを入れる。

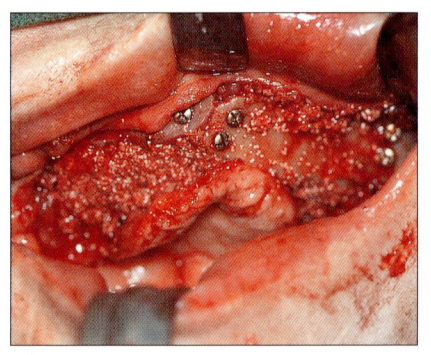

図5-2f　ブロック状の移植骨の間と周囲に自家海綿骨骨髄を追加する。

上顎と顔面中央部の再建

上顎の再建

　腫瘍や外傷のために欠損した上顎の再建は、通常は固定用のトレーを必要としない。上顎の、義歯を支持する表面は、時にはチタン製のバスケット状トレーを必要とするが、母床骨にラグスクリューで固定して海綿骨骨髄を追加した自家皮質海綿骨のブロックがよく用いられる（図5-2a～図5-2f）。上顎は動かないので、この移植骨は顎間固定を必要としない。しかし移植骨は母床である上顎骨に強固に固定し、4～6週間、義歯による外傷や咬合が加わらないよう保護しなければならない。われわれは、移植骨をラグスクリューで固定する直前に、上顎骨の表面に少量の活性化したPRPを使用することを推奨する。これにより、移植骨は上顎骨とより早く一体化する。

　移植骨を置いたらその表面にPRPをかぶせる（図5-2g）。移植骨をPRPの中に保存することは有益であるが、下顎再建のプロトコルの中にあるように、術者は最後に創を閉じる前に移植骨表面を覆う十分な量のPRPを確保しておくことに注意しなければならない。上顎の再建は、1つの基本的な点で下顎の再建と異なっている。骨移植によ

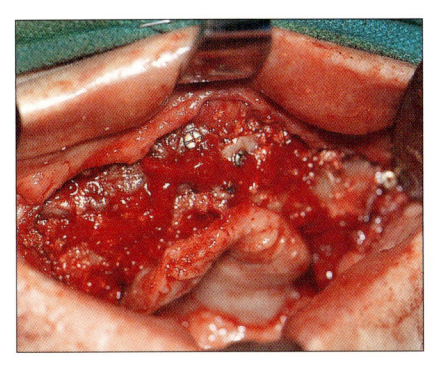

第5章　大きな腫瘍と外傷に関連した欠損の再建

図5-2g　移植骨の全面にPRPをかぶせる。

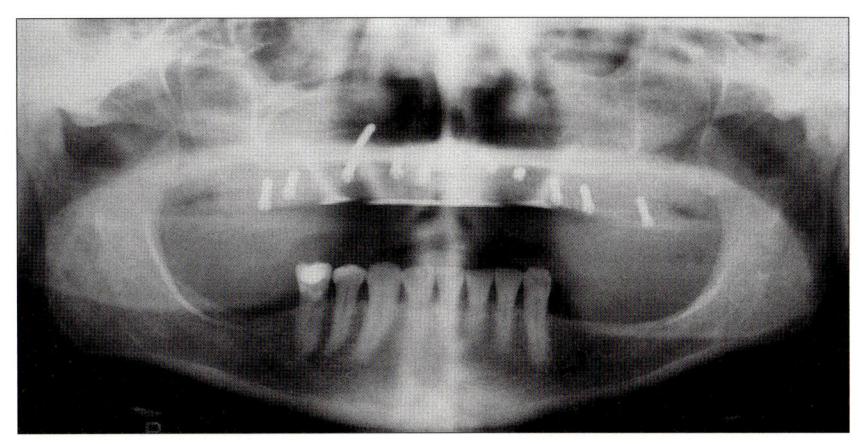

図5-2h　移植とネジ固定によって得られた骨の高さを示すパノラマX線写真。

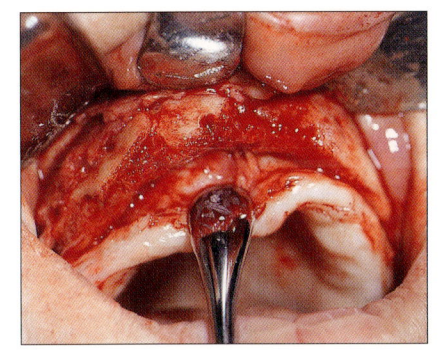

図5-2i　移植部の再切開とネジの除去時には、移植骨は完全に本来の上顎骨と癒合し、良好な歯列弓形態を保っている。

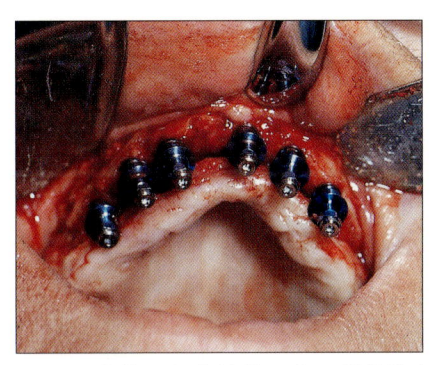

図5-2j　成熟した移植骨の中に理想的な位置へのインプラント埋入ができる。

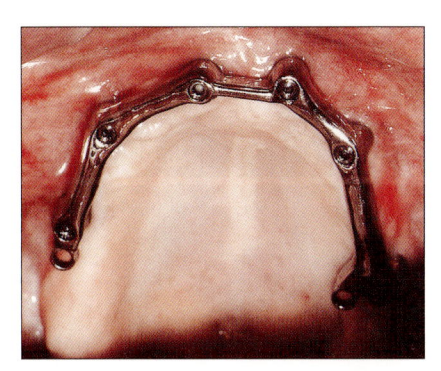

図5-2k　インプラントをバーで連結し、上顎の補綴装置の維持装置として使う。

図5-2l　移植骨が成熟し、インプラントは良好なオッセオインテグレーションを得たので、無口蓋の義歯を作ることができる。

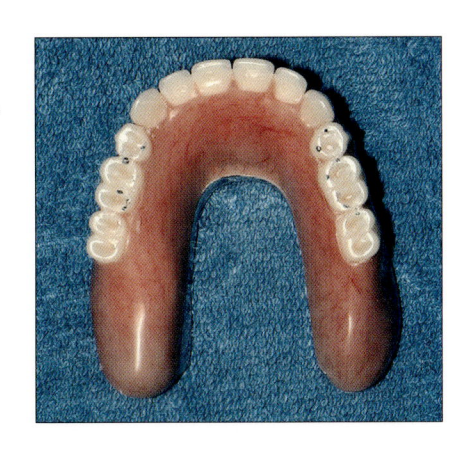

る上顎の再建は口腔からのアプローチで行われるが、下顎骨ではほとんどの場合、連続性の再建は口腔外からの経皮的アプローチで行われる。口腔からのアプローチが可能な理由は、①上顎骨は可動性でないこと、②血液の供給が良いこと、③移植骨の量に対する死腔が小さいことである。これらの要素のそれぞれが急速な血管再生を促し感染に対する抵抗を高めるので、汚染された組織の中に骨を移植しても移植骨は骨を

107

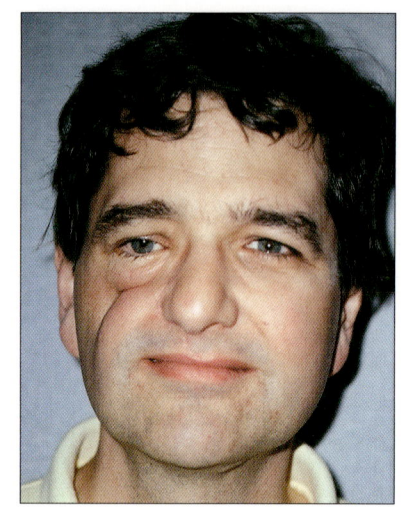

SECTION 3　PRPの頭蓋顔面への応用

図5-3a　上顎半側切除術後の顔面の陥凹と審美上の変形。

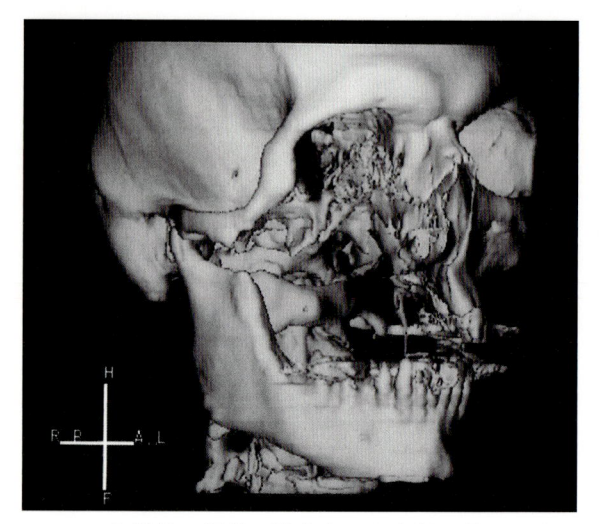

図5-3b　上顎骨、頬骨、眼窩底から大量の骨がなくなっている。

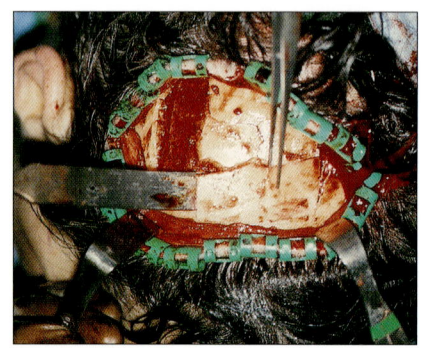

図5-3c　頭頂骨から分層頭蓋骨の移植骨を採取する。

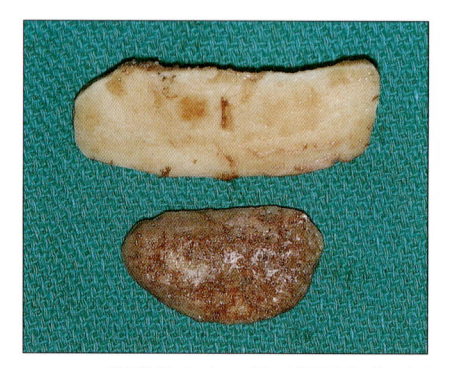

図5-3d　頭蓋骨からの骨は凹面と凸面を持っているので、眼窩底、頬骨、上顎骨の形を再建するには最良の形態である。

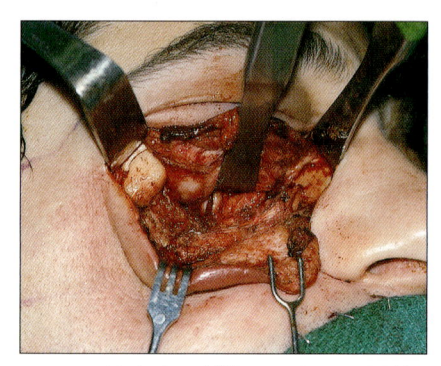

図5-3e　眼窩底、頬骨の一部、上顎骨の前壁を再建するために、頭蓋骨からの移植骨を入れる移植床を作る。

再生する。上顎骨の再建で重要な要素は、ラグスリュー、1.5mmプレートまたは2.0mmプレート（図5-2h）を使った移植骨の固定と、完全に緊張のない閉鎖のための十分な粘膜の剥離であり、少なくとも4〜6週間の義歯使用の制限である（図5-2i〜図5-2l）。

顔面中央部の再建

　眼窩底、眼窩縁、鼻の骨格、上顎骨前壁の再建のためには、頭蓋骨の移植がよく行われる。頭蓋からの移植骨は上記の場所に形態が似ているし、移植床に同化した時に骨の消失が少ない（図5-3a〜図5-3d）。脳の代謝によって生じた熱を逃がすために、進化した頭蓋骨内の血管チャンネルは、より早くてより強い血管の進入を助ける。この迅速な血行再開は、移植骨の細胞の生存を可能にするので、骨の吸収とリモデリング比率は他の部位に比べて1：1に近くなる。この恩恵はPRPの利用で強められる。上顎骨の再建で行ったと同様に、ブロック状の移植骨は少なくとも2本のラグスクリューで、または2.0mmのプレートで母床の骨に固定する（図5-3e、図5-3f）。次に、頭蓋

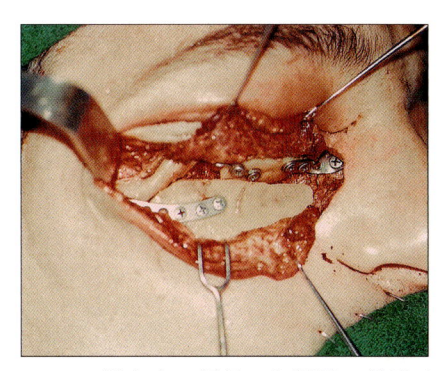

第5章 大きな腫瘍と外傷に関連した欠損の再建

図5-3f 眼窩底、頬骨、上顎骨の前壁を再建するための、頭蓋骨からの移植骨をプレートで固定する。

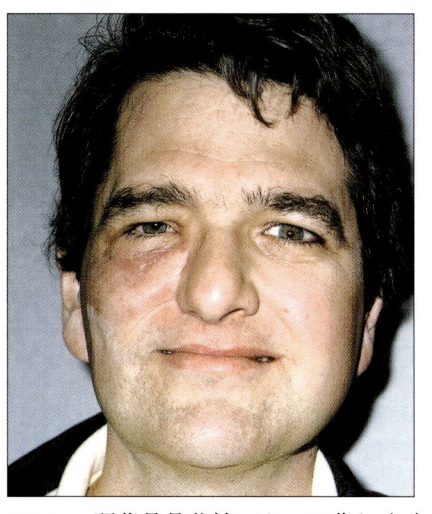

図5-3g 頭蓋骨骨移植によって著しく改善された顔貌。

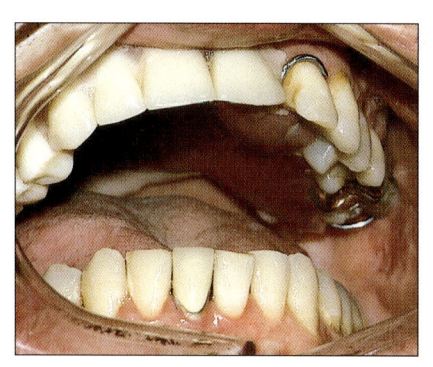

図5-3h 上顎半側切除による欠損の、栓塞子付きの補綴装置による修復。

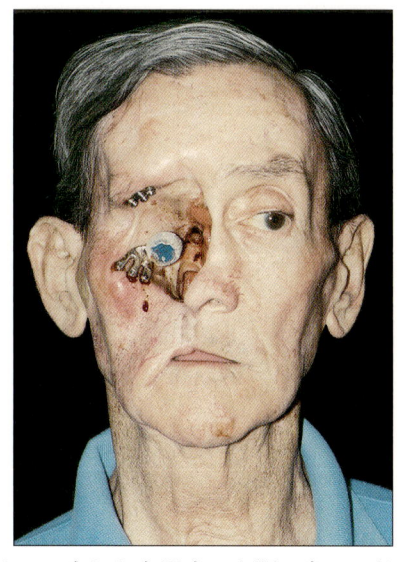

図5-4a 基底細胞癌によって生じた右眼窩、上顎、鼻の一部の欠損。骨移植と磁石にくっつけたインプラントが顔面補綴物の固定に役立っている。

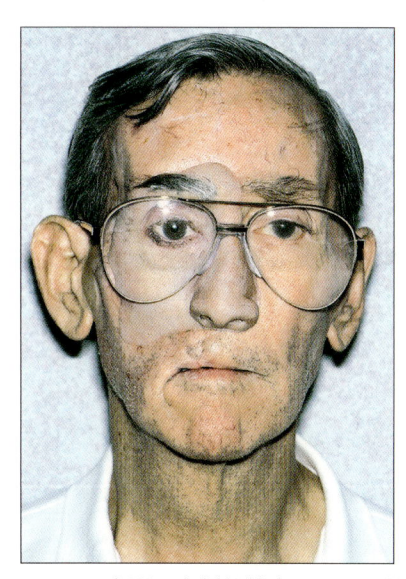

図5-4b 右眼、右頬部外鼻の一部を補綴する顔面補綴によりこの患者は社会の活動的な一員となることができた。

内板と外板の間の骨髄腔から採取した海綿骨骨髄を補填する。ラグスクリューを締める前に、母床と移植骨の間の結合を早め確実にするために、PRPを置く。移植骨が定められた場所に固定されたら、その表面に数層のPRPを加える。結果として強固な骨の再建が完成し、時間の経過とともに変化することなく、大きくなった顔面の外形を保持することができる（図5-3g、図5-3h）し、必要ならば、眼、耳、鼻の顔面補綴物を支持することができる（図5-4a、図5-4b）。

唇顎口蓋裂の顎裂部骨移植

　唇顎口蓋裂患者の顎裂部骨移植は、通常5～11歳の年齢で行われる[8]。この年齢群の手術は、PRPを必要としない。なぜならば子供は主として細胞の再生によって治癒し、治癒力のある幹細胞の数は成人よりはるかに多いからである[9]。だから、幹細胞の初期の増殖を促進させ、毛細血管の増殖を早めることは不必要なことである。したがって幹細胞の刺激と毛細血管進入の促進はいつも必要ではない。しかし、骨移植の手術と破裂の閉鎖は別である。口唇裂の手術は通常生後3カ月で行われ、口蓋裂は通常3歳前に行われる。これらの手術は相当量の瘢痕形成をもたらし5歳までに、基本的な幹細胞集団を著しく減少させる。さらに、5歳までにこれらの患者は再手術または抜歯をしているため、さらに顎裂部の母床組織の障害を受ける。行われるかもしれない再建を複雑にするものは、患者が10代、または20代、30代まで再建手術や歯科治療の提供者と連絡をとっていないということである。今日、移植が行われた年齢に関する研究では、創の哆開、移植骨の感染、移植骨の消失、口腔鼻腔瘻の発生は年齢が多くなると増えている[10,11]。これらの合併症予防のためにも、瘻孔の閉鎖の必要性、完全な歯槽堤の形成、将来の外科的矯正、歯の修復のために唇顎口蓋裂患者で十分な量の骨を作るためにも、PRPは大きな価値がある

手術前の考察

　顎裂骨移植の目的は、①上顎歯列の安定化、②犬歯の萌出またはインプラント埋入のための骨形成、③口腔鼻腔瘻の閉鎖、④中切歯と鼻翼を支持する骨の形成である。できれば、合併症と移植の失敗の危険性が少ない時期で、萌出前に中切歯と犬歯の理想的支持が得られる5～6歳時に顎裂骨移植を行うのが最善である。年齢が進んでからの骨移植は、中切歯または犬歯のセメント質が顎裂に露出することによって損傷を受ける。そういう場合には、移植で獲得される骨の高さは露出したセメント質の根尖から高さまでに限定される[12]。こういう場合に正常な歯槽頂の高さまで移植しようとすると、創の哆開をおこし、歯周組織の欠損をまねき、時には歯根の吸収さえもおこす[13]。もし側切歯が破裂部に残っていれば、骨移植に先立って抜歯するほうがよい。この歯の周囲に残っている嚢胞または肉芽組織は移植そのもの、または、軟組織の閉鎖に障害を与える可能性がある（図5-5a）。よくあることだが、歯列弓に破壊があれば、移植前に歯科矯正治療によって歯列弓の拡大を終了しておくことが最良の方法である（図5-5b）。この治療によって欠損と瘻孔の大きさは拡大するが、すべて重要な鼻腔底の縫合のために、欠損に対する直接の到達と直視を可能にするし、閉鎖のために使う軟組織の量を増すであろう（図5-5b）。この矯正治療により移植に必要な骨移植材料の量が増えたことは、重要ではない。

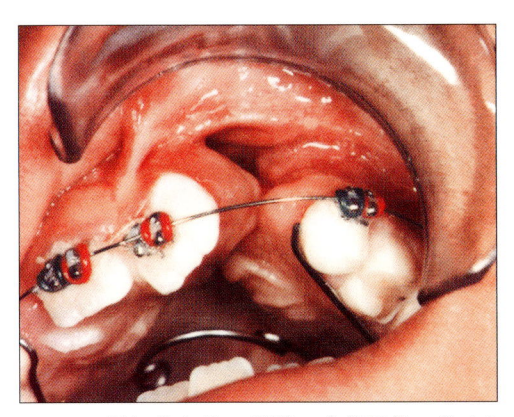

図5-5a　側切歯とその付近の肉芽組織の除去により、顎裂骨移植が行えるまで上皮化し、成熟した瘻孔となった。その後、顎裂骨移植手術を行う。

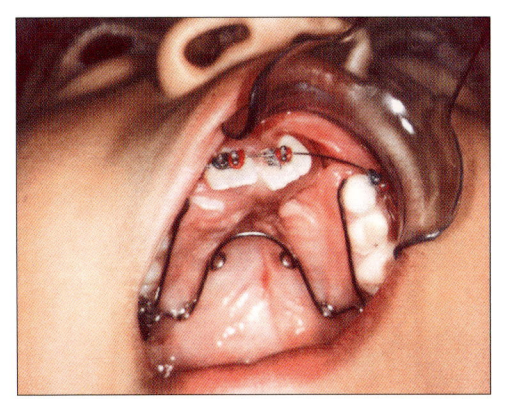

図5-5b　顎裂部に骨移植をする前に歯科矯正治療によって歯列弓の拡大を終っておかねばならない。

骨移植の術式

　同種海綿骨[14]、オトガイ[15]、または頭蓋[16]からの自家骨を使うという意見もあるが、腸骨からの自家海綿骨骨髄[17]が顎裂骨移植のゴールドスタンダードである。その成功の記録は他の移植材料の部位と比べられない。なぜならば、腸骨は骨再成のための骨芽細胞と骨髄の幹細胞を供給するからである。腸骨からの自家海綿骨骨髄を用いた骨移植の研究によれば、毛細血管の進入は、PRPなしでは5〜6日であるのに対してPRP使用では3日であり、完全な血管の再生は、PRPなしで20日に対してPRP使用では14日ということが示されている[18,19]。

　移植部の準備は片側性と両側性の唇裂根本は同じであるが、わずかな変更がある。どちらの破裂についても、鼻腔底に到達するためと移植骨にかぶせるために、唇側と口蓋裂の弁を広くおこさなければならない。手術前と手術中に鼻腔と交通するので、ブドー球菌に対する術中と術後の抗生物質投与が推奨される。バンコマイシン（vancomycin）、「Zyvox」（Pharmacia社製）、セファロスポリン類、「Bactrim」（Roche社製）と「Vibramycin」（Pfizer US社製）などの優れた抗生物質がもっとも有効である。

　破裂後方の歯肉頬移植部に切開を加え、前方移動唇側弁のために第二大臼歯部に垂直の減張切開を追加する。この切開は破裂の萌出している歯の周りに行い、口蓋裂の歯肉に沿って延長する。同様の切開は、片側性では破裂の前方においては切歯部と犬歯部で、後方においては第一小臼歯部である（図5-6）。両側性では反対側の切開も同様に行っているので、破裂前方の切開は同側の中切歯の中央でとどめる。このことによって、自由に動く切歯骨への正中唇側血管茎を保存する（図5-7a）。次いで、垂直切開を破裂に加え、破裂両側の歯の周りで辺縁歯肉に切開を加える。この切開によって広い基部を持つ唇側と口蓋側の弁ができると同時に、鼻腔底の直視ができる（図5-7b）。唇側と口蓋側の骨膜を完全に剥離し、鼻腔底の骨膜を剥離すると4-0の吸収性縫合糸

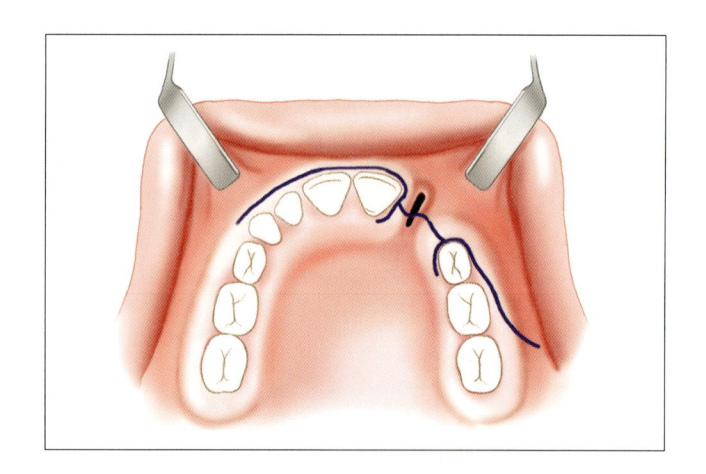

SECTION 3　PRPの頭蓋顔面への応用

図5-6　片側性の顎裂のための切開線。

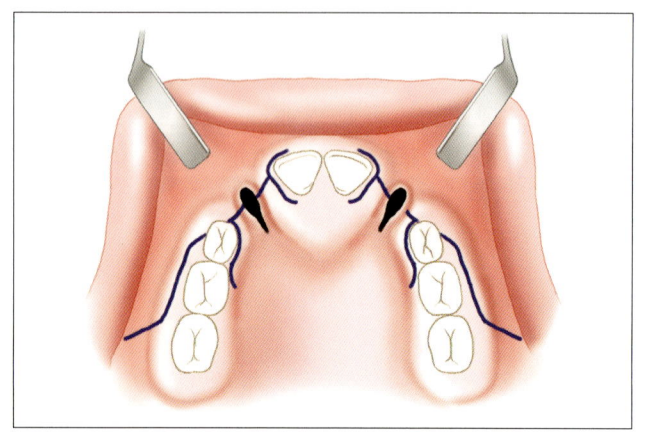

図5-7a　両側性顎裂のための切開線。

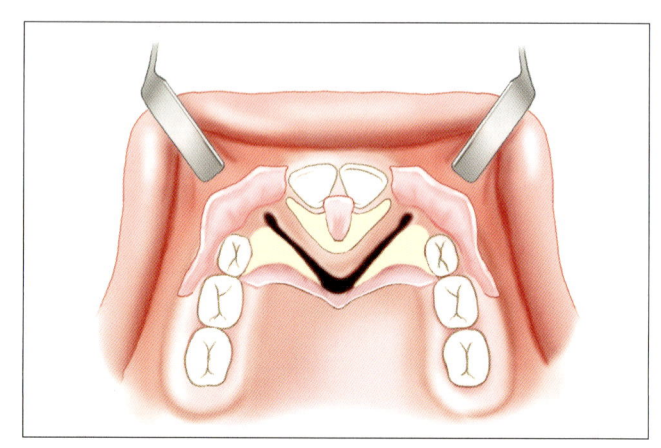

図5-7b　顎裂骨移植の際には、鼻腔底に到達するための唇側と口蓋側骨膜の十分な剥離と移植骨を緊張なく一次閉鎖することが必要である。

で鼻腔底の完全閉鎖ができる（図5-8、図5-9a、図5-9b）。鼻腔底閉鎖が移植の成功に重要であるので、われわれは鼻腔底を活性化PRPで覆い（図5-10a〜図5-10c）、移植床に入れる前に、移植骨を活性化したPRPの中に10分間保存する（図5-11）。この処置は鼻腔底の閉鎖を助け、創の哆開なく急速な治癒を促す。PRPは欠損部に移植骨を入れる時に入れやすい手触りを与え、第1章で詳細に述べたメカニズムによって早期の血行再開と、より完全な骨再生を促進する増殖因子を与える。唇側と口蓋側の閉鎖は創に緊張を加えるものであってはならない。後方での頬側の減張切開は、この組織の前方移動を可能にし、これは骨膜に切れ目を入れ組織をアンダーマインすることによって容易になる（図5-12a、図5-12b）。創を反転させながら水平または垂直マットレス縫合する。活性化したPRPを移植骨上とそれぞれの弁の下面にも使うが、PRPを使わない場合よりは、普通におこる小さい創の哆開と小さな骨移植顆粒の排出を避けることができる（図5-13a、図5-13b）。

　顎裂骨移植の結果、歯科矯正治療と外科矯正治療が可能にならなければいけない。欠損部に入れられた移植骨は、歯科矯正学的、顎矯正治療（骨延長装置：図5-14a〜

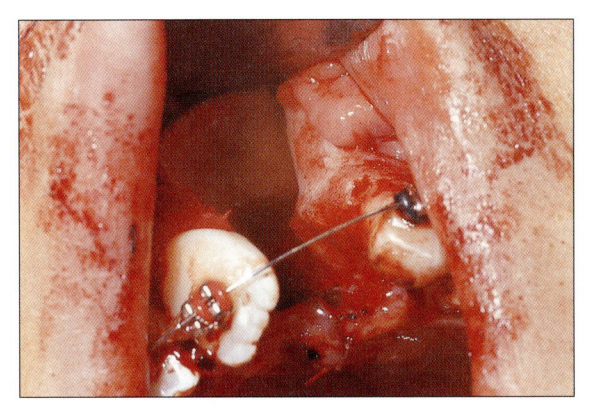

第5章　大きな腫瘍と外傷に関連した欠損の再建

図5-8　鼻腔底の閉鎖を行った片側性の顎裂。

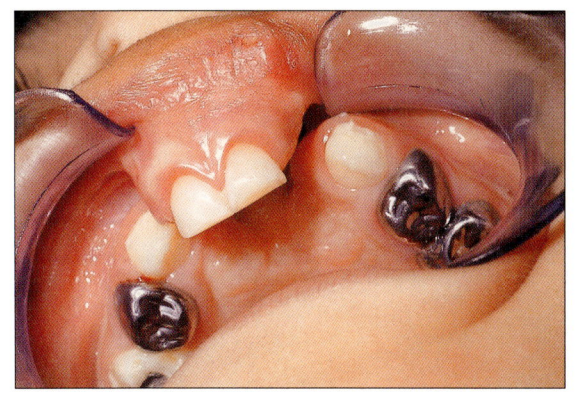

図5-9a　浮動する切歯骨を持った両側性の顎裂。

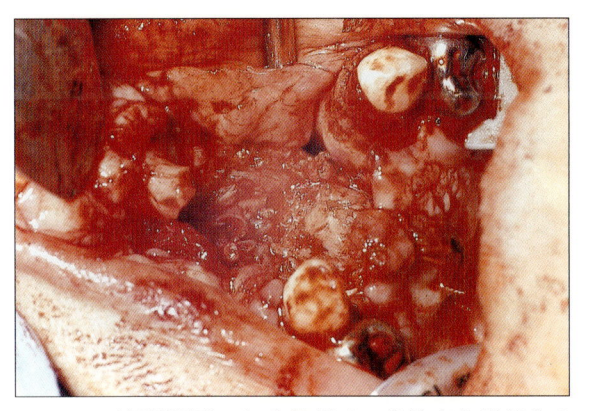

図5-9b　両側性顎裂の切歯骨部は、鼻腔底を閉鎖する時に唇裂の茎でつながり血行を保っている。

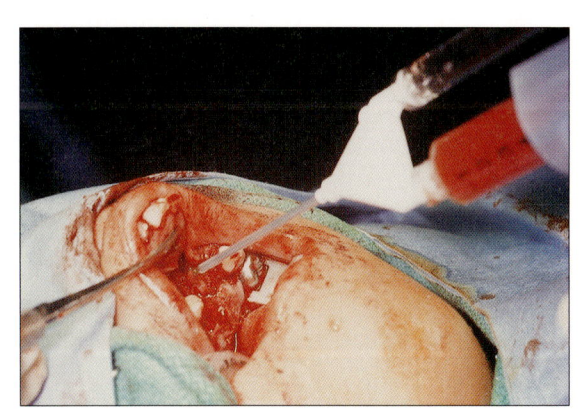

図5-10a　鼻腔底にPRPを使う時にはガンタイプの注入器が便利である。

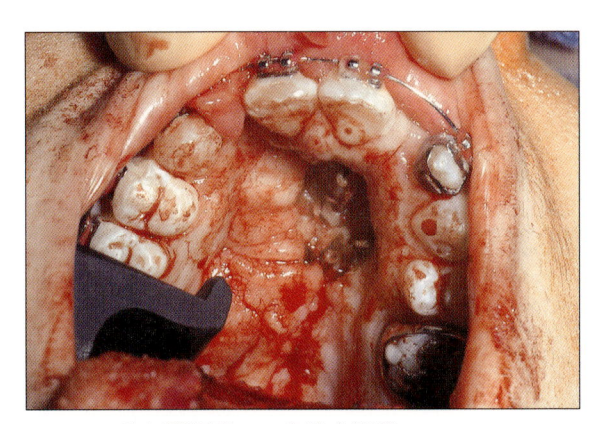

図5-10b　片側性顎裂での鼻腔底閉鎖。

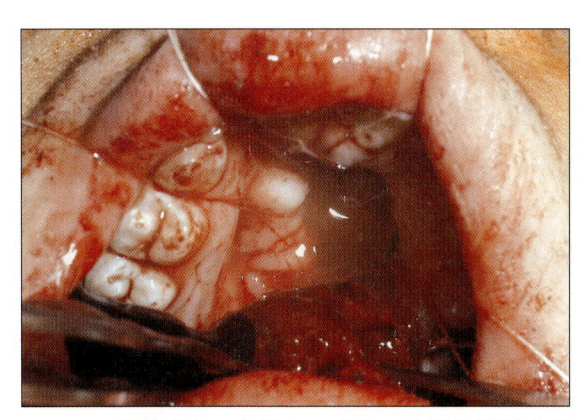

図5-10c　鼻腔底という難しい部位の治癒と閉鎖を促進させるためにPRPで鼻腔底を覆う。

113

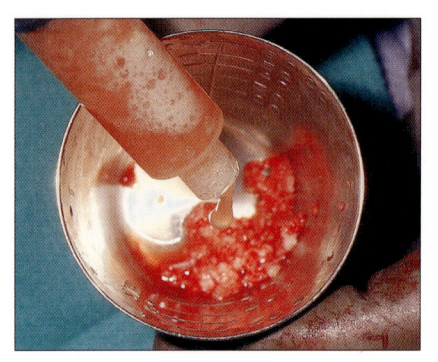

SECTION 3　PRPの頭蓋顔面への応用

図5-11　顎裂骨移植のための移植骨をPRPの中に入れ、取り扱いやすくするとともに、骨原性細胞の分裂を促進させる。

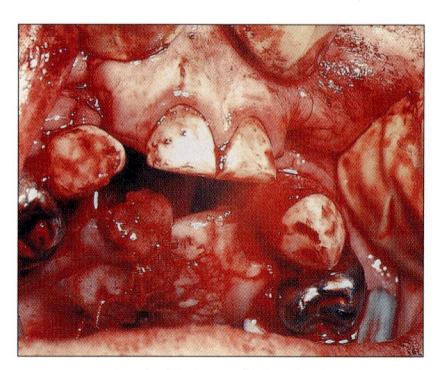

図5-12a　切歯骨部下方転位をともなう両側性顎裂。

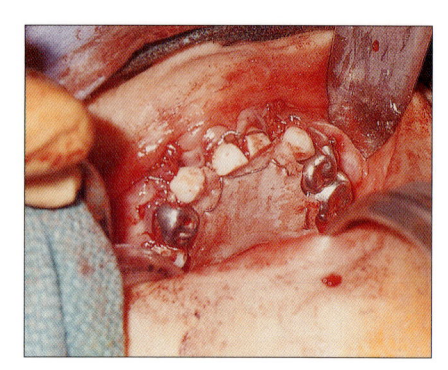

図5-12b　唇側の粘膜と口蓋側粘膜の完全な緊張のない閉鎖で創縁が外反するような縫合が推奨される。

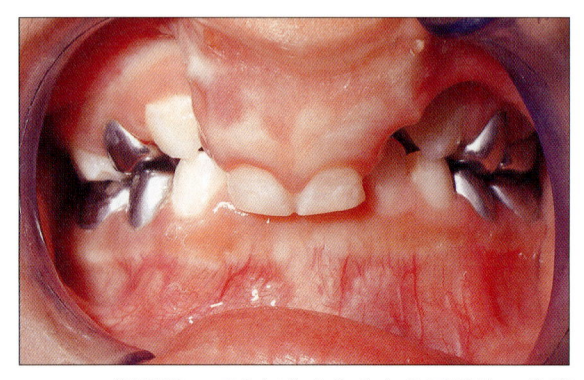

図5-13a　顎間骨の下方転位をともなう両側性の歯槽裂。

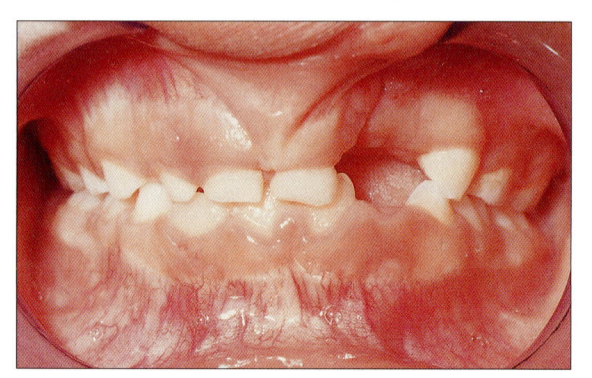

図5-13b　顎裂骨移植と切歯骨の整復後には正常な歯列弓となる。この患者は、インプラントまたはその他の修復法によってさらに治療が可能である。

図5-14g)に反応し、インプラント埋入を受け入れると期待される（図5-15a～図5-15d）。上顎が成育するにつれ、あるいは歯科矯正学的力によって外力を受けるにつれて、自然の骨の成長と同じ様式によって、移植骨は成長と拡大に調和するために吸収やリモデリングの作用を受ける。成長と矯正力への反応を制限すると考えられる力は、瘢痕形成をおこしている被覆軟組織の制限であると考えられる。

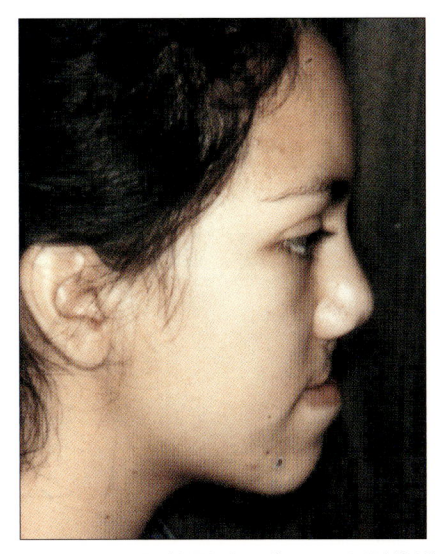

第 5 章　大きな腫瘍と外傷に関連した欠損の再建

図5-14a　両側性顎裂は著しい上顎後退の顔貌を示す。

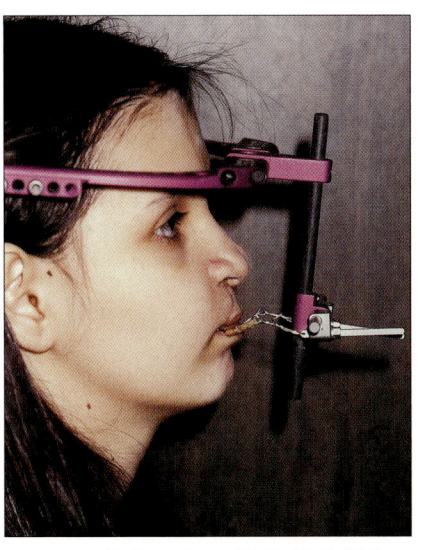

図5-14b　装着された骨延長装置（KLS Martin社製）。顎裂骨移植は歯科矯正治療、骨延長術、上顎の外科的矯正治療に反応する。

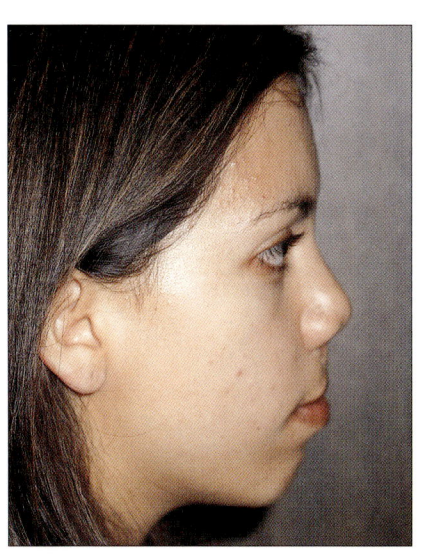

図5-14c　両側の顎裂骨移植と骨延長術によって得られた良好な側貌。

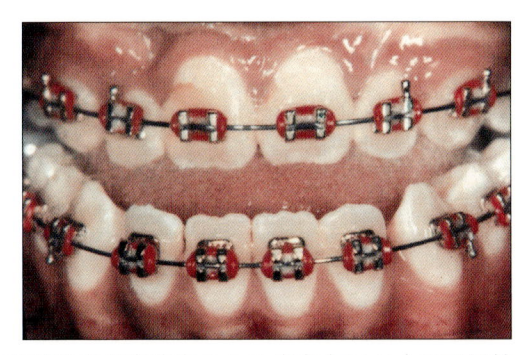

図5-14d　上顎前後方発育障害のある患者（図5-14a）の両側性移植後、高度のクラスⅢ不正咬合。

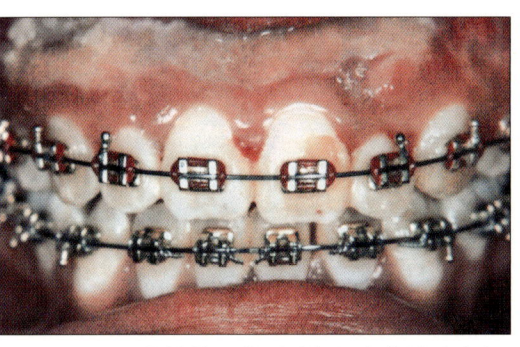

図5-14e　両側移植後に骨延長術と歯科矯正治療によって得られた正常なオーバーバイトとオーバージェットを持つクラスⅠ咬合。

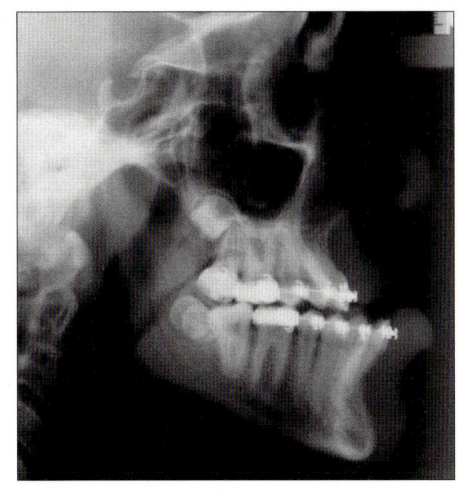

図5-14f　両側性顎裂移植後で骨延長術前のX線規格写真は、上顎の高度の前後方発育障害を示す。

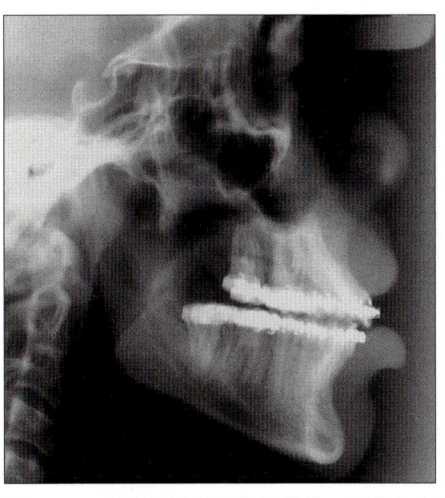

図5-14g　骨延長後のX線写真は、正常な上顎骨の関係と正常な軟組織の側貌を示している。

115

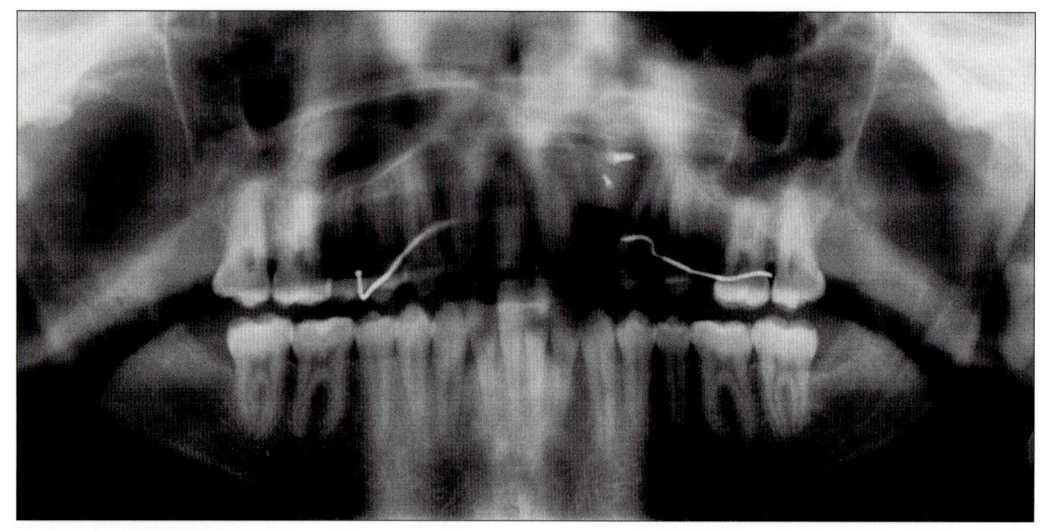

SECTION 3　PRPの頭蓋顔面への応用

図5-15a　片側性顎裂骨移植後のパノラマX線写真。

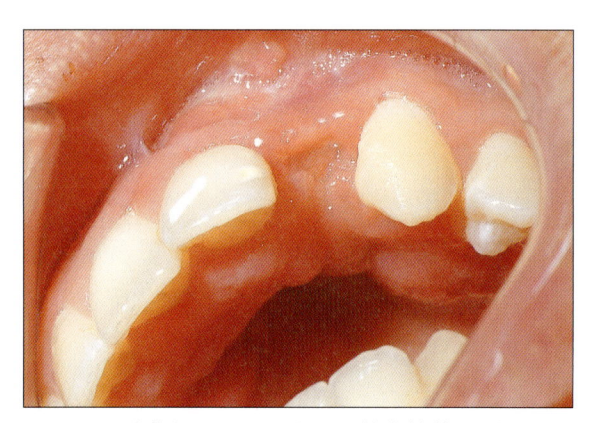

図5-15b　正常なアーチになった骨移植後の顎裂部と側切歯補綴用インプラントのための空隙。

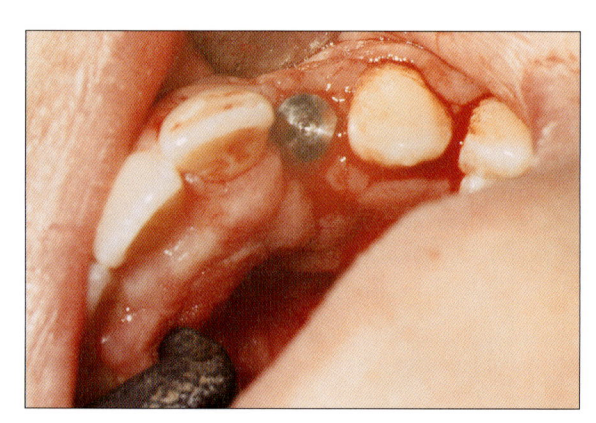

図5-15c　顎裂のために欠損した側切歯または他の歯を修復するため、顎裂に移植した骨にインプラントを埋入する。

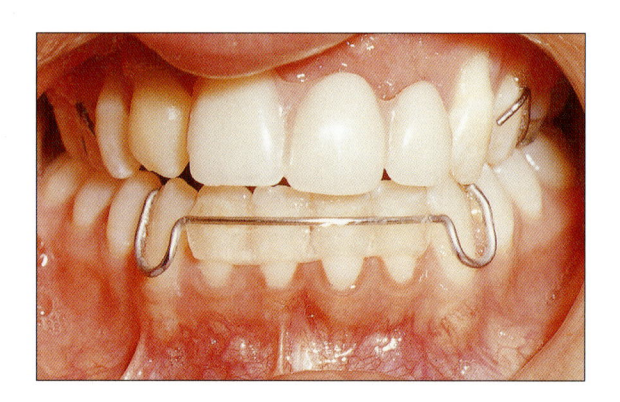

図5-15d　インプラントによって支持された側切歯の修復物。

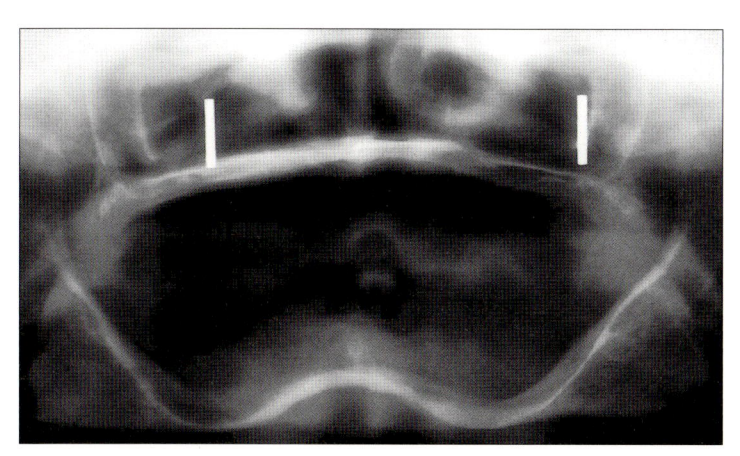

第5章　大きな腫瘍と外傷に関連した欠損の再建

図5-16a　高さ最大4mmの高度吸収下顎骨。

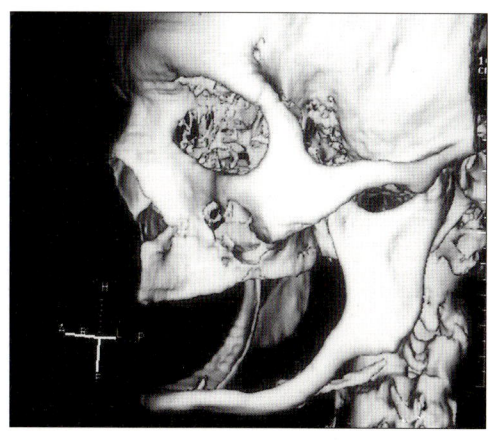

図5-16b　吸収した下顎骨は下縁の残存、すなわち、密な皮質骨を示している。下顎骨は吸収によってその上面がなくなり、オトガイ神経は第二大臼歯部から出ている。

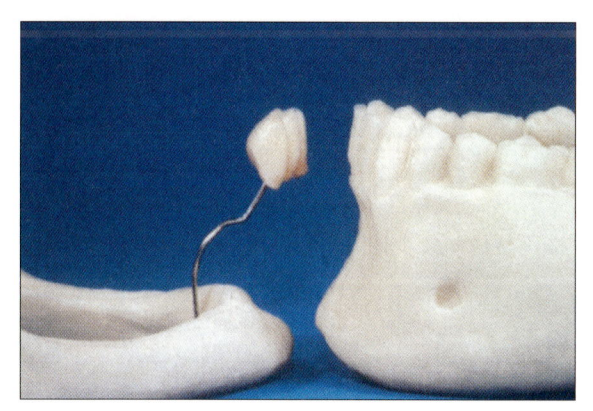

図5-16c　高度に吸収した下顎骨は著しい垂直の骨の高さの消失を示している。

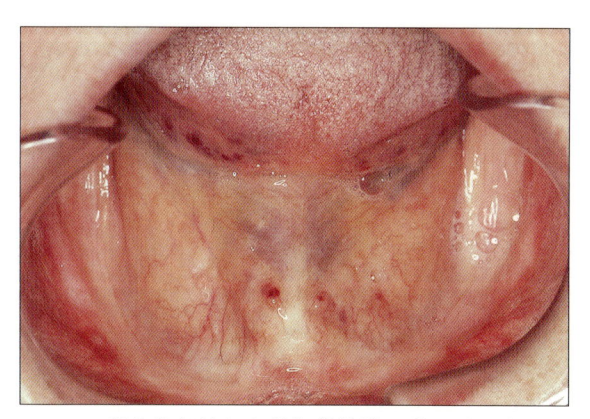

図5-17　瘢痕化収縮した軟組織粘膜が著しく吸収された下顎に付着した状態。軟組織の欠損を示している。

高度に吸収した下顎の再建

　高度に吸収した下顎骨についての骨再建と手術には、PRPの広い適応がある。骨のもっとも薄い部位が6mm以下になるまで吸収した下顎骨は、若くして歯を失い、下顎に反復した病変が発生し、無歯顎顎堤上に義歯、または咀嚼による圧力を受けた軟組織を持った患者によく見られることである。こういう患者の下顎骨の残りの部分は、密な皮質骨からできていて、瘢痕化し、収縮した軟組織の粘膜で覆われた下顎の下縁が残る（図5-16a〜図5-16c、図5-17）。そのうえ、この種の患者の95％はホルモンに関係のある骨粗鬆症を患う閉経後の婦人である。6mm以下の厚みまで吸収した下顎を持つ患者は、病的骨折やわずかな外力による骨折をおこすことが知られ、気道閉塞の危険があり、骨折部の非癒合になりやすい（図5-18）。軟組織基質拡張（tent pole）移植[20]

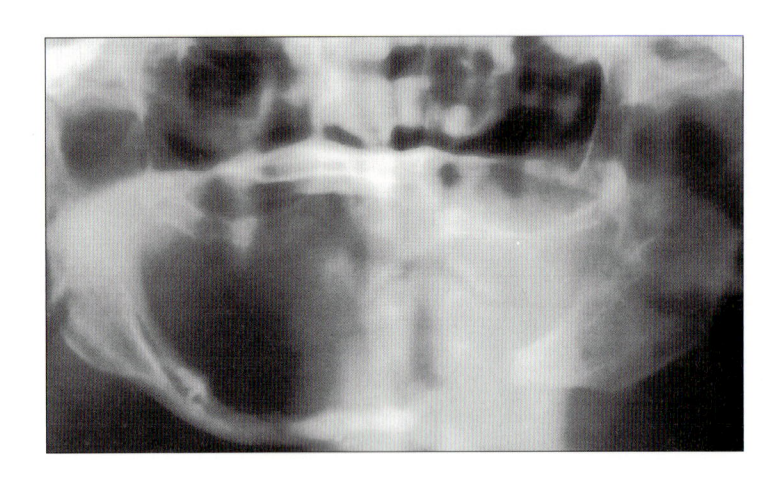

SECTION 3　PRPの頭蓋顔面への応用

図5-18　自然に病的骨折がおこるかもしれない。これは小さな外傷の結果である。

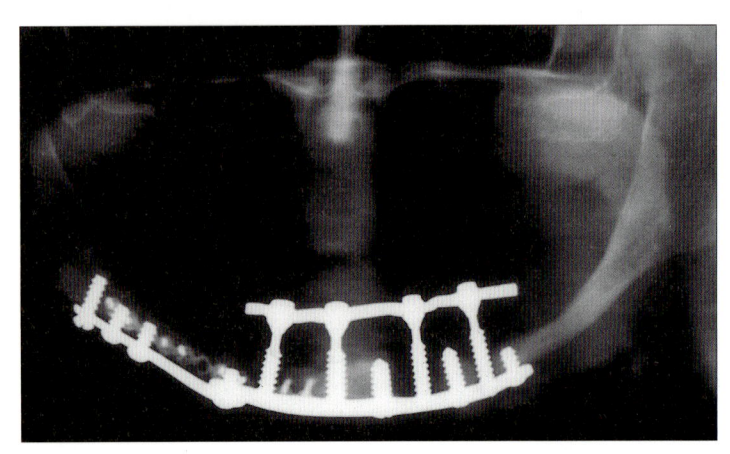

図5-19a　延長プレートで整復しようと試みられた顎骨骨折のある下顎骨貫通インプラント。ほとんどのスクリューの周囲と下顎管の中の後方にもっとも延長したスクリューの部位の骨吸収に注意。

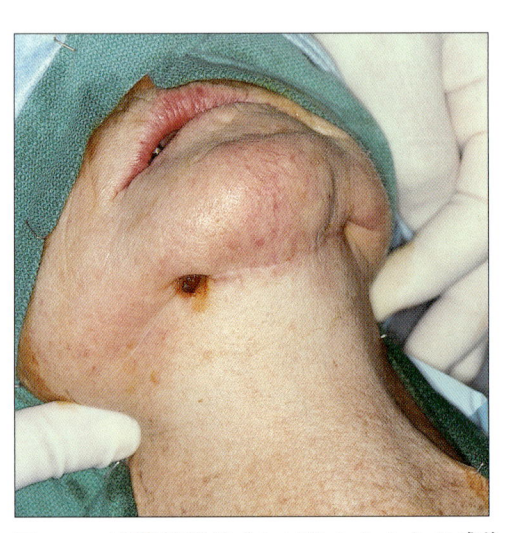

図5-19b　下顎骨貫通インプラントからの感染にともなう両側性の皮膚瘻孔。

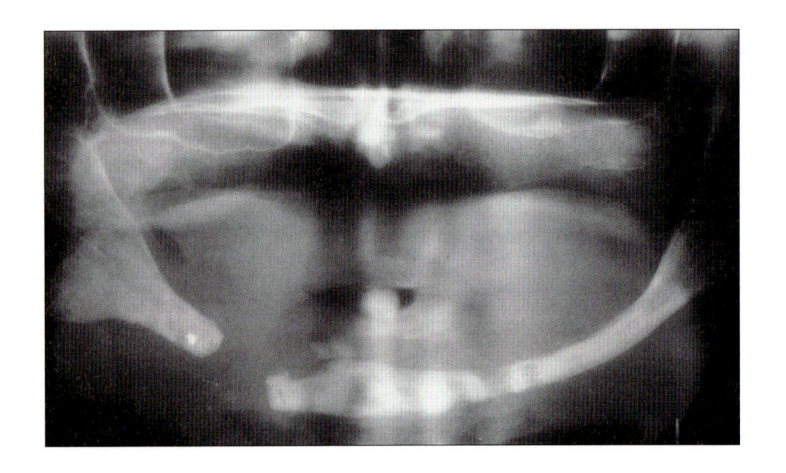

図5-19c　高度に吸収した下顎骨から骨貫通インプラントを除去すると生活力のない骨があり、連続性の欠損が見られる。

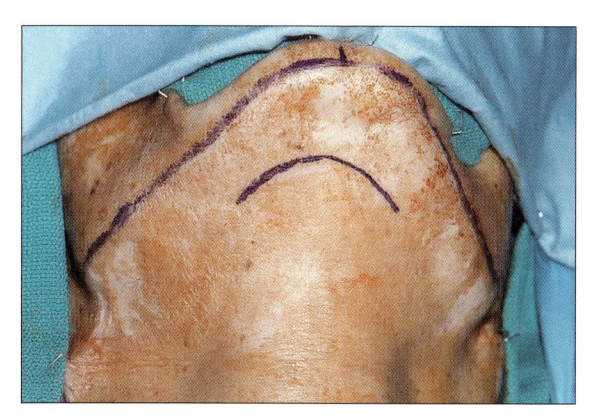

第5章 大きな腫瘍と外傷に関連した欠損の再建

図5-20 高度に吸収した下顎骨の再建のために、オトガイ下部からの湾曲した切開によるアプローチ。

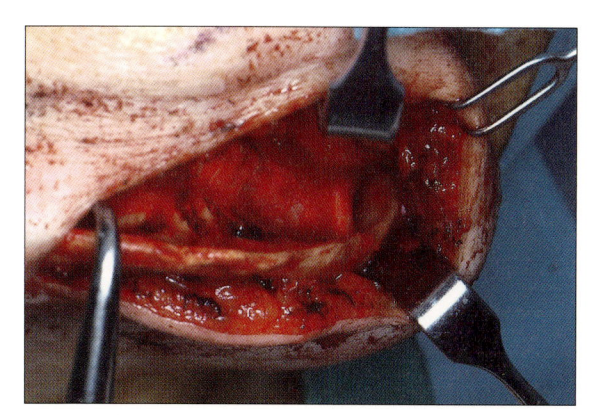

図5-21 左右側で唇側から歯槽頂まで、後方は臼後部まで、骨膜を剥離する。この4mmの高さの下顎骨では、左側のオトガイ神経は吸収した歯槽頂の骨から出ていて、正中には肥大したオトガイ結節がある。

が導入される前には、これらの患者は数多くの治癒に関連した合併症を経験するとともに、18カ月以内に移植骨の著しい吸収がおこった。下顎骨貫通インプラントや下顎骨のカスガイ状のインプラントのような補綴装置を使った代替の再建法はまったく無効であったし、それ自体が、高い頻度で感染、瘻孔形成、骨折というような合併症をおこしている（図5-19a～図5-19c）[20,21]。今日、これらの病気を持った高齢患者の急速な骨再生を促すためと軟組織基質とPRPをコントロールするためにインプラントを用いれば、これらの合併所は避けられるし、吸収した下顎を15mmの高さに予測をもって再建できる。

　この手術を行うには、オトガイ部の曲線状切開で下顎を露出する（図5-20）。この切開は下顎骨の下縁から2cm下方に中心を置き、下顎角から垂直に下ろした線まで外側に延長する。軟組織の剥離は下顎の唇側の端から開始し、切開線の全長にわたって骨膜を切開する。骨膜と粘膜を下顎骨の歯槽頂と外側だけを剥離する。血行を断たないために、下顎の下縁と舌側の骨膜を健全に保つように注意する。粘膜骨膜の剥離は、外側では咬筋の後方まで達し、臼後三角を過ぎて、前下顎枝の上方にまで達する（図5-21）。この操作によって骨移植のための大きな空隙ができる。この大きな空隙が維持されなければ、これはつぶれて、移植骨の周りで収縮し、18カ月以内に自然の骨のリモデリングによって吸収される。これを避けるために、粘膜を「テントポール」で支えて挙上した状態で保つために、口腔外からのアプローチによって歯科用インプラントを埋入する。このように、手術により移植骨のための軟組織の母床は大きくなって、それが歯科用インプラントで維持され、インプラントを支える補綴装置よって生じる機械的な刺激によって、後日増強される。

図5-22 オトガイ神経の出口から5mm前方に最初のインプラントを埋入し、その後のインプラントは、中心の間隔を1cmに保ちながら、それぞれ平行に埋入した。

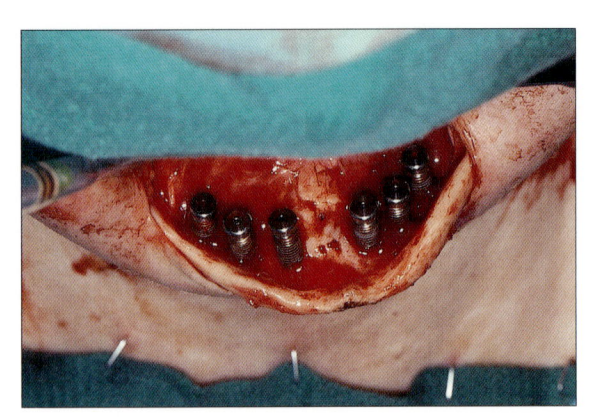

図5-23 下顎骨の下顎下縁の頬舌側中心部に埋入することによって得られたインプラントの初期固定。

　軟組織の剥離後、吸収した下顎骨の硬い骨に4～6本のインプラントを埋入する。最初のインプラントは両側のオトガイ神経の出口から5mm前方に埋入し(図5-22)、残りのインプラントは2つのオトガイ孔の間で1cm間隔で埋入する(図5-23)。各インプラントは15mmの長さで、下顎下縁に固定するか、それを少し貫通する。このようにして、4mmの高さの骨が残っている下顎では、カバースクリューは骨の表面から上方11mmに位置する。これらの4～6本のインプラントは、前方部から後方の後臼歯の三角部まで粘膜をテント状に支える。
　この方法で移植のための母床が準備できたら、前方または後方の腸骨から採取し圧縮した自家海綿骨骨髄を順次詰め込む。海綿骨骨髄を3mLまたは5mLのシリンジに入れ、ピストンを押して圧縮する。シリンジの先端を切り落とし、両側の後方4分の1から開始し、移植骨を4区画に注入する(図5-24)。前方の区画に移植した後、さらにインプラントの間で、海綿骨骨髄は舌側へ向かってそれぞれのインプラントの高さまで圧縮する。インプラントの高さを超えるまで圧縮するのは無意味であり、むしろむだである。その理由は、粘膜の収縮はインプラントの支えによってのみ防ぐことができるが、移植した骨は、インプラントの高さになるまで吸収され、リモデリングを受けるからである。骨を詰めたならば、骨圧縮器を使ってもう少し密に圧縮し、次に活性化PRPをかぶせる(図5-25a～図5-25c)。移植骨全体を覆うには、採血した60mLの血液から作った活性化PRPを数回使う必要がある。5分以内にPRPは成熟し、海綿骨骨髄粒子へくっつくので、移植骨をテーパー状の歯槽頂の形態に仕上げるように固めることができる(図5-25d)。

第5章　大きな腫瘍と外傷に関連した欠損の再建

図5-24　自家海綿骨骨髄を、左右のオトガイ神経の出口より後方と臼後部に最初に填入する。

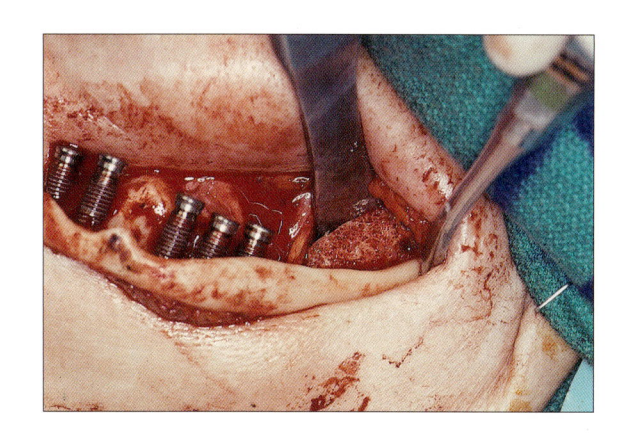

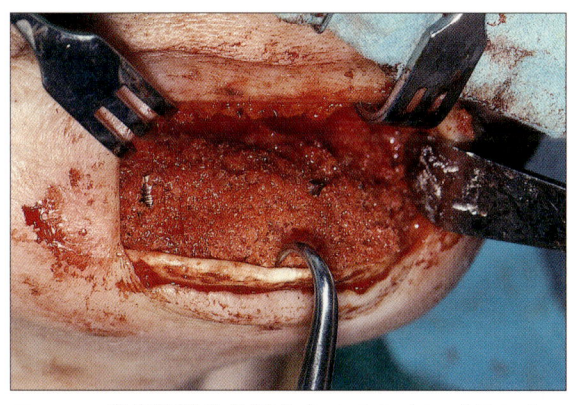

図5-25a　自家海綿骨骨髄をすべてのインプラントの周囲に置いて、インプラントのカバースクリューの高さまで骨圧迫器を使って圧縮する。

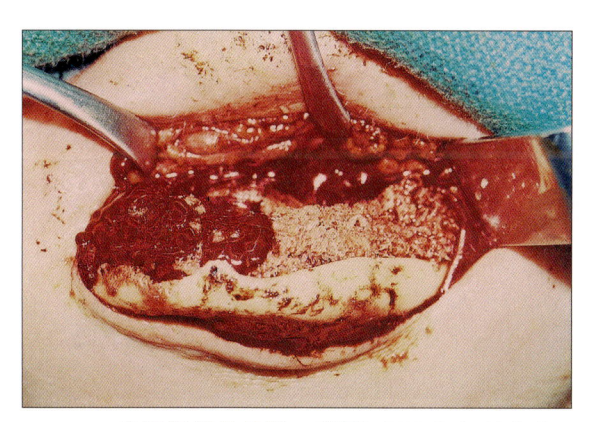

図5-25b　自家海綿骨骨髄の表面にPRPをかぶせる。ここでは移植骨の半分にPRPをかぶせ、残り半分の海綿骨骨髄にPRPをかぶせるために残しておく。

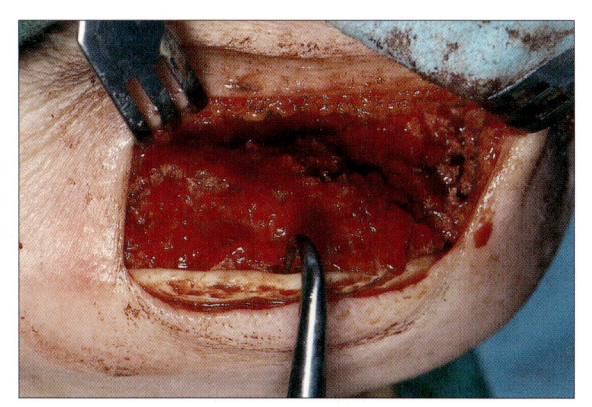

図5-25c　移植全体を厚いPRPの層で覆う。

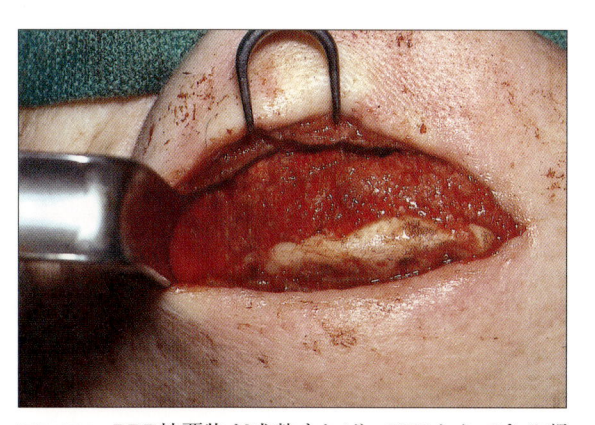

図5-25d　PRP被覆物が成熟すれば、PRPからできる凝血物は硬さを持っているのでインプラントの周囲で移植物を歯槽堤の形のように膨らみをつけて形成することが出来る。

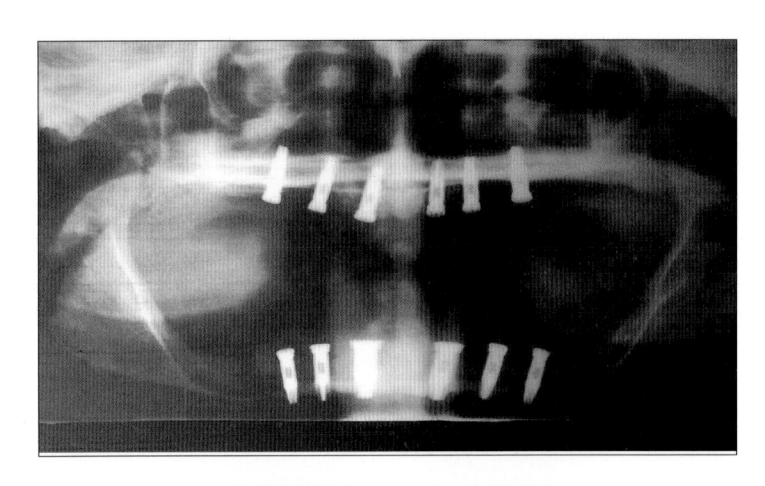

SECTION 3　PRPの頭蓋顔面への応用

図5-26a　テントポールグラフトによって移植された高度吸収下顎骨の1週間目。下顎下縁に埋入されたインプラントと、この時期には一般に考えられる石灰化がないことに注目されたい。

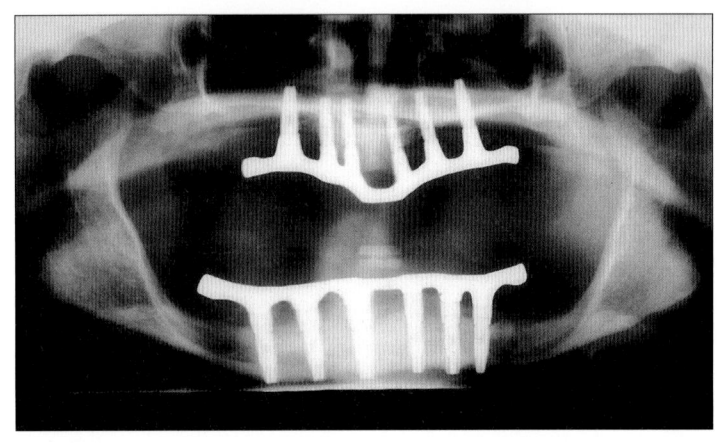

図5-26b　移植後6カ月、補綴物を装着してインプラントに負荷をかけて3カ月後に移植骨の石灰化はずっと明白になり、15mmの骨高が得られた。移植骨の中にオトガイ孔と下顎管ができたことに注目されたい。

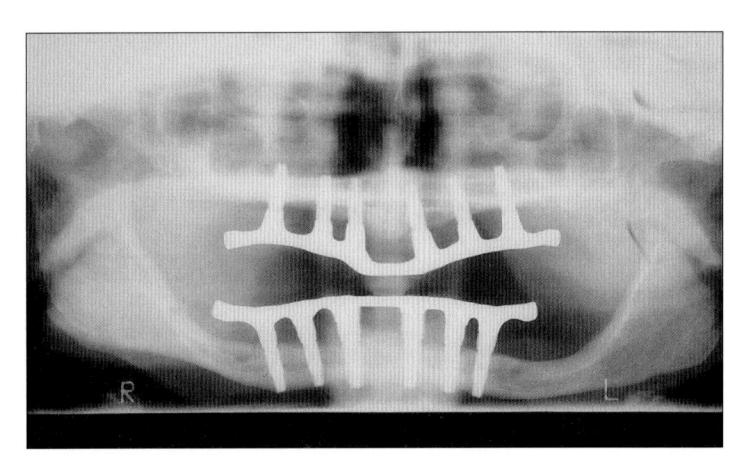

図5-26c　テントポールグラフトで移植した8年後のパノラマX線写真は、15mmの骨の高さが長期間保持され、インプラントの安定性と機能的負荷をかけた状態で石灰化が増していることを示している。

　軟組織は骨膜縫合なしに閉鎖するが、骨膜縫合は骨形成に役立たないばかりか、移植骨によって生じた表層部の緊張のために縫合が不可能である。
　年齢と骨粗鬆症などの要素のために、この手術方法でもっとも多くの利益を得る患者は、骨移植に成功するのがもっとも難しい患者である。それにもかかわらず、この方法は予測可能な骨再生の記録を持ち、作った骨の高さを永続的に保持するという記録を持っている。その一部は、歯科インプラントによって作られる移植床容積の保持

第5章 大きな腫瘍と外傷に関連した欠損の再建

図5-27 テントポールグラフトにより短期間で理想的な骨の高さ、骨密度、歯科補綴のための形態が得られた。骨移植後4カ月で永久的な義歯が装着された。

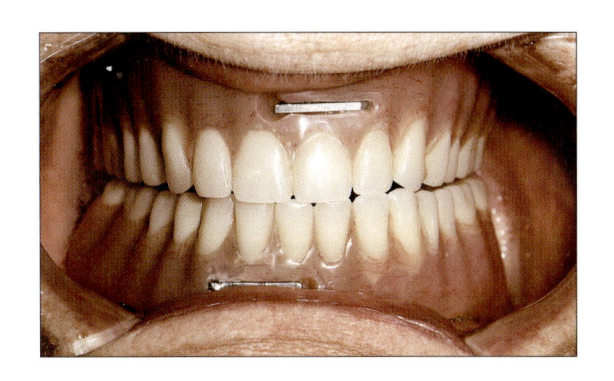

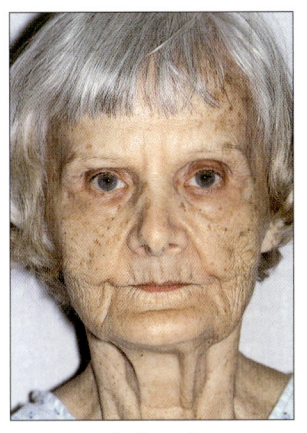

図5-28a 義歯を使っているにもかかわらず、高度に吸収した上顎骨と下顎骨のために顔の形態に陥没がある。

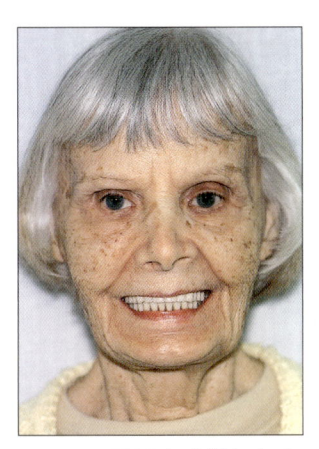

図5-28b PRPを応用したテントポールグラフトによる骨移植と、新しい義歯装着後の顔面の高さとオトガイの形態の回復。

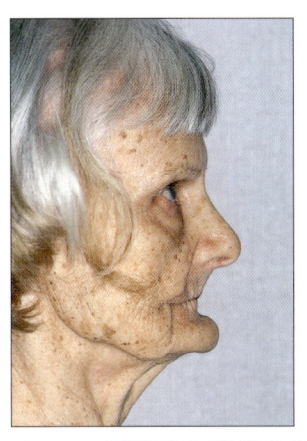

図5-28c 不適当な義歯を入れていた患者（図5-8a）の側貌。顔の垂直高の減少とオトガイの突出から「魔女のアゴ」といわれている。

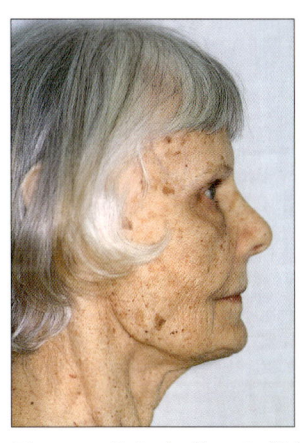

図5-28d テントポールグラフトの結果、顔の垂直高が修正され、正常になった鼻、唇、オトガイ関係と輪郭。

によるが、PRP使用による急速な骨再生と骨の成熟によるものである。これらのケースでは、インプラントは3カ月して頭部を露出し、暫間補綴物または永久補綴物によって機能的な負荷が加えられる。補綴物はインプラントに完全に支持されているので、機能的な応力はリモデリング中の移植骨に伝えられる。ひとたび義歯負担が確立すれば、移植骨はX線学的な骨密度が劇的に増加して、それが永続する（図5-26a〜図5-26c）。

このような症例にPRPを使えば、増殖因子と細胞接着分子は骨再生と早期の骨成熟を刺激するので、早期の機能的負荷をかけられる。この負荷は骨密度を急速に増加させるので移植骨にプラスに作用する。下顎骨骨折の危険がなく、非常に短期間に、安定した保持力の優れた義歯が入れられることは、患者にとってプラスである（図5-27）。このような劇的な結果は、骨再成促進に及ぼす生物学と機能的応力負荷に対する工学的なメカニズムの応用によって達成されたものである（図5-28a〜図5-28d）。

参考文献

1. Marx RE, Carlson ER, Eichstaedt RM, Schimmele SR, Strauss JE, Georgeff KR. Platelet-rich plasma: Growth factor enhancement for bone grafts. Oral Surg Oral Med Oral Pathol Oral Radiol Endod 1998;85:638-646.
2. Marx RE. Platelet-rich plasma: Evidence to support its use. J Oral Maxillofac Surg 2004;62:489-496.
3. Kassolis JD, Rosen PS, Reynolds MA. Alveolar ridge and sinus augmentation utilizing platelet-rich plasma in combination with freeze-dried allograft: Case series. J Periodontol 2000;71:1654-1661.
4. Camargo PM, Lekovic V, Weinlaender M, Vasilic N, Madzarevi M, Kenney EB. Platelet-rich plasma and bovine porous bone mineral combined with guided tissue regeneration in the treatment of intrabony defects in humans. J Periodontal Res 2002;37:300-306.
5. Mancuso J, Bennion JW, Hull MJ, Winterholler BW. Platelet-rich plasma: A preliminary report in routine impacted mandibular third molar surgery and the prevention of alveolar osteitis. J Oral Maxillofac Surg 2003;61(suppl 1).
6. Petrungaro PS. Using platelet-rich plasma to accelerate soft tissue maturation in esthetic periodontal surgery. Compend Contin Educ Dent 2001;22:729-732.
7. Banoth S, Alex JC. Current applications of platelet-gels in plastic surgery. Facial Plast Surg 2002;18:27-32.
8. Boyne PJ, Sands NR. Combined orthodontic-surgical management of residual alveolar cleft defects. Am J Orthod 1976;70:20-37.
9. Caplan AI. Mesenchymal stem cells. J Orthop Res 1991;9:641-650.
10. Bergland O, Semb G, Abyholm F, Borchgrevink H, Eskeland G. Secondary bone grafting and orthodontic treatment in patients with bilateral complete clefts of the lip and palate. Ann Plast Surg 1986;17:460-474.
11. Sindet-Pedersen S, Enemark H. Comparative study of secondary and late secondary bone-grafting in patients with residual cleft defects. Short-term evaluation. Int J Oral Surg 1985;14:389-398.
12. Bergland O, Semb A, Abyholm FE. Elimination of the residual alveolar cleft by secondary bone grafting and subsequent orthodontic treatment. Cleft Palate J 1986;23:175-205.
13. Enemark H, Sindet-Pedersen S, Bundgaard M. Long-term results after secondary bone grafting of alveolar clefts. J Oral Maxillofac Surg 1987;45:913-919.
14. Belts NJ, Fonseca RJ. Allogeneic grafting of dentoalveolar clefts. In: Hudson JW (ed). Oral and Maxillofacial Surgery Clinics of North America-Management of Cleft Lip and Palate. Philadelphia: WB Saunders, 1991:617-624.
15. Sindet-Pedersen S, Enemark H. Reconstruction of alveolar clefts with mandibular or iliac crest bone grafts. A comparison study. J Oral Maxillofac Surg 1990;48:554-558.
16. Wolfe SA, Berkowitz S. The use of cranial bone grafts in the closure of alveolar and anterior palatal clefts. Plast Reconstr Surg 1983;72:659-671.
17. Hall DH, Werther JR. Conventional alveolar cleft bone grafting. In: Hudson JW (ed). Oral and Maxillofacial Surgery Clinics of North America-Management of Cleft Lip and Palate. Philadelphia: WB Saunders, 1991:609-616.
18. Albrektsson T. Repair of bone grafts: A vital microscopic and histologic investigation in the rabbit. Scand J Plast Reconstr Surg 1980;14:1-12.
19. Marx RE. Platelet-rich plasma: A source of multiple autogenous growth factors for bone grafts. In: Lynch SE, Genco RJ, Marx RE (eds). Tissue Engineering. Applications in Maxillofacial Surgery and Periodontics. Chicago: Quintessence, 1999:71-82.
20. Marx RE, Shellenberger T, Wimsatt J, Correa P. Severely resorbed mandible: Predictable reconstruction with soft tissue matrix expansion (tent pole) grafts. J Oral Maxillofac Surg 2002;60:878-888.
21. Betts NJ, Powers M, Barber HD. Reconstruction of the severely atrophic edentulous mandible with the transmandibular implant systems. J Oral Maxillofac Surg 1995;53:295-304.

第6章

軟組織、頭蓋側面への応用

しわ取り術

　顔面の美容外科に対する要望は増し続けている。かつて顔面の美容外科は、ハリウッドの映画スターとエリートの限られた領域のみのものであったが、今日では、多くのアメリカ人にとって、社会的、そして経済的な必需品と考えられている。だが、顔の改善の要望に並んで、合併症のない治癒と良好な結果への期待が生まれる。顔面の美容外科を行うどの外科医も、患者の期待を理解することと、美容外科の限界を伝えることを試みる。しかし適切な術前の状況とインフォームドコンセントにもかかわらず、患者は完全な結果とともに、合併症のない術後の経過を期待することが多い。

　しわ取り形成術またはフェイスリフト手術のもっとも多い合併症は出血斑であるが、それ自体は重篤ではなく自然に解消すると期待される。しかしこれが生じると患者を失望させ、仕事や正常な活動に戻るのが遅れる。出血斑は血腫や感染に発展するし、いずれも皮膚の壊死の危険性があり（図6-1）、フェスリフト手術でのもっとも恐ろしい合併症である。したがって合併症なしに結果を達成し、悲惨になるかもしれない結果を避けるためには、止血が何よりも大切である。血腫は皮膚の弁を深部の組織の底から持ち上げて膨張させる。血腫によって生じる緊張は、静脈血の排出を阻害し、その結果、毛細血管が皮弁に充満する。皮膚は光沢を増し、はげ落ちはじめ、壊死する

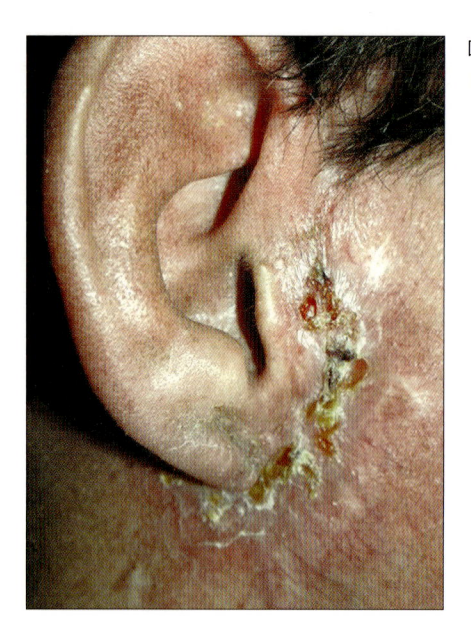

図6-1 創の哆開と感染は、しわ取り術の結果を著しく悪くする。

と黒色になる。皮膚の壊死を防ぐためには、血腫は迅速に排液しなければならないが、それでも美容上の結果を損う。したがって、絶対的止血と血腫の予防がきわめて重要である。多血小板血漿(PRP)と少血小板血漿(PPP)は絶対的な止血を促進し、それによって出血と血腫の形成を防ぐ。PRPとPPPの中の細胞接着分子による接着の結果、弁の下の死腔の消滅も血腫の形成と感染に対する抵抗を増す。

皮膚の壊死後、創治癒に関係があるもっとも重大な合併症は、弁の哆開と過度の瘢痕化である。ケロイド体質でない患者では、これらの合併症は緊張のある状態で縫合した結果であるので、耳の後部で多く見られる。AdlerとKentはPRPを使って、一般的に行われているゆるい緊張の下に縫合すると、瘢痕形成が少なくなり、創の哆開がないことを示した(図6-2a、図6-2b)[1]。PRPの止血上の性質の利点は、さらにAdlerによっても示された。彼はドレーンを使用せずに、通常のこととしてフェイスリフトを行った(図6-2c～図6-2e)。PRPは皮弁切開部の迅速な治癒に加えて、フェイスリフト手術にともなう脱毛を少なくすることができる。側頭部と耳の後方部で弁の辺縁での局所的血液供給の障害、つまり毛包の細胞の障害によって、切開線にそったわずかな脱毛がおこる。ほとんどの場合、その後3～6ヵ月後に毛包が回復し、徐々に再生する。しかし、時には毛髪が再生しないで、最近美容外科手術を受けたという事実を表すような外観の良くない脱毛の帯を残す(図6-3)。PRPの増殖因子は、毛細血管の増殖を促進することによって、そのような脱毛を少なくするか予防するので、毛包の障害された細胞は生き残り、毛髪を急速に再生する。

フェイスリフト手術で他に知られている合併症には、顔面神経損傷、耳介の変形(いわゆるこうもりの翼状変形)や他の原因のよる皮膚の脱落があるが、これらはPRPでは予防しえない技術的な問題によって生じる。顔面の美容外科におけるPRPの役割を論ずる際は、術者に、PRPはあくまでも補助であって、正確な手術の代わりとはならないということに気づかせることがより重要である。

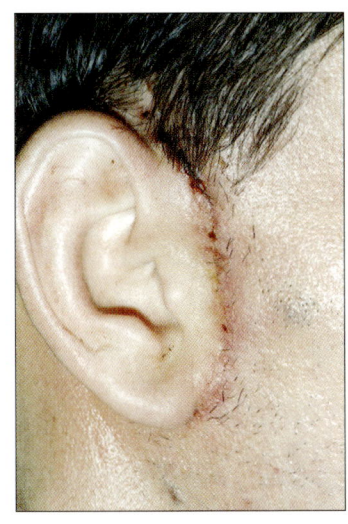

第6章　軟組織、頭蓋側面への応用

図6-2a　フェイスリフト手術後7日目、右側の切開は吸収の早いカットグート（腸線縫合系）（catgut）で縫合、発赤とひ弱な皮膚の端に注目（図6-2a〜図6-2eの写真提供：Dr Stephen Adler, Stuart, Florida）。

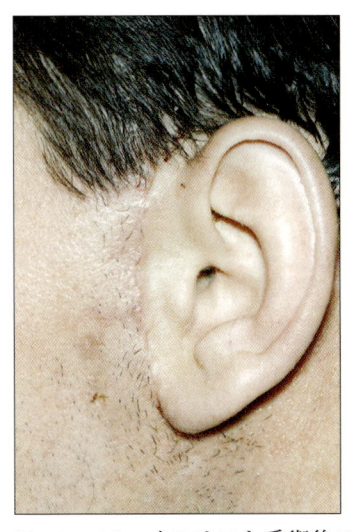

図6-2b　フェイスリフト手術後7日目、同じ患者の左側の切開はPRPを用いて、カットグート皮膚縫合なしで閉鎖。炎症、発赤、腫瘍が少なく、図6-2aに比べて早い上皮化に注目。

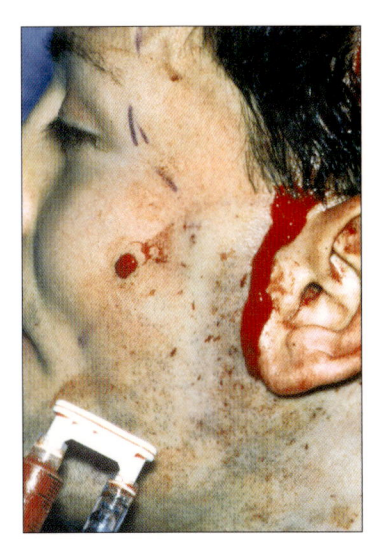

図6-2c　深部の5-0ポリダイオキサン（polydioxane）による縫合と緊張のない皮膚縫合とPRPで閉鎖したフェイスリスト切開創。頬の上の凝固したPRPの塊に注目。

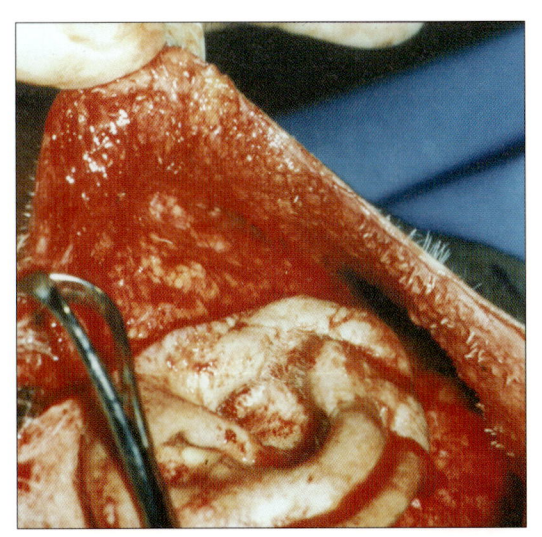

図6-2d　PRPを使った側には、皮弁の下面を深部の軟組織にくっつけるブリッジ状になった凝固物が見える。これはPRPの細胞接着分子の結果で、皮弁下の死腔をなくす。

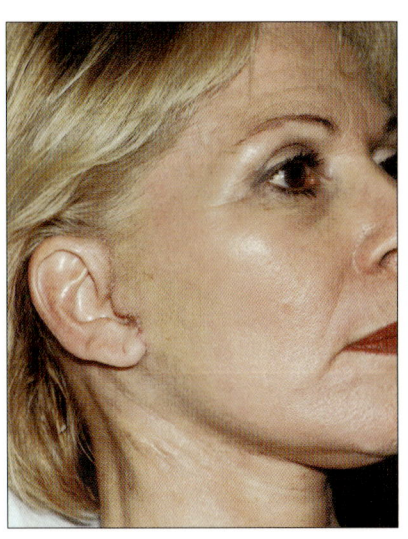

図6-2e　PRPを用いたフェイスリフト手術後8日目。細小の浮腫だけで皮下出血斑はない。

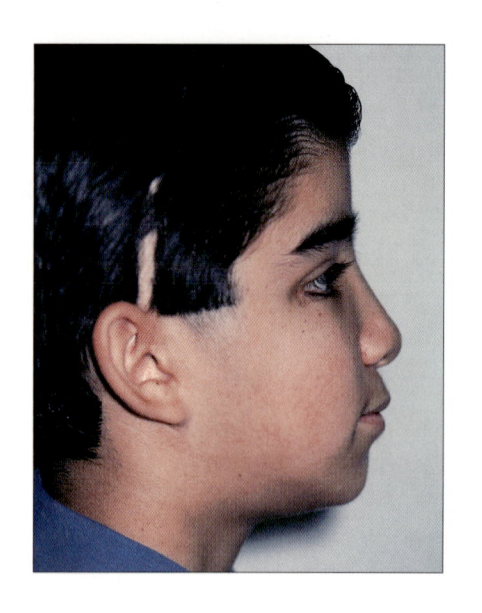

図6-3 切開線の哆開と治癒の遅延による毛包の消失によって生じた脱毛。

　フェイスリフト手術で用いられる切開と外科的術式には種々の変法があるが、すべてはいくつかの基本的原理に従っている。ほとんどのフェイスリフト手術では、側頭部の皮膚の中に曲線状の切開を垂直、下方に加え進み、耳前部の皮膚のしわに沿って耳垂下方で、耳介後部に向かって曲がる(図6-4)。もみ上げの有髪部を避けるように注意しなければならない。側頭部の有髪部では斜め方向の切開によって、毛包の血行障害、ひいては脱毛の可能性を最小にする。表層の筋腱膜系(SMAS)の深い面で皮膚を剥離するが、これは浅側頭筋膜とその耳下腺上への延長部、頬部、滑頸筋の表層面を含む皮膚筋膜層である[2]。

　2つの部分からなる弁を作る。弁の耳前部は、頬部を剥離し頬を低くすることを目的とする。耳介後部は頸部を剥離し、オトガイ下部の張りを作ることである。2つの刃先を持つReeseのフェイスリフトばさみを使って、どちらの弁も約5～6cm剥離する。はさみを閉じた状態で剥離するために進める時には、皮膚のSMASの深さで均一な厚みを保持し、はさみを引き抜く時に静かに開く。その後、希望する剥離ができたか調べるために皮膚弁を引っ張ってみて、余った皮膚を切除する[3]。創に出血している血管があれば電気凝固する。閉鎖する前に剥離した皮膚弁と弁の辺縁に4～5mLのPRPを使う(図6-5)。

　前述したように、PRPの中のフィブリン-フィブロネクチン-ビトロネクチン細胞接着分子は、非常にやっかいな症状としての斑状出血と血腫の形成を避けるための決定的因子である完全な止血を助ける[4]。さらにPRPは皮膚のSMAS弁が深部の筋膜に接着するのを助け、結果として死腔を減らす(図6-2d参照)。PRPに含まれている7つの増殖因子が、深部の筋膜から皮膚弁に達する切開線を横切った毛細血管、コラーゲン、神経増殖を促進させて、瘢痕形成を少なくするし、脱毛を少なくする。死腔をなくし血液供給の再開を早くすると、皮膚の細菌感染とウイルス性発疹の可能性が減るので、

第6章　軟組織、頭蓋側面への応用

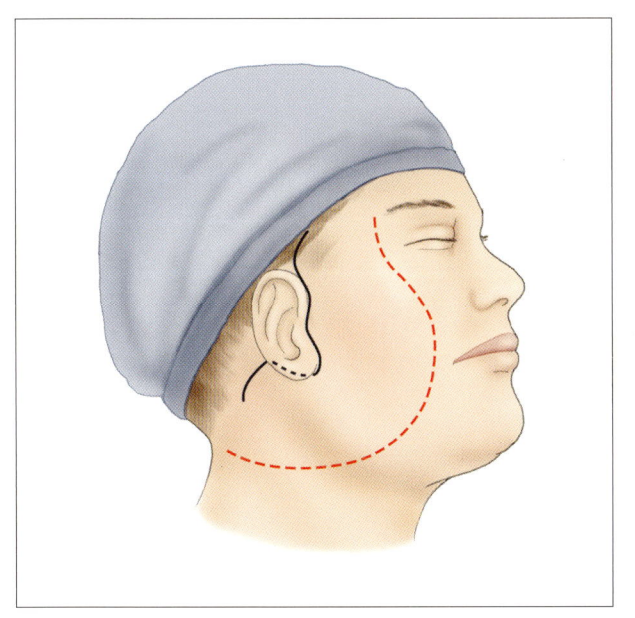

図6-4　標準的なしわ取り術の切開線（実線）と、皮膚の剥離範囲およびSMAS層（点線）。深部組織の底面と皮膚-SMASの下面は治癒が起こる広い面である。

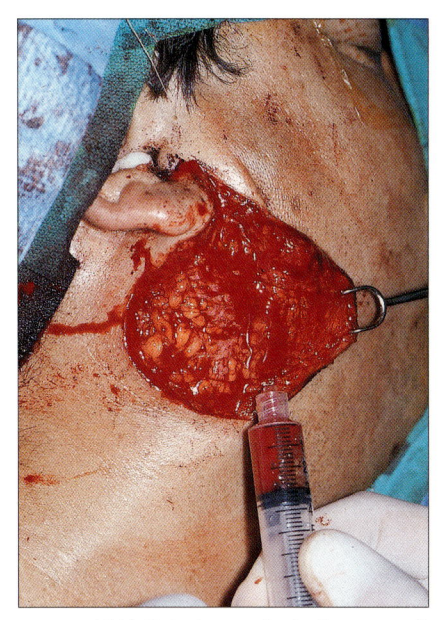

図6-5　活性化したPRPを皮膚-SMAS弁の下面と皮膚の切開線に沿って使用する。

　間接的に治療を促進する。さらにPRPの使用は皮膚感覚の回復の程度を促すと期待される[5]。3～6カ月後には回復するが、皮膚弁形成は皮膚への小さい感覚神経線維を切断する。この感覚喪失は患者が大変気にすることで、時には完全には治らないこともある。神経の再生を助ける毛細血管の増殖とコラーゲン合成を促進する増殖因子を通じて、PRPが皮膚感覚の回復を早めるということは正しいと認められている[6]。

　十分な止血が必要ならば、または皮膚弁が組織弁に強い接着が必要であるならば、PRPを追加使用する。もしそうでなければ、必要な顔面の緊張を得るために、SMASを側頭部と乳様突起部に縫合し、引っ張ることを目的に牽引縫合を行う。その後に皮膚弁の平坦な接合を保持するために、皮下および皮膚縫合を行う。皮下縫合を開始する時には、必要ならば切開線に沿って少量のPRPを追加する。

　フェイスリフト手術後は、2～3日間のバートン圧迫包帯を行い、手術後48時間氷で冷罨法し、頭を挙上し、切開部の治癒を早めるために過酸化水素や抗生物質軟膏を使用する。

眼瞼形成術

　フェイスリフト手術後もっとも多い顔面美容手術は、眼瞼形成術である。余った皮膚と筋肉を切除することによって、弛んだ眼瞼を治すために考案されたフェイスリフト手術の場合と同様、眼瞼形成手術でも完全でない結果は失敗に等しい。おこりうる副作用は、流涙、眼の乾燥過度による結膜の露出、結膜炎、眼瞼外反、眼瞼内反、睫毛による角膜の損傷である。眼瞼形成術の成功は、問題の正しい評価（たとえば皮膚、筋肉、脂肪、またはこれらを複合して）、正しく行われた外科的手技、迅速で合併症のない治癒で決まる。フェイスリフトと同様に、眼瞼形成術に際してPRPの役割は、治癒を早め、合併症を少なくすることである。

上眼瞼の眼瞼形成術

　患者を椅子に座らせ、リラックスして前方を注視させた状態で、約7〜10mmの幅で睫毛の上方の余剰皮膚のしわに、皮膚用ペンを使って曲線を描く。内側では、この曲線は内眼角の直上で終わり、外側は、瞼板に沿ってその上を外側に伸びて、外側の自然のしわに終わるか、それに平行に外側に向かい、外眼角の約1cm外側で終わる。2番目の切開線は最初の線の上側で、それに平行に描き、内側と外側でそれに合流する。2つの線の間の幅は、余剰組織量である（図6-6a）。この余剰組織をどれだけ切除するかを決定するためには、兎眼となる直前の状態までピンセットで眼瞼の組織をつまむが、同時に、皮膚端を寄せた時に眉が下がらないように、眉の下に十分な眼瞼の皮膚を残すように注意する。

　切開はこの設計した切開線に沿って正確に行う。眼輪筋の線維を露出するために、まず余剰の皮膚を切除する（図6-6b）。次いで、切除すべき余剰筋肉の量は患者に数回眼を開閉させて決める。まれに皮膚よりも筋肉を多く切除する必要な場合がある。切除する筋肉は円筒状の帯として見えるので、瞼板のすぐ表層で切開線の全長にわたって切除する。

　余剰筋肉の切除によってやや眼の脂肪が露出する。普通、脂肪の除去量は術前に推測する。眼球に軽い圧力を加えると、余った脂肪が飛び出すため手術時に推測した量を確認することができる。余剰の脂肪は、やや牽引しつつ鋭利に切り取る。強く牽引すれば思った以上の脂肪を切除することになり、不規則な切除辺縁になる。最終的な創は、露出した眼窩の脂肪、筋肉と、皮膚創縁となる。20mLの自家血から作った1.5mLの活性PRPを手術部に使う（図6-6c）。眼瞼形成術におけるPRPの価値は、フェイスリフト手術の場合と似ている。PRPとPPPの接着性が死腔をなくし、6-0非吸収性縫合作用が、いわゆるアライグマの眼のような顔貌になる斑状出血や、過度の瘢痕形成、最終的な眼瞼の収縮を防止する。PRP中の7つの増殖因子が治癒を促進し、瘢痕形成を少なくする。

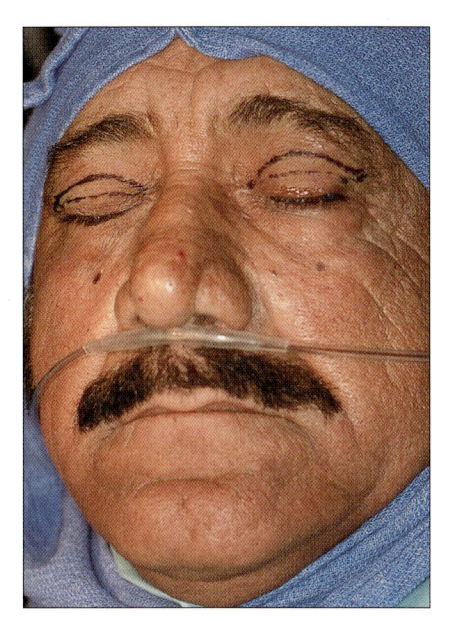

図6-6a 上眼瞼形成術のために切除する組織の外形（図6-6a～図6-6eの写真提供：Dr Mark R. Stevens, Miami, Florida）。

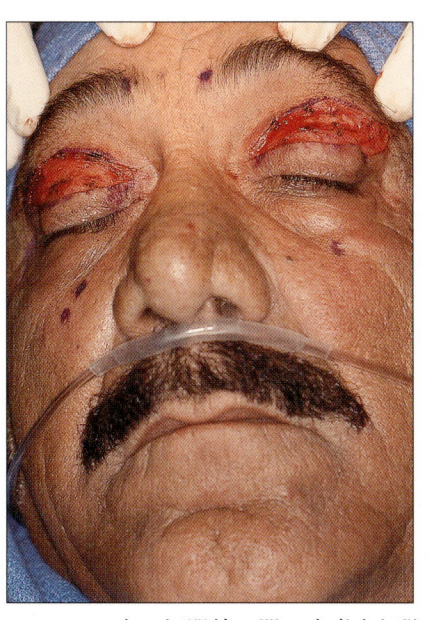

図6-6b ２本の切開線の間の皮膚を切除すると眼輪筋の一部が露出する。余った筋肉と少量の脂肪を切除し、その創にPRPを使う。

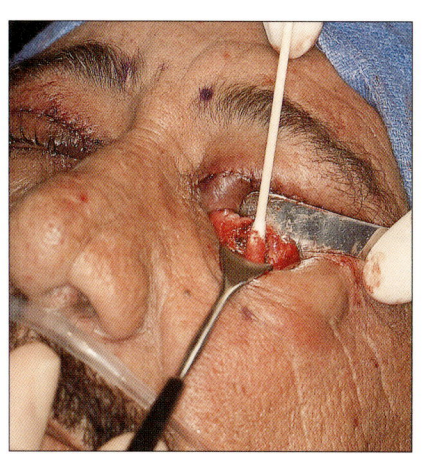

図6-6c 活性化したPRPを縫合直前の創に直接使用する。

下眼瞼の眼瞼形成術

　下眼瞼の眼瞼形成術は、上眼瞼の眼瞼形成術より難しく、合併症をおこしやすい[7]。下眼瞼の位置と重力の作用により、下眼瞼の眼瞼形成術後に眼瞼の弛み、過度の角膜の露出、眼瞼外反がおこる。手術前のどんな問題評価の不十分さに比べても、外科的な技術または創傷治癒が結果により大きな影響を与える。

　上眼瞼の眼瞼形成術でも述べたように、患者を椅子に座らせ、楽な姿勢で前方を見させる。１番目の線は睫毛の生え際から約２～３mm下方に、それに平行して描く。この線は下涙点の直下でその外側にはじまり、外側に向かって走り外眼角を越えて自然のしわで終わる。切開線は眼瞼の外側３分の１では、自然の外側のしわで終わる前に、睫毛の生え際からさらに１mm下方に離れる。眼輪筋の表層での切離で、下方に基部を持った弁を作る。上眼瞼の眼瞼形成術と同様に、患者に眼を開閉させると、切除するべき余った筋肉の量を知ることができる。筋線維の方向に従って筋肉帯を切除するが、瞼板前筋の辺縁は筋肉の機能を維持するために保存する。余った眼の脂肪は、術前の評価に従い、また、眼球に軽い指の圧力を加えて飛び出す脂肪の量によって（切除した脂肪は、しばしば近くの皮膚の陥没した部位に使用するので捨ててはならない。次に述べるように、PRPは後で生じる収縮なしに、この小さな脂肪移植物の生膚を助けるのに使う）余った脂肪と筋肉を切除した後に、皮膚弁を睫毛の下の切開線に引き寄せてみる。余った皮膚を切除し、皮膚弁を過度の強膜の露出と眼瞼外反を引きおこす。下方への牽引力を伴う閉鎖を予防するために、切除した創をおおって受動時にかぶせる。

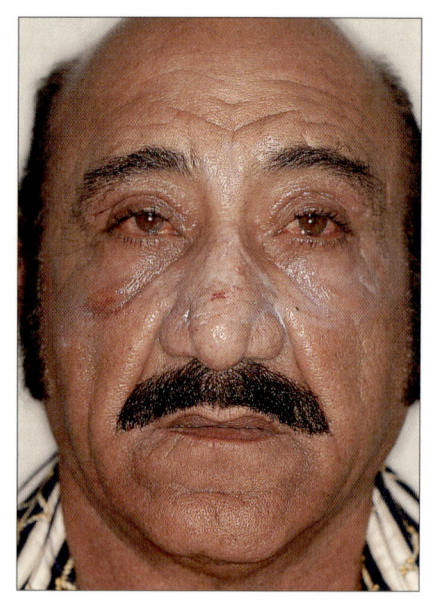

SECTION 3 PRPの頭蓋顔面への応用

図6-6d PRPを使った上下眼瞼の眼瞼形成術前の患者の顔。

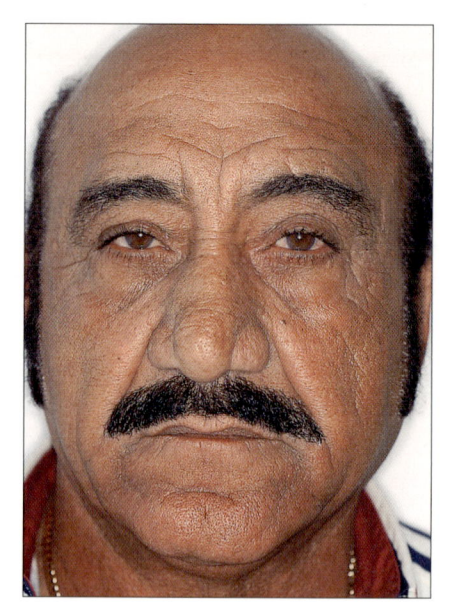

図6-6e 治癒を早めるためにPRPを使った眼瞼形成術後で、眼瞼の膨らみがなくなり、よりすっきりした表情になった。

1.5mLの活性化したPRPをそれぞれの眼瞼の手術部に使って、6-0非吸収性の縫合糸で皮膚縫合をする。眼瞼形成術は術後の圧迫包帯が使えないので、フェイスリフトに比べて、PRPの止血効果と接着性をもっと真剣に考慮すべきである。すでに皮膚移植とフェイスリフトで示したように、治癒と強化と促進は、皮下出血斑と合併症の可能性を減らし、全体的な瘢痕形成を減らすことになる（図6-6d～図6-6e）。

第6章 軟組織、頭蓋側面への応用

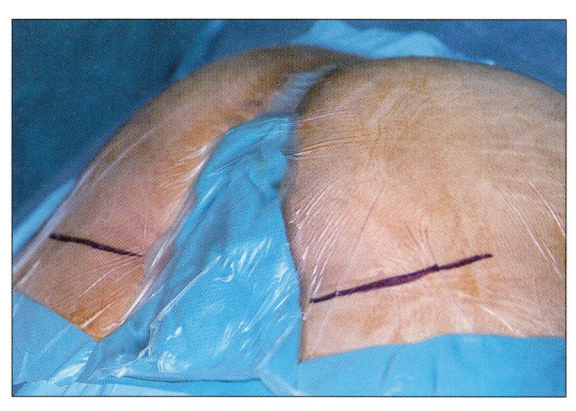

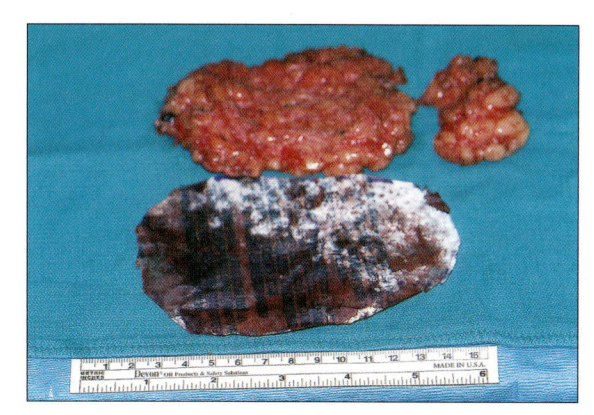

図6-7a、図6-7b　臀部のしわの部分は大量の皮下脂肪採取に便利で、美感にも支障を来たさない部位である。

皮下脂肪移植

　遊離血管付き筋膜皮膚弁では長い入院期間が必要となるので、より直接的な、血管付きでない遊離皮下脂肪移植が、顔面の増大法のために新たに注目されるようになった。歴史的には、皮下脂肪移植は、予知性がなく大きさが不適切で変わりやすいとされていた[8]。特に、大きな弁が移植された時には、皮下脂肪移植は感染をおこし、壊死する。これらの合併症がなくて治癒したものでも、収縮のために結果を悪くしたり、他の移植を必要とすることすらある。20％から30％も大きい移植材料を用いて皮下脂肪移植をしようという努力も、ある場合は予測より多く収縮し、ある場合は少ししか収縮しないので失敗する[9]。経時的に、皮下脂肪移植は１回では成功しないこれがかかってきたため、大きな欠損は大きな移植片の壊死を避けるために、２回の移植方法を計画すべきであろう。

　今日、PRPの重要な役割は皮下脂肪移植に際しての復活を促進することにある。PRPを他へ適用する場合と同様に移植物の採取、取り扱い、固定を粗雑に行ってはならない。移植物の採取は絶対的な無菌術式を必要とし、脂肪が自然に見いだされる部位に限るべきであり、普通には十分な量、あるいは多めの量とする。われわれは、やせた人では皮下脂肪を臀部のしわの部分から採取する（図6-7a、図6-7b）。脂肪は最小の侵襲で、細かくすることなく採取する（図6-8a、図6-8b）。脱水を防ぎ、脂肪芽細胞と脂肪細胞を生きたまま保つために、生理食塩水またはPRPの中に入れる（図6-9）。移植用の脂肪採取は、移植物が体外にある時間を最短にするために手術するチームを分けて行うか、移植床の準備と一致するように時間を調節する。移植床部では、真皮と皮膚の全層が最小の厚みとなるように保持し、もし皮下組織があればその全部または一部を含めても良い。

　移植する前に移植物の上に活性化したPRPを使い、移植後さらにPRPをもう一度使うことをすすめる。移植物を移植床に置いた時、PRPの一部がなくなったり吸引されたりするので、移植物を置く前に全部のPRPを使ってしまうのは軽率である。最大の

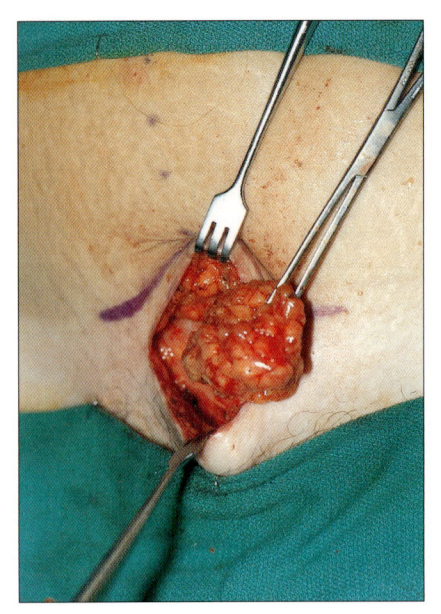

SECTION 3　PRPの頭蓋顔面への応用

図6-8a　上陰部のひだのある部位は、皮下脂肪の採取に便利で、美感を害しないもうひとつの場所である。

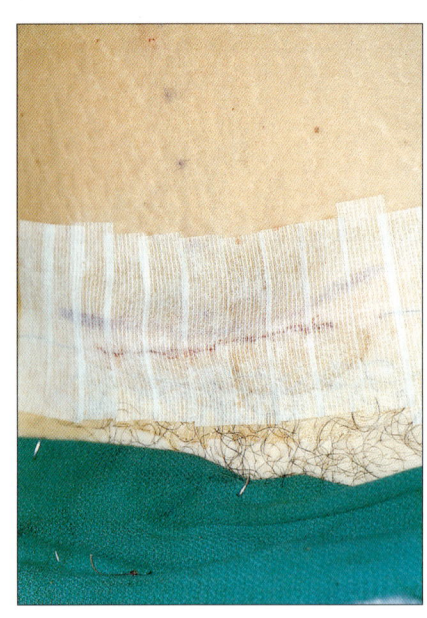

図6-8b　ステリストリップ（Steri-Strips）（3M）で固定した真皮縫合によって完成した臍周囲または上陰部切開創の直線状閉鎖。切開線は自然の皮膚のしわに似る。

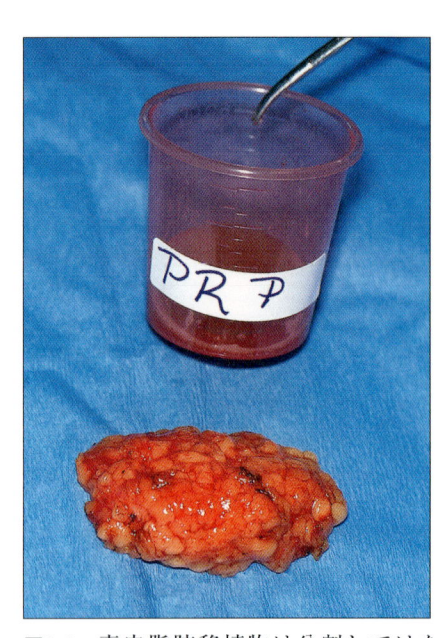

図6-9　真皮脂肪移植物は分割してはならない。理想的には、供給部から採取して直接移植床に移すべきである。もしそれが不可能ならば、非活性化したPRP中、または、生理食塩水中に入れておいても脂肪芽細胞と脂肪細胞の生存は保たれる。

　固定を得るためには、移植物を床の基部に縫合すべきである。移植物とそれに接する生きた組織の間に分界線を作らないためには、移植物の辺縁を薄くして、移植物が生きた組織に徐々に融合するように、また移植物が安定化するように、外部を補強することが必要となる。補強は針付きの3-0または4-0 nylonまたはprolene糸を使って、皮膚を通して移植床の創腔の中に刺入する。針は創腔の端から1～2cm離れた場所に刺入する。針は生きている組織が創腔と接する創腔最外側に刺入する（図6-10a）。次に針を移植物の一端に通して引き出し、水平マットレス縫合と同様の方法で移植物を5～8mm幅つかむ。その後に、生きている組織の隣で針の刺入部から5～8mmの点で水平マットレス縫合のやり方と同様に創腔を貫いて針を通す（図6-10b）。糸を結び、移植物を移植される創腔の中に引き入れる（図6-10c、図6-10d）。糸は、補強として働く滅菌したボタン、プラスチックチューブ、コットンロールに結びつける（図6-10e）。この処置が終われば、術者は移植物の大きさと形態を観察し、評価することができるし、最終的な閉鎖をする前に調整が必要かどうかを決定することができる。最終的な外形が得られたら、5～10mLのPRPを移植物表面と移植創腔全体に加える（図6-10f）。

　この治療に際してのPRP応用の臨床的な価値は、脂肪芽細胞と脂肪細胞の活性化であり、大きさをより安定させることである。PRPを使うと、移植物の収縮がまったく、あるいはほとんどないので、外形の縮小がなくなるために、大きな腔の中に大量の脂

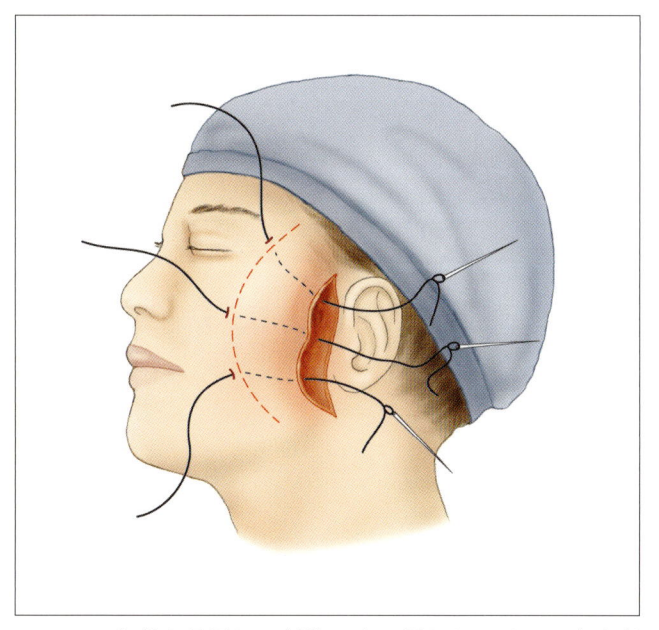

図6-10a　皮膚を貫通して創腔の中に通したナイロン糸を付けた皮膚弁。

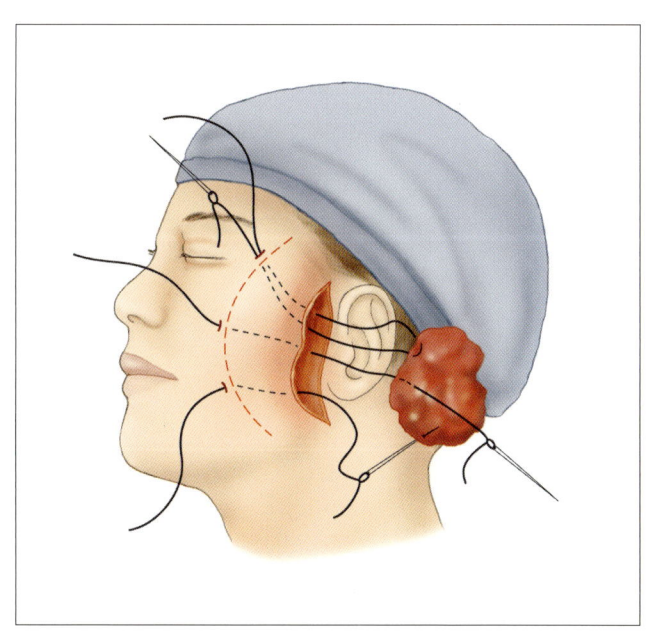

図6-10b　糸は真皮脂肪を貫通し、創腔に戻った後で皮膚への刺入点のそばで皮膚の外に出す。

肪を入れる必要がなくなる（図6-10g、図6-10h）。さらにPRPを使うと、感染と創哆開の頻度が低くなるとともに、腫脹と皮下出血斑が少なくなる[10]。この長所は、移植物への迅速な毛細血管の新生に関係し、完全なあるいはほぼ完全な脂肪細胞の生存をもたらす。真皮脂肪移植に関して過去に注目された問題の一部は、大量の脂肪芽細胞と脂肪細胞の死滅を引き起こす遅延した毛細血管の増殖に起因している。脂肪細胞が壊死した時には、細胞に含まれているトリグリセリド（triglycerides）と脂肪酸が創腔内

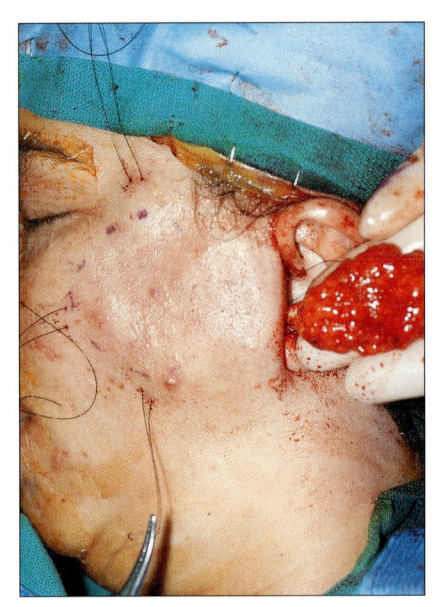

SECTION 3　PRPの頭蓋顔面への応用

図6-10c　まくら縫合は、真皮脂肪移植物に入って、出た後に、創腔を通って戻り、その後に皮膚の刺入点の近くで外に出す。

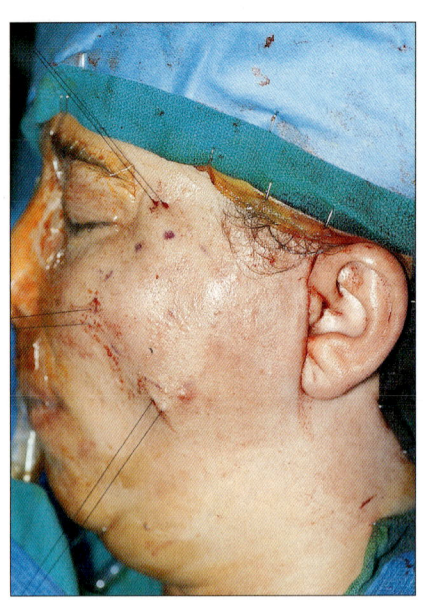

図6-10d　まくら縫合で結紮すると、真皮脂肪は創腔内に引き込まれ、均等に広がって、生体組織の緩やかな先細り形態となり、創腔の中で平坦な配置をとる。

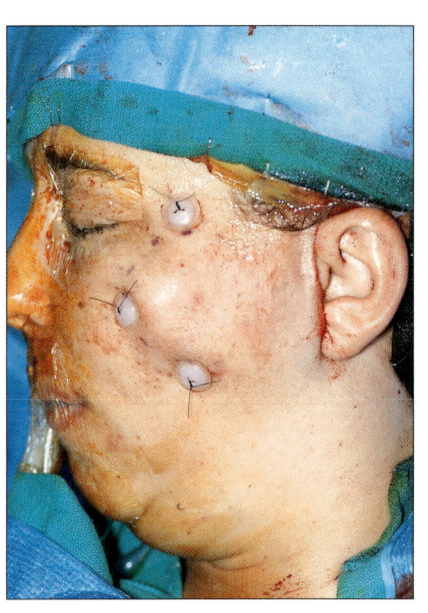

図6-10e　重力の牽引に抵抗するために、糸を外部のボタンに結び付ける時、真皮移植物の均等な固定のために糸の張力を維持する。

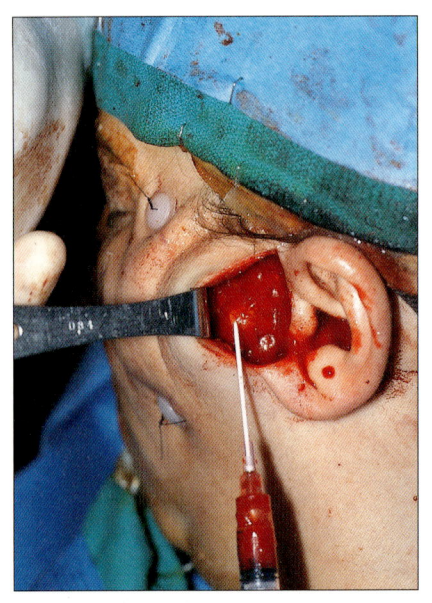

図6-10f　耳前切開を閉じる前に、移植物の上と切開線に活性化PRPを用いる。

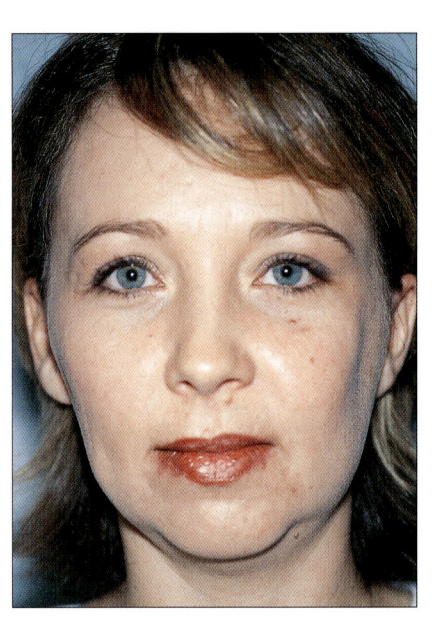

図6-10g　腫瘍の切除に起因した頬部軟組織欠損患者。

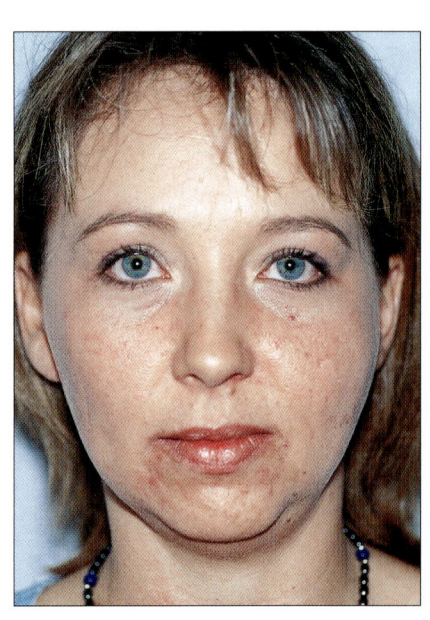

図6-10h　図6-10a〜図6-10fまでに示したPRPを伴う真皮脂肪移植により治癒した図6-10gの患者。

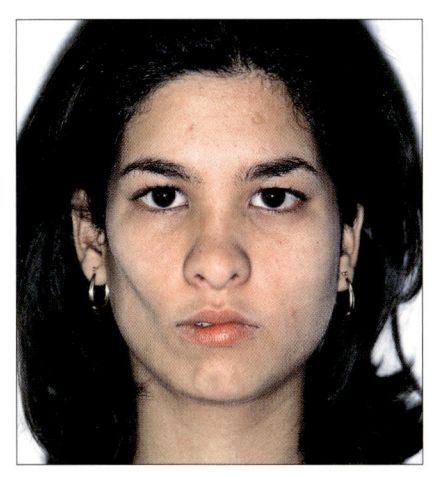

図6-11a　Parry-Romberg症候群による顔面萎縮の患者。

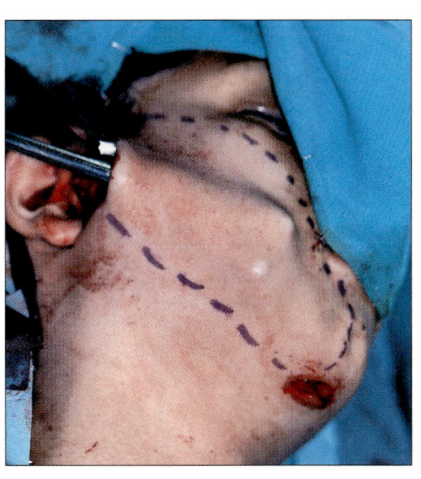

図6-11b　真皮脂肪移植のための移植床をしわ取り術形の剥離で作る。

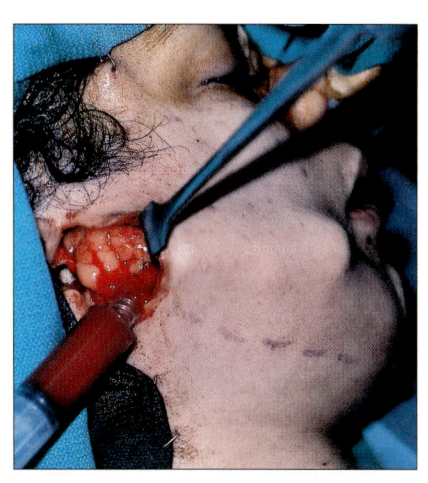

図6-11c　臀部のしわから採取した真皮脂肪をPRPとともに入れる。

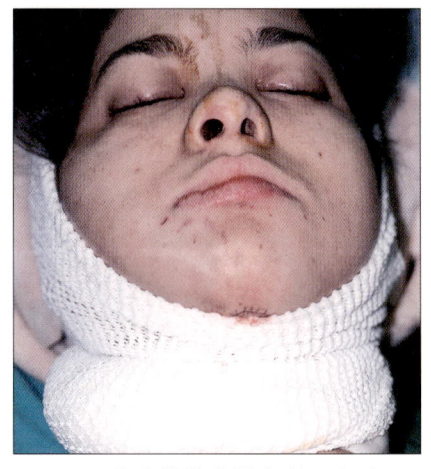

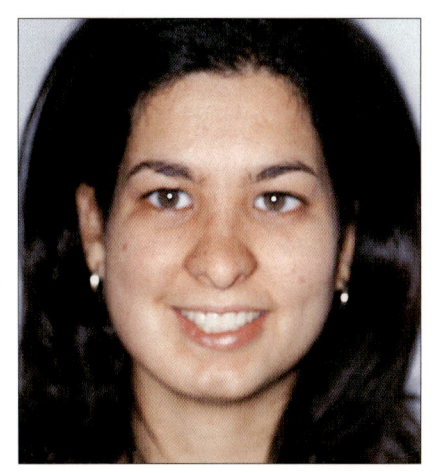

図6-11d　真皮脂肪移植を行った時には、死腔をなくし、移植物を安定化するために圧迫包帯が必要である。

図6-11e　PRPを補助に使った真皮脂肪移植によって、顔面萎縮の正常な形態への修正が達成される。

に出て強い炎症をおこすので、問題が大きくなる。すなわち、この反応は腫脹、疼痛、創哆開、そしてさらなる脂肪壊死を生じる。結果、予測できない程の収縮をおこし、石灰化することもあり、膿瘍を形成することもあるので、美容上好ましくない瘢痕を形成する。PRPの迅速な毛細血管増殖促進の能力は歴史的に真皮脂肪移植にともなう欠点のすべてに裏付けし、少ない失敗と短い入院での簡単な治療として、あるいは外来手術として、顔面増大術を手術の主流に引き戻した。これは腫瘍の手術による欠損（図6-10a〜図6-10h）、外傷、先天的あるいは後天的な欠損（図6-11a〜図6-11e）までに応用される。

参考文献

1. Adler SC, Kent KJ. Enhancing healing with growth factors. Facial Plast Surg Clin North Am 2002;10:129-146.
2. Mitz V, Peyronie M. The superficial musculo-aponeurotic system (SMAS) in the parotid and cheek area. Plast Reconstr Surg 1976;58:80-88.
3. Alexander RW. Cosmetic alterations of the aging neck. In: Epker BN (ed). Oral and Maxillofacial Surgery Clinics of North America: Cosmetic Oral and Maxillofacial Surgery, vol 2. Philadelphia: WB Saunders, 1990:247-257.
4. Kent KJ. Promising results from a preliminary study of autologous platelet gel in face-lift surgery. Arch Facial Plast Surg 2001;3:251.
5. Welsh W. Autologous platelet gel: Clinical function and useage in plastic surgery. Cosmet Dermatol 2000;13:13-19.
6. Powell DM, Chang E, Farrior EH. Recovery from deep-plane rhytidectomy following unilateral wound treatment with autologous platelet gel: A pilot study. Arch Facial Plast Surg 2001;3:245-250.
7. Kennedy B. Primary blepharoplasty of upper and lower eyelids. In: Epker BN (ed). Oral and Maxillofacial Surgery Clinics of North America: Cosmetic Oral and Maxillofacial Surgery, vol 2. Philadelphia: WB Saunders, 1990:403-412.
8. Niechajev I, Sevcuk O. Long-term results of fat transplantation: Clinical and histologic studies. Plast Reconstr Surg 1994;94:496-506.
9. Pinski KS, Roenigk HH Jr. Autologous fat transplantation: Long-term follow-up. J Dermatol Surg Oncol 1992;18:179-184.
10. Abuzeni PZ, Alexander RW. Enhancement of autologous fat transplantations with platelet-rich plasma. Am J Cosmet Surg 2001;18:59-70.

付録

静脈注射法と
PRP製造のための同意書

　2004年に行われた口腔外科と歯周病治癒に関する格式ある国際会議において、司会者が「どうして多血小板血漿（PRP）を使わなかったか」と高名な臨床的に尊敬されている歯周病専門医に尋ねた。彼女の率直な（いくぶん詫るような）回答は「採血法を知らなかった」ということであった。無菌的な静脈血採取は、大切であり簡単で学習しやすい基本的な技術である。静脈確保は、PRPの製造、抗生物質の投薬、静脈内鎮静法の薬物の投与、救命処置と不可分の関係にある。歯科大学、医科大学、看護学の学生は授業料と生活費をカバーするために、病院で静脈注射の技師として働く訓練を受けている。静脈注射法やPRPのような自家血成分が明らかに有益であることから、現代のプロのヘルスケア提供者が単に採血法を知らないという理由で患者を拒むことは正当な理由とはいえない。

　歯科または医科のどんな技術とも同じように、静脈注射法を学ぶには厳しい教育、指導する教師と実習を必要とする。この短い説明を読んだ後、静脈注射法を学ぶ臨床医は、静脈注射法のワークショップに参加することや、経験の豊かな臨床医から反復した実習を伴う個人教授を求めることによって学習が進む。静脈注射の技術は臨床医の診療上の展望を広め、すべての分野での治療に安全という要素をつけ加え、この本で述べる増殖因子と細胞接着分子へ患者が近づけるよう提案できるようにする。

付録

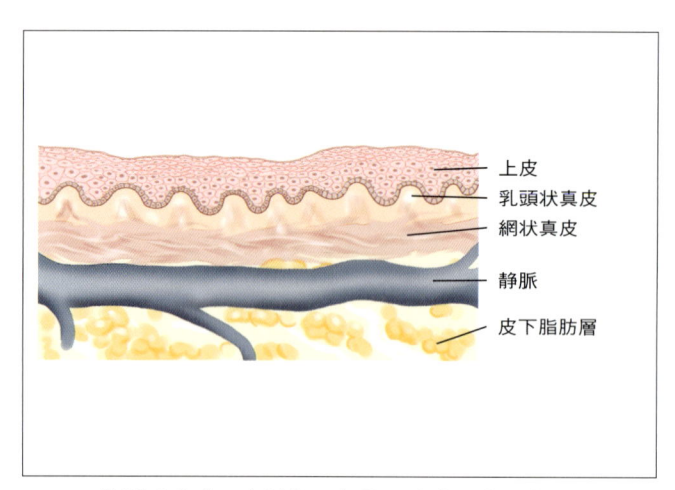

図A-1　静脈は皮膚の表層部で網状の真皮下方、皮下組織の最表層を走っている。

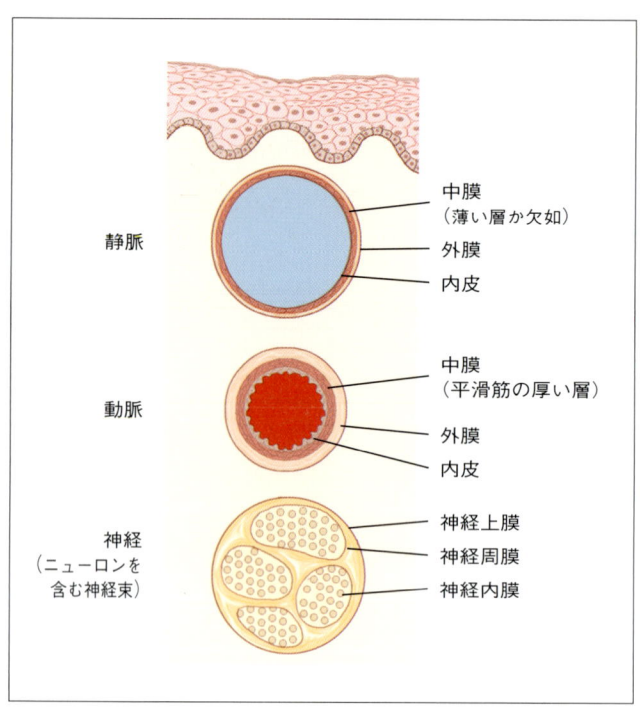

図A-2　静脈は解剖学的には神経より浅い動脈よりも浅く位置にある。

静脈と皮膚の解剖学

　血液の採取と薬物の投与に用いる針やプラスチック製のカテーテルは、皮膚と静脈の壁を貫通しなければならない。皮膚は2層から成っている。上皮と基底膜からなる表皮、および基底膜直下の乳頭真皮とその下方にある皮下組織より表層の広い網状の真皮である。静脈注射で刺入する静脈は、皮膚の皮下組織の中を通っている(図A-1)。神経線維、汗腺、皮脂腺、毛包(hair follicle)は皮下組織を横切って真皮に達する。毛と汗腺は上皮を通って皮膚表面に達する。したがって静脈より表層の皮膚は丈夫で、皮膚を穿刺する時に少し抵抗がある。針が皮下組織に達すると抵抗がなくなるのが感じられる。皮下組織は主に脂肪なので抵抗が少なく、注射をする人が固定しなければ、静脈は移動したり回転したりする。

　静脈には薄い壁があり、内膜、中膜、外膜から成る。動脈の壁は同様に3層から成っているが、厚い基底板が内膜の上皮を中膜から分離している。さらに内膜自体も多くの平滑筋を含んでいるので、動脈壁は厚い(図A-2)。静脈壁は容易に刺入できるが、同時に容易に破れる。静脈注射中に静脈壁が破れると血液が漏出し、静脈注射は失敗である。動脈と違って、静脈には血液の逆流を防ぐ弁がある。もし、針またはカテーテルが静脈腔に入って弁に当たると血液は吸引できず、静脈注射液は流れない。ほと

静脈注射法とPRP製造のための同意書

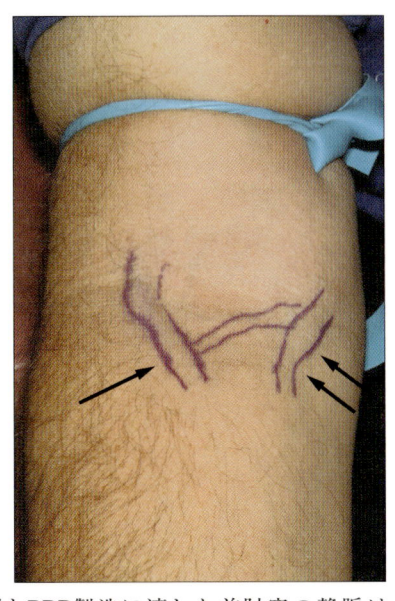

図A-3　静脈穿刺とPRP製造に適した前肘窩の静脈は、橈側皮静脈（一本の矢印）、尺側皮静脈（2本の矢印）、それを連結する前腕正中皮静脈である。

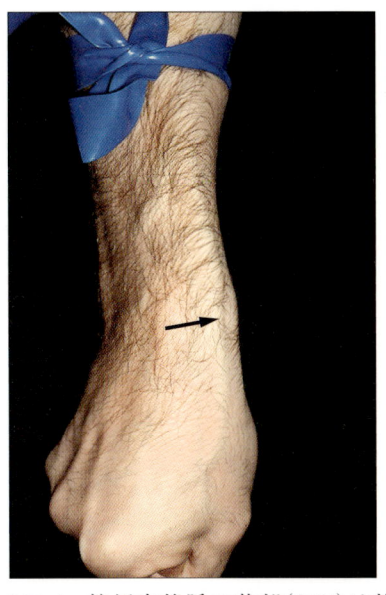

図A-4　橈側皮静脈の基部（矢印）は静脈注射とPRP製造のための採血に適した大きな静脈である。これは拇指の近心で手首の関節の上にある。

んどの場合、針またはカテーテルを回転させるか少し引き抜けばこの問題は解決する。

臨床的な静脈の確認

　採血または静脈注射をするのに一番安定している場所という理由で、ほとんどの臨床医は腕を選ぶ。採血のためには、もっとも大きくて、もっとも安定した静脈を選ぶことが重要である。多くの場合それは、前肘窩の明瞭な静脈の1つである。それは、橈側皮静脈または尺側皮静脈とそれを連結する前腕正中皮静脈である（図A-3）。もう1つの選択は橈側皮静脈の基部であり、拇指近心の手首の関節の上にある大きくて安定した静脈である（図A-4）。筋肉質の人では、橈側皮静脈は前肘窩内の肘の高さ近くで表在性にあるが、前腕正中皮静脈は肘のレベルより下のほうにあり、どちらの静脈も使うことができる。手指の静脈も静脈注射の始めには非常に良いが、この静脈は末梢にあることと、手指の皮膚が薄いため静脈血採取時に陰圧によりつぶれる。したがって、PRP製造のための採血には第二選択である。

141

付録

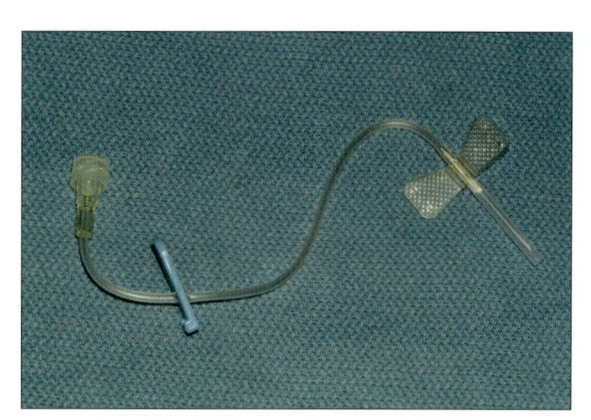

図A-5　翼状針

静脈血採取（注射）の道具

　PRPを作るために採血する時の道具は、駆血帯、アルコール、またはベタジンの綿花、静脈注射用針またはカテーテルである。通常、2種類の針またはカテーテルが使われる。いわゆる翼状針（図A-5）と静脈留置針（図A-6a）である。翼状針はもともと頭皮針とも呼ばれ、幼児への刺入が容易であり、幼児では頭の静脈が静脈注射によく使われる。この器具には適当な太さの尖ったステンレス製針が付いており、基部に2個のプラスチック製の翼がある。針の軸には6インチの長さのチューブが付いており、静脈注射のチューブに連結できるようになっている。注射針の軸に付いているチューブは針が静脈腔に刺入されると血液の逆流があり、静脈穿刺に成功したことが確認される。翼状針は持ちやすいので、翼を持つことで針のコントロールがしやすい。さらに皮膚表面にテープで針を固定しやすい。翼状針はその使い方を学習しやすく、操作時間が短く、採血が容易であることが利点である。欠点は鋭い針先を静脈内に保たねばならないことと、腕を動かすと静脈を穿孔することである。これは前肘窩のように静脈が関節を横断する場合におこりやすい。この理由から、静脈内鎮静法または薬物投与のために静脈注射が必要な場合には、静脈留置針が好んで用いられる。

　静脈留置針は針を包むカテーテルという名前が表すように、適切な大きさのステンレス鋼製の針で、針を抜く前にそれを包んでいるプラスチック製のカテーテルが静脈内に挿入されるような構造になっている（この針には偶数番号が付されているが、翼状針には奇数番号が付けられている）。この針にはflashback chamberと呼ばれるものがついており、針が静脈腔に入れば血液がその場所にたまる（図A-6b）。カテーテルの後端は、静脈注射用チューブに連結するために受け口を備えている。静脈留置針は、静脈腔内に完全に挿入し、針の上を滑らせて外套のカテーテルを進めるには静脈を固定しなければならないため、この針の使用法を習得するのはやや難しいが、静脈内鎮静法や治療のために薬を投与する場合や、長時間の静脈内注射には優れている。

図A-6a　静脈留置針。

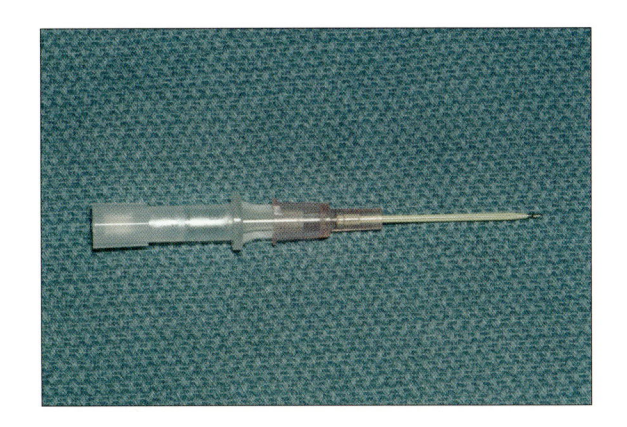

図A-6b　静脈留置針に血液の逆流があると静脈内に針が入ったことがわかる。

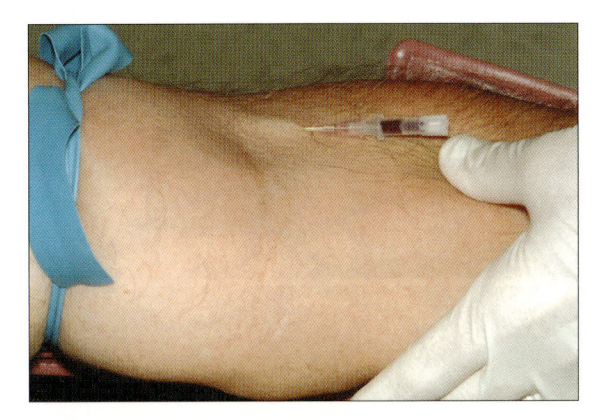

図A-7　20mLのシリンジの内容は、2 mLのACD-Aと20mLの自家血である。60mLの場合は7 mLのACD-Aと53mLの自家血である。

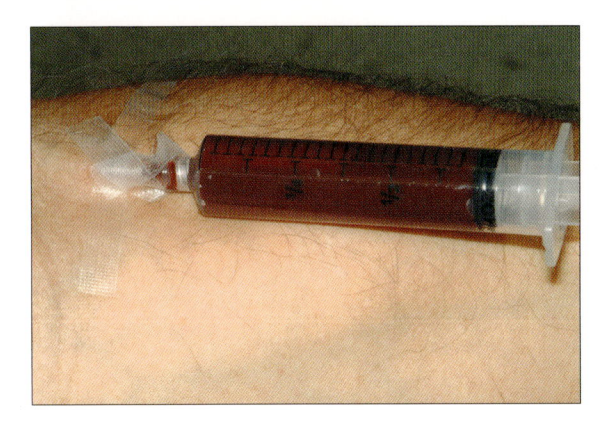

静脈穿刺法

　PRPを作るために静脈穿刺をする時、採血用シリンジ内に20mLの血液を採取する場合には2 mL、60mL採血する場合には7 mLの抗凝固血液保存液anticoagulant citrate dextrose A（ACD-A）をあらかじめ吸引しておかねばならない（図A-7）。

自家血採取のステップ

1. 器具の用意
　手袋、シリンジまたは採血管、針、駆血帯、70％イソプロピルアルコール綿、または、ポビドンヨード綿、ガーゼ、テープが必要である（図A-8）。

2. 患者に治療を説明し、インフォームドコンセントを得る。
　どうしてそれをするのか、どれだけの量の血液を取るか、取った血液をどうするのか、など術者が何をしようとしているのか患者に話す。患者に質問があるか尋ねる。患者には無菌的技術で処理を行うことを保証する。患者の書面による同意を得る（本書の最後にインフォームドコンセントの書類サンプルがある）。

3. 患者の姿勢
　患者を座らせて、患者の好きな腕を出させるか、もっともよく見える静脈のある腕を選ぶ。手掌と手首面を上に向け、肩から手首まで直線になるように腕を伸ばさせる。静脈が膨らむように、腕は心臓の高さより下にあることを確かめる。静脈を皮膚から浮き立たせるように、静脈に光を直角に当てるのではなく、斜め方向から当てる（図A-9）。

4. 静脈を選ぶ
　駆血帯を当て、患者に拳を作らせるかゴム球をつかませる。これで静脈が膨張し、よく見えるようになる（図A-10）。安定しているか手指で安定させられる、見えていて触知できる静脈を選ぶ。

5. アルコール綿球かポビドンヨード綿球で皮膚を円を描くようにこすって、注射する部位を消毒する

6. 静脈の穿刺
　拇指で皮膚を手前に引いて皮膚を緊張させる。切り口を上面に向けて針を刺す。5〜15度の緩やかな角度で皮膚を刺す（図A-11）。静脈の上面または側面で、静脈に刺入する。皮膚の緻密な組織と静脈壁に針が通る時には軽い抵抗を感じる。抵抗がなくなった時が、静脈腔に達した時である。翼状針を使う場合、採血のためのシリンジにチューブをつなぐ前に、翼とチューブをテープで固定する。静脈留置針の場合は、カテーテルをその柄の所まで進め、採血のためにシリンジをつなぐ前に、交叉するテープ固定法で、小さい翼をテープで固定する（図A-12）。

7. 血液の採取
　どちらの方法の場合でも、シリンジをつなぐ前に、針の柄とチューブから逆流する血液により空気を追い出す。過度の陰圧による静脈のつぶれと赤血球の溶解を防ぐために、1秒につき約1mLの速さでゆっくりとシリンジのピストンを引く。PRP製造のためには、血液採取後にACD-Aと混合する（図A-12）。必要量の血液採取後は、駆血帯をゆるめシリンジを取り除く。次に、静脈注射液のチューブを針に連結し、固定する。もし静脈穿刺が単にPRP製造のためであれば、針やカテーテルを抜去し、圧迫

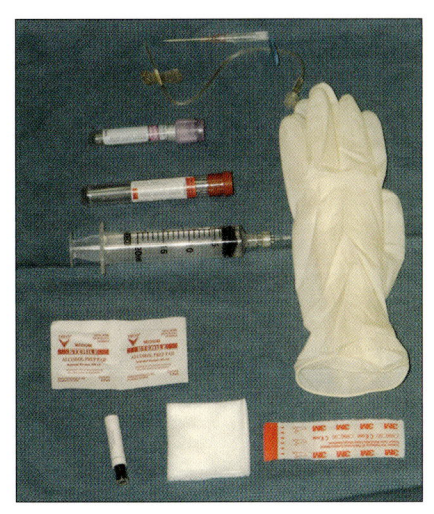

静脈注射法とPRP製造のための同意書

図A-8 自家血採取のための必要物品一式。

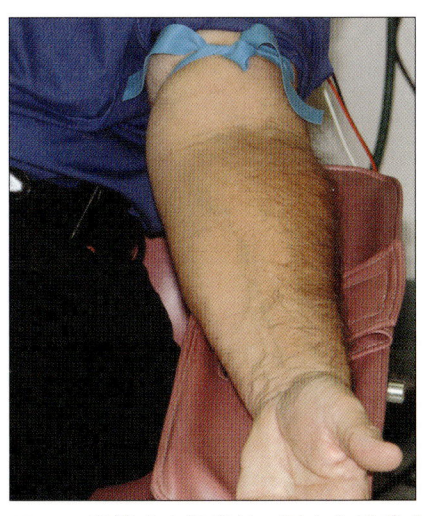

図A-9 手掌を上に向け、肩から手首まで腕を直線に保ちながら肘を少し曲げて、心臓の高さより低い位置で楽に置く。

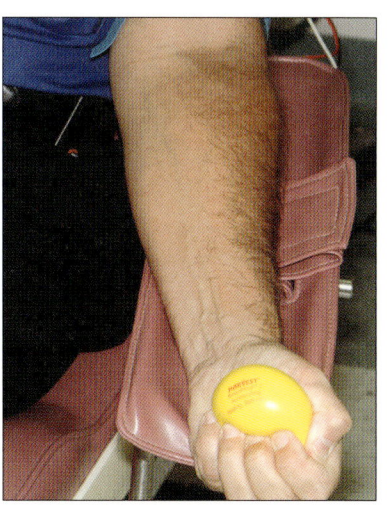

図A-10 患者に拳を作らせるかゴム球をつかませると、静脈が拡張してよく見えるようになる。

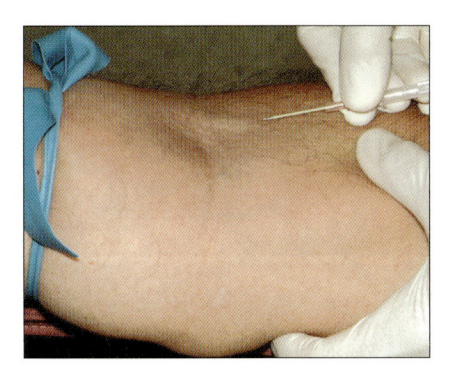

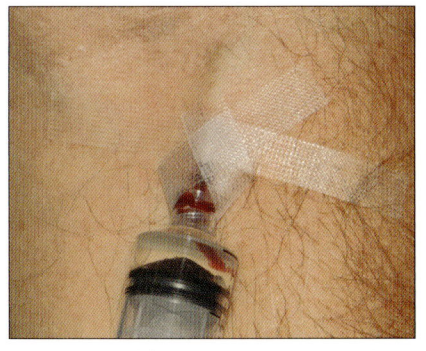

図A-11 浅い角度で針を刺す（5〜15度）。

図A-12 静脈留置針は交叉テープ法で、もっともきちんと固定できる。PRPを作るために自家血を採取する時には、ACD-Aをあらかじめシリンジ内に入れておくので、血液はすぐにACD-Aと混じり凝固が防がれる。

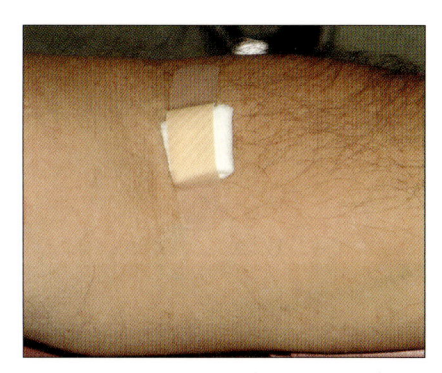

図A-13 プラスチック製テープの下の折りガーゼは、静脈穿刺後、簡単で使いやすく、すぐに利用できる圧迫包帯である。

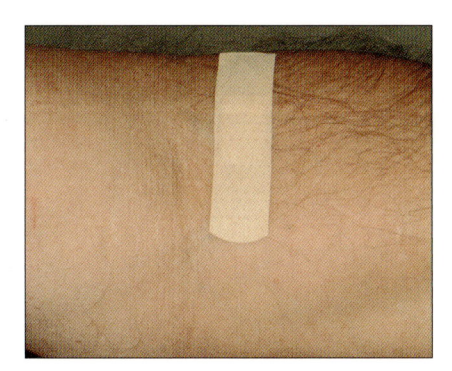

図A-14 ほとんどの静脈穿刺では単にテープのみでも十分である。

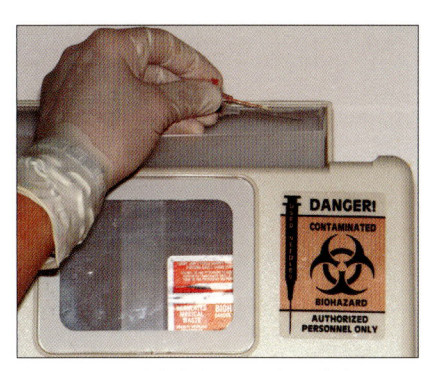

図A-15 静脈穿刺針の廃棄に使う特別な鋭利物容器。この容器を使用することにより、汚染された針による不注意な針刺し事故を減らす。

145

包帯として折りたたんだガーゼを穿刺部に当てる（図A-13）。簡単な絆創膏を当ててもよい（図A-14）。以上の操作終了後、なるべく早くシリンジを数回逆さにして、より完全にACD-Aと血液を混合する。

8．汚染された材料の処分

すべての針は処分のために作られた箱の中に入れる（図A-15）。ガーゼ、消毒用綿花、針を取り除いたシリンジ、袋などすべての残りの材料は、医療廃棄物のための赤色の箱に入れる。

起こりうる合併症

静脈穿刺法の合併症は、きわめてまれである。毎日数百万の静脈穿刺が行われているが、合併症はごく少数である。短時間の静脈穿刺によって起こりうる合併症は、穿刺部位の痛みと、皮下出血である。これは時間がたてば消失するし、温罨法を行うこともあり、必要ならば鎮痛剤を与える。痛みが続き、発赤や圧痛のある硬結が穿刺部位にあるなら、これは感染などよりひどい合併症である。こうした感染は静脈系を中心に向かって進み、感染症血栓症静脈炎として知られている。これは初期には、局所の挙上、温熱、ブドウ球菌に対する抗性物資の投与、注意深い観察によって治療する。血栓性静脈炎が進行するか治療に反応しなければ、挙上、温熱、培養に基づいた抗生物質の投与に加えて、血液の培養検査と抗凝固治療法を行うために入院治療が必要となる。

もう1つの合併症は神経損傷で、手または手首の感覚または運動に影響を及ぼす。正しい術式に従っていればきわめてまれである。なぜならば、静脈は動脈よりも浅い所にあるからである（図A-2参照）。そのうえ、液体を注入することなくして1度だけ神経に針を刺しても、神経を傷つけるおそれはない。ほとんどの静脈注射後の知覚異常は神経の損傷ではなく、注射部位の浮腫によるもので2～3週間で消失する。知覚異常が3週間以上続くならば、注射部位のMRI検査と手専門の整形外科医または神経外科医へ紹介する。

別のまれな合併症は動脈穿刺で、この場合、鮮やかな赤色の血液が自然に流出するか、容易に吸引される。動脈血はPRP製造に適してはいるが、薬物または液体を注入するには適さない。したがって、そのような薬物投与のための静注用チューブを連結してはならない。静脈穿刺だけの目的であるなら、針を抜去し、10分間指で圧迫した後に、圧迫包帯として折ったガーゼを皮膚にテープで止める。短時間の動脈穿刺を行ったことをあまり心配しなくて良い。放射線科で毎日行われているからである。動脈は針の刺入後、静脈と同様に早く回復する。しかし液体や薬物を注入すると腕や手の動脈血の流れを障害し、組織の欠損を生じるので、決してそれらを注入してはならない。

静脈採血と多血小板血漿(PRP)製造のための同意書＜サンプル＞

Ⅰ．多血小板血漿(PRP)のための同意書

　　　（医師の名前）　　　はあなたの治療を早めるために、多血小板血漿を使うことをすすめます。PRPはあなた自身の血液の成分であり、骨と軟組織の治癒を刺激する増殖因子を含んでいます。これは、あなた自身の血液から滅菌状態で作られるので、他の人から病気がうつる心配はありません。

　PRPを作るためには、無菌的操作によって20〜60mLの血液（コーヒーカップ3分の1から2分の1）を採取します。静脈採取にともなう合併症はきわめてまれです。しかしこの処置により失神、吐き気、静脈炎、出血斑、神経損傷をおこすわずかな可能性があります。あなたの血液は、米国食品医薬品局(FDA)によって承認された装置で15分間処理されます。そして手術部位に治癒を早めるために加えられます。PRPを活性化するために2滴の塩化カルシウムをトロンビンという凝固薬と混合しますが、これはウシのトロンビンを使ったもので、製薬会社から求めたものです。PRPの活性化に使う際に、ウシのトロンビンはまったく安全です。また、医師はあなたの要求に応じて他の方法であなたから採取したPRPを活性化することができます。

　私、　　（患者の名前）　　は、傷の治療計画の一部としてPRPの使用に自主的に同意します。医師がこの処理を行うために、血液20〜60mLが採取ののち、FDAに認可された装置で処理されることに同意します。血液の処理後、血小板の濃縮液が作られます。これは治癒を早めるために私の傷に使われます。

Ⅱ．危険性の説明と不快症状の原因

　私は、PRPが局所に使われて、時には一時的な局所の熱感または刺激を感じることを理解します。また採血は、腕またはその他の部位の静脈を針で刺すことによって行われることを理解します。採血は危険が少ないけれども、時には、吐き気、嘔吐、失神、めまい、血腫形成、皮下出血斑、血液減少、感染がきわめてまれに起こります。

Ⅲ．利点の説明

　私は、PRPによる治療は、創傷治癒のプログラムのごく一部にすぎないことと、治療プログラムに要求されるすべてに従うことが治癒過程に大切であることを理解します。またPRPの応用により傷の治癒が強められ早められる可能性がありますが、治癒を保証するものでないことを理解します。

Ⅳ．追加

　私は、この技術を使った治療に対する同意をいつでも撤回することは自由であることを知っています。私の同意の撤回は治療を引き続き受ける資格を損なうものではありません。もし私が治療中疑問を持ったならば、次の番号でスタッフに電話で尋ねることができます　　　　　　　　　　（電話番号）。

Ⅴ．守秘義務

　私の治療に協力してもらうため、他のプロフェッショナルヘルスケア提供者に対して、自分自身の医学情報を公表する権限を＿＿＿（医師の名前）＿＿＿に委任いたします。私の医学的情報は法律で要求される期間、秘密を守って保存されることを理解します。私個人を示さないような情報は、私の許可がなくても、教育や研究に使って良く、公表してもかまいません。

Ⅵ．この書類の理解

　私は以上の処置とそれに伴う利点、危険性について完全な情報の提供を受けたことを確認します。決定までに十分な時間をかけ、決定は私の意志で行いました。私は＿＿＿（医師の名前）＿＿＿と＿（アシスタント、従業員の名前）＿は私の質問に答えることを知っています。

_____

患者の署名　　　　　　　　　　　　　　　　　　　　　　　日付

_____

付添者の署名　　　　　　　　　　　　　　　　　　　　　　日付

　私は＿＿＿（医師の名前）＿＿＿に対し、前述の処置の本態と目的およびその実施にかかわる危険性を十分に説明しました。私はすべての質問に私の能力の最善を尽くして答えたし、答えるつもりです。

_____

医師の署名　　　　　　　　　　　　　　　　　　　　　　　日付

索引

A〜Z

ACD-A　35
alpha　4
BMP　4、8、11、12、13、25、27、28、61
dense顆粒　4
EDTA　33、93、95、
EGF　4、8、9、10、18
flashback chamber　142
HIV　40
ILG　4、12、13、25
lysosomal顆粒　4
PCCS　43、44、46、47
PDGF　4、5、8、9、10、11、18、23、28、44、45、76、103
PDGFs　8、11
PRP製造器　43
PRP膜　42、57、59、61、63、64
SmartPReP　35、43、46、47
TGFβ　4、8、9、10、18、23
TGFβ1　4、8、10、15
TGFβ2　4、8、10
VEGF　4、8、9、10、11、18、76、103
VEGF増殖因子　103

あ行

インフォームドコンセント　125、144
ウシトロンビン　18、39、40
エレベータ　79
オステオポンチン　25、26
オッセオインテグレーション　22、23、24、25、26、27、29、107
異種骨　76、82
移植骨　14、38、60、64、82、104、106、108、109、110、111、119、120、123
一壁性　76
永久補綴物　123
炎症　53、71、74、89、97
遠心力　35、47
塩化カルシウム溶液　38
塩酸テトラサイクリン　93

か行

ガイドライン　52、53
カルシウムハイポフォスフェート　25
クエン酸飽和溶液　93
クロイツフェルトヤコブ病　40
ケラチン　20
コラーゲン膜　40、42、57、65
下顎骨の再建　103、119
下眼瞼の眼瞼形成術　131、132
海綿骨骨髄　38、64、65、67、68、104、109、111、120
海綿骨骨髄移植　104
開窓部　38、42、56、63
外傷　3、33、70、95、103、106、118
外膜　12、140
幹細胞　8、9、10、12、22、44、45、60、62、76、103、110、111
肝炎　40
眼瞼形成術　87、130、131、132
眼窩下孔　56
鉗子　78
顔面中央部の再建　106、108
狂牛病　40
筋腱膜系（SMAS）　128
形態形成因子　8
結合組織移植　87、93、96
血管内皮増殖因子　4、8
血腫　125、128、147
血小板濃縮液　36、37
血小板由来増殖因子　4、8
血栓性静脈炎　146
犬歯窩　56
固定装置　3、104
五壁性　76
口蓋粘膜移植術　104
口腔前堤形成術　104
抗凝固血液保存液　143
抗凝固剤　33、34、35、38、72
高圧酸素　4
骨圧縮器　60、120
骨移植　9、10、14、26、27、38、43、51、53、56、60、64、67、68、76、82、103、106、110、111、112、119、123
骨芽細胞　8、10、23、76、103、111
骨原性細胞　9、10、15、27、29、71、76、103
骨細胞　15、23、60
骨髄巨細胞　4
骨代用物　26、29、38、82
骨伝導　4、27、51、61、62、71、76、82、89、104
骨膜　12、39、56、64、67、74、78、89、97、111
骨密度　15、53、66、104、123

骨誘導因子　　4、61

さ行

シアロプロテイン　　25、26
しわ取り術　　87、125、126、129
細胞接着分子　　4、10、18、22、51、60、64、71、74、82、93、97、104、128、139
細胞分裂因子　　8
三壁性　　76
暫間補綴物　　123
歯科用インプラント　　22、64、89、119
歯冠側移動弁　　97
歯根被覆　　97
歯周組織欠損　　74
歯周探針　　94、98
歯周靱帯　　78、94
歯槽形成術　　104
歯槽骨骨炎　　71、72
歯槽堤　　64、67、78、103、110、121
歯肉退縮　　94、98
自家海綿骨移植　　76、103
自家血採取　　144、145
自家骨　　51、52、60、62、74、82、111
尺側皮静脈　　141
出血斑　　87、125、147
上顎の再建　　106
上顎洞の炎症　　53、55
上顎洞側壁　　56、63
上顎洞底骨移植　　27、38、51、53、56、103
上顎洞底骨移植術　　27、53、55、103
上顎洞粘膜　　53、56、57、62
上顎洞容積　　53
上眼瞼の眼瞼形成術　　130、131
娘細胞　　23、24
橈側皮静脈　　33、141
上皮増殖因子　　4、8
真皮　　20、22、40、97、133、134、140
神経損傷　　126、146、147
垂直歯槽増大術　　67
水平歯槽堤増大術　　64、67
静脈　　31、56、125、139、140、141、142、143、144、146、147
静脈血採取　　139、141、142
静脈穿刺　　142、143、144、146
静脈穿刺法　　143、146
静脈注射法　　139

静脈留置針　　142、143、144
赤血球　　4、9、15、18、20、22、27、31、33、34、35、144
赤血球のボタン　　34、35
切開線　　130、131、134
穿孔　　22、23、53、56、57、79、142
線維芽細胞　　8、19、20
前腕静脈　　33
創傷治癒　　4、8、22、47、97、131、147
創傷収縮　　21

た行

タイプⅠコラーゲン　　25
ダブルスピン　　35、43
チタン製再建プレート　　104
テントポールグラフト　　122、123
ドライソケット　　71
トランスフォーミング増殖因子　　4、8
トンネル法　　94
代用骨　　27、53、62、82
第三大臼歯　　71、72、103
脱灰凍結乾燥同種骨　　52
脱毛　　126、128
智歯周囲炎　　72
中膜　　140
腸骨　　64、67、111、120
凍結乾燥同種骨　　52
糖尿病性潰瘍　　87
頭蓋骨の移植　　108
動脈　　140、146
動脈穿刺　　146
同種骨　　27、38、51、62、68、74、80、82、104
同種非脱灰骨　　82

な行

内膜　　140
軟組織再生　　87
二壁性　　76
肉芽組織　　19、71、74、111
粘膜骨膜弁　　56、74、78、89、97
濃縮　　14、31、35、37、72、147

は行

ハヴァース系　　12

ヒドロキシンアパタイト製品　52
ビトロネクチン　　4、10、18、22、27、28、71、76、82、
　　　　　　　　97、104、128
フィブリン　　10、11、18、22、23、24、27、28、57、62、
　　　　　　71、76、82、97、104、128
フィブロネクチン　　10、18、22、27、28、71、76、82、
　　　　　　　　　97、104、128
フェイスリフト手術　125、126、128
白血球　　9、15、22、27、31、35、36、72
瘢痕形成　　21、97、126、128
斑状出血　　128、130
皮下脂肪移植　　133
皮下出血　　87、127、146、147
皮膚の壊死　　125、126
非吸収性縫合作用　　130
美容外科　　31、87、125、126
表皮　　140
付着歯肉　　91
浮腫　　53、127、146
分層植皮　　21、104
分層植皮術　　21、104
飽和クエン酸溶液　　97

ま行

マイトジェン（細胞分裂促進剤）　9
マクロファージ　　4、10、12、19、40、72
メラノサイト　　20、21

や行

有茎弁　4
遊離血管移植　　4
遊離歯肉移植　　87、91、93、97
遊離皮下脂肪移植　　133
翼状針　　142、144
四壁性　　76

ら行

リモデリング　　12、22、23、64、67、68、119、120
ルートチップピック　　79
類骨　　8、22、23、25、51、76

[監訳者・翻訳者一覧]

■監訳

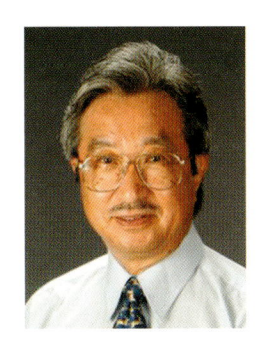

香月　武（かつき　たけし）

1978年　九州大学歯学部助教授
1981年　佐賀医科大学歯科口腔外科学講座教授
2002年　佐賀医科大学退官
2002年　佐賀医科大学名誉教授
現在に至る

佐賀医科大学名誉教授
日本口腔外科学会指導医
日本口腔インプラント学会指導医
スリランカ、ペラデニア大学客員教授
チュニジア、スース大学客員教授
日本口腔外科学会名誉会員
日本口腔科学会名誉会員
日本顎変形症学会名誉会員
日本口腔インプラント学会評議員
ヨーロッパ顎顔面外科学会会員

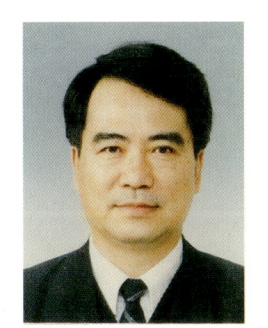

林　佳明（はやし　よしあき）

1974年　台北医学大学歯学部卒業
1978年　北海道大学歯学部第二補綴講座研究生
1988年　九州歯科大学歯学博士
2003年　台北医学大学臨床教授
2005年　朝日大学歯学部非常勤講師
1982年　茨城県那珂郡村松歯科院長
現在に至る

日本顎咬合学会指導医
日本審美歯科協会会員
American Academy of Periodontology Member
ICOI Fellow, Diplomate
International College of Dentist Fellow

■翻訳

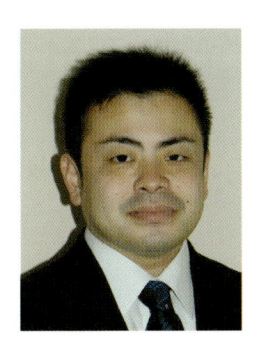

糸瀬辰昌（いとせ　たつまさ）

2000年　福岡歯科大学卒業
2000年　田中歯科医院（具志川市）勤務
2001年　ミシガン大学歯学部歯周病学講座入局
2003年　同上　退局
2003年　大林医科歯科診療所（南関町）勤務
2004年　歯科糸瀬正通医院（福岡市）勤務
現在に至る

AAP（米国歯周病学会）会員
ICOI（国際インプラント学会）会員
IPOI臨床研究会会員
日本顎咬合学会会員

多血小板血漿(PRP)の口腔への応用

2006年2月10日　第1版第1刷発行

著　　者　　Robert E. Marx／Arun K. Garg

監　　訳　　香月　武／林　佳明

翻　　訳　　糸瀬辰昌

発 行 人　　佐々木　一高

発 行 所　　クインテッセンス出版株式会社
　　　　　　東京都文京区本郷3丁目2番6号　〒113-0033
　　　　　　クイントハウスビル　電話(03)5842-2270(代表)
　　　　　　　　　　　　　　　　　(03)5842-2272(営業部)
　　　　　　　　　　　　　　　　　(03)5842-2279(書籍編集部)
　　　　　　web page address　http://www.quint-j.co.jp/

印刷・製本　　大日本印刷(株)

©2006　クインテッセンス出版株式会社　　　　　禁無断転載・複写
Printed in Japan　　　　　　　　　　　　　　　落丁・乱丁はお取り替えします
　　　　　　　　　　　　　　　　　　　　　ISBN4-87417-894-4 C3047
定価は表紙に表示してあります